新生物学丛书

大健康时代的思考

——新医学　新观念

吴家睿　著

U0230316

科学出版社

北　京

内 容 简 介

人类已进入老龄化社会，疾病谱从以传染病为主转变为以慢性病为主，医学的理念和形态正在发生着巨大的变化，需要把以抗击疾病为中心转变为以维护健康为中心。为此，在人类基因组计划等生命科学新进展的基础上，形成了在诊治疾病中注重个体差异的精确医学，以及把抗击疾病"关口前移"的健康医学，并提出了每个人要做自己健康第一责任人的主动健康策略。本书以清晰生动的文笔将这些新医学和随之而来的新观念进行了系统的介绍和分析，从许多独特的角度为读者认识大健康时代打开了不同的"视窗"。

本书适合对生命健康感兴趣的大众阅读。

图书在版编目（CIP）数据

大健康时代的思考：新医学 新观念 / 吴家睿著. —北京：科学出版社，2023.12

（新生物学丛书）

ISBN 978-7-03-076970-1

Ⅰ. ①大… Ⅱ. ①吴… Ⅲ. ①医疗保健事业－研究－中国 Ⅳ. ①R199.2

中国国家版本馆 CIP 数据核字（2023）第 219548 号

责任编辑：王 静 罗 静 刘新新 / 责任校对：郑金红
责任印制：赵 博 / 封面设计：美光制版

科学出版社 出版
北京东黄城根北街 16 号
邮政编码：100717
http://www.sciencep.com

涿州市般润文化传播有限公司印刷
科学出版社发行 各地新华书店经销

*

2023 年 12 月第 一 版 开本：880×1230 1/32
2024 年 4 月第二次印刷 印张：8 3/4
字数：280 000

定价：98.00 元
（如有印装质量问题，我社负责调换）

"新生物学丛书"专家委员会

"新生物学丛书"丛书序

当前，一场新的生物学革命正在展开。为此，美国国家科学院研究理事会于 2009 年发布了一份战略研究报告，提出一个"新生物学"（New Biology）时代即将来临。这个"新生物学"，一方面是生物学内部各种分支学科的重组与融合，另一方面是化学、物理、信息科学、材料科学等众多非生命学科与生物学的紧密交叉与整合。

在这样一个全球生命科学发展变革的时代，我国的生命科学研究也正在高速发展，并进入了一个充满机遇和挑战的黄金期。在这个时期，将会产生许多具有影响力、推动力的科研成果。因此，有必要通过系统性集成和出版相关主题的国内外优秀图书，为后人留下一笔宝贵的"新生物学"时代精神财富。

科学出版社联合国内一批有志于推进生命科学发展的专家与学者，联合打造了一个 21 世纪中国生命科学的传播平台——"新生物学丛书"。希望通过这套丛书的出版，记录生命科学的进步，传递对生物技术发展的梦想。

"新生物学丛书"下设三个子系列：科学风向标，着重收集科学发展战略和态势分析报告，为科学管理者和科研人员展示科学的最新动向；科学百家园，重点收录国内外专家与学者的科研专著，为专业工作者提供新思想和新方法；科学新视窗，主要发表高级科普著作，为不同领域的研究人员和科学爱好者普及生命科学的前沿知识。

如果说科学出版社是一个"支点"，这套丛书就像一根"杠杆"，那么读者就能够借助这根"杠杆"成为撬动"地球"的人。编委会相信,不同类型的读者都能够从这套丛书中得到新的知识信息,获得思考与启迪。

"新生物学丛书"专家委员会

主　任:蒲慕明

副主任:吴家睿

2012 年 3 月

自序：一个需要思考的时代

随着当今科技进步产生的知识在快速"迭代"，以及互联网和新媒体等信息技术的高速发展，21 世纪的人类已经被淹没在数据和知识的"海洋"里，这在新冠疫情大流行之后的"后疫情时代"更为突显。一方面是科研人员对生物体细节的了解和操纵远远超过对生命的宏观理解和总体把握，众多权威观点和科学事实受到了许多可疑知识乃至伪知识的挑战；另一方面则是社会大众对健康和疾病的认知不够清晰，甚至不能将科学知识与幻想和迷信加以区分。更让人担心的是，有些高级知识分子可能都放弃了思考。

笔者于 1997 年 10 月从美国结束了博士后研究回国工作，正好赶上了世界科学的变革期和中国科学的发展期。在这个千载一逢的"跨世纪"过程中，笔者赶上了系统生物学的"头班车"，并率先在国内生命科学界倡导这个新兴交叉学科。在此基础上，笔者运用系统生物学的技术和理念研究肿瘤和糖尿病等复杂性疾病，并与医学领域的许多专家和研究者开展相关的合作研究。这些经历让笔者有机会从一个非医学背景的研究者角度来认识健康和疾病，从"第三者"的角度来观察医疗卫生领域的各种新思潮和新理念。由此引发了笔者一次次的思考，并把这些思考写成文字，陆续发表在多个学术期刊和科普杂志上。感谢科学出版社的支持，让笔者有机会精选一批近年发表的文章汇集成本书。

笔者在创作这些文章的时候，比较注重围绕着一个特定的主题展开，对该主题的不同方面或涉及的各种问题分别进行阐述和分析。例如，在 2015

年"精确医学"刚刚流行之时,笔者首先写了一篇分析这个医学新潮流相关特征的文章——"精确医学面面观";随后又针对其战略目标写了另一篇文章——"精确医学究竟想要做什么",以及讨论经费问题的文章——"精确医学的经济学思考"和讨论伦理学问题的文章——"精确医学面临的伦理学挑战",等等。因此,笔者在编辑本书时,围绕着一个特定的主题栏目选入若干篇文章;在同一个主题栏目里的各篇文章一方面具有各自相对独立的内容,另一方面各篇文章之间又有着内在的联系。本书挑选了笔者讨论健康的4个主题:"精确医学:从看病到看人"、"健康医学:全人群和全生命周期"、"主动健康:健康第一责任人"和"健康新知:新概念和新思路";总共纳入了24篇文章,并按照各篇文章内容的相关性把它们分别放到了相应的主题栏目。当然,这些不同主题栏目的文章并非完全不相关,各个主题栏目之间的文章有所交叉或体现出高度的关联,进而从不同的角度帮助读者更完整地理解涉及健康的方方面面,更好地理解研究者和医者为维护健康所做的各种努力。还要强调的是,在这些不同主题栏目的文章中,贯穿着当今健康科学领域两个需要思考的共性问题。

科学知识需要消化。大健康时代是一个知识爆发并快速"迭代"的时代。人们不仅需要真正把握各种名词术语背后的知识内涵,而且需要深入思考这些知识或概念之间的关系和演变过程。在本书中,笔者尽可能地把对当前健康领域具有代表性的新知识之理解和分析展现给读者,并专门列了一个主题"健康新知:新概念和新思路"。笔者在"精确医学面面观"一文中系统地分析了"精确医学"和"精准医学"两个术语之间的区别;在"医学领域的新生事物:真实世界证据"一文中详细介绍了新概念"真实世界证据",并讨论了这个概念与"真实世界数据"及"真实世界研究"之间的区别。此外,笔者对一些健康领域里的传统观点进行了剖析,如在"告别统计显著性的精确医学"一文中讨论了这一临床研究的"金标准"所面临的精确医学之挑战，而在"健康领域的'因果论'误区"一文中则分析了传统疾病观的局限性。

研究范式需要理解。本书的重点是对当前健康领域的研究范式转换和维护健康新模式的出现进行详细的介绍和分析。世纪之交的人类基因组计划带来了大科学和大数据的研究风格，不仅催化了生命科学研究范式的变革——从假设驱动的研究范式进入到数据密集型研究范式，而且引发了健康科学和临床研究的新范式——从强调群体统计学证据的循证医学进入到注重个体化差异的精确医学，进而在临床研究领域推出了许多不同于随机对照研究等经典临床研究的新策略，如伞型研究和篮型研究。第一个主题"精确医学：从看病到看人"的文章对这一范式的转变有着全面而深入的讨论。更重要的是，"大健康"理念带来了维护健康模式的革命性跨越，从关注诊治疾病的临床医学转变为关注每一个体全生命周期的健康医学；从依靠医生维护公民身体健康的被动健康模式转变为公民是自身健康第一责任人的主动健康模式。这两种变革分别在"健康医学：全人群和全生命周期"和"主动健康：健康第一责任人"两个主题的文章中进行了介绍和分析。

本书的出版得到了国家自然科学基金委员会重大研究计划"生物大分子动态修饰与化学干预"的资助。笔者在此还要致谢张文涛同学，他为本书创作了封面和 4 个主题栏目的插图；这些线条简约又形象生动的图像为本书增色不少。笔者还需要强调一点，本书收录的 24 篇文章时间跨度长达 8 年，从 2016 年介绍精确医学到 2023 年讨论主动健康，等等。这期间在健康领域，不仅涌现了各种新概念、新范式或新模式，而且这些新事物往往还在发展或演化。为了让读者在阅读时保持一种"共时性"，笔者在整理这些文章时，主要是对文章的文字进行勘误和修订，但尽可能保留文章在发表时的"状态"，而不是用后来的信息来修改文章的内容。笔者相信，这些文章涉及的主要论点并不会因为时间的流逝而"过时"。

吴家睿

2023 年 11 月

目　　录

第 1 部分

精确医学

从 看 病 到 看 人

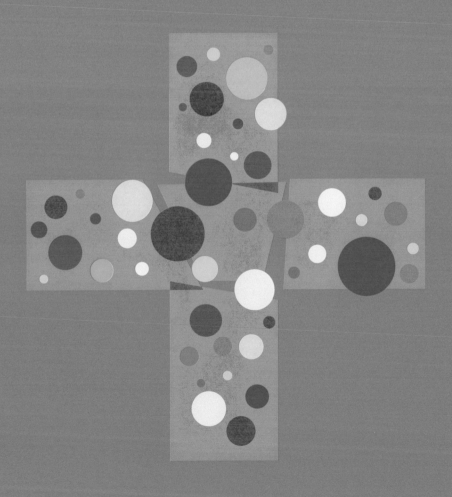

精确医学面面观

　　"精确医学面面观"可以用成语"不破不立"进行概括：①破"精准医学"的提法，立"精确医学"的概念；②破"单一组学（基因组学）"研究思路，立"系统生物学"研究策略；③破"随机对照试验"的研究设计，立"单样本试验"的研究方案；④破"以疾病为中心"的临床医学思维，立"以健康为中心"的健康医学研究模式。

1　"精准医学"或"精确医学"？

　　"Precision medicine"是美国前总统奥巴马 2015 年初在美国国会发表国情咨文报告时倡导的一个医学新观点。这个新观点不仅受到美国医学界和科学界的高度关注，而且远渡重洋，在中国社会各界也产生了轰动效应。作为一个外来术语，目前国内有两种翻译："精准医学"和"精确医学"。一种常见的观点是，这两种译法在表达英文词义方面没有什么区别，基本等价，如在百度网站上这两个词就常被混用。随着对这个新观点进一步深入思考，笔者认识到,虽然"精准医学"和"精确医学"只有一字之差,但二者的内涵却有"千里"之遥。

1.1 精准医学有多"准"?

《中国科学报》在 2015 年 12 月 22 日的"精准医学"专版中有这样一段编者按:"精准医学是一种根据每位患者的个体特征'量身定制'的治疗方法,随着传统药物开发途径的不断枯竭,基于个人基因或环境的精准医学将引领医学进入'针尖'时代"。把精准医学比喻为"针尖",形象地反映了一种对"precision medicine"的普遍理解;也就是说,"精准"关注的是一个"点",找到那个关键点就能够解决问题。有人这样描述:"用基因测序的方法找到癌症患者基因突变的靶标,再辅以有针对性的化疗药物进行'精确打击',然后通过疗效监控标志物精准跟踪治疗效果,以便随时调整治疗方案,这就是现在典型的精准医疗治疗肿瘤的全过程"(袁冰,2015)。

我们要问,"精准医学"究竟应该"准"到什么程度?或者说,精准医学如果采用"针尖式"的解决方案来抗击肿瘤等复杂性疾病,那么这个"针尖"应该有多"细"?目前国内大多数研究者认为,"精准医学"的特点就是开展个性化治疗,这个观点有其合理的一面。传统的肿瘤药物治疗方法主要是化疗,即采用具有很强细胞毒性的化学药物,专门攻击增殖速度较快的肿瘤细胞。在临床实践中,医生通常是按照标准的指南制定这些化疗药物的规范化治疗方案,很少考虑患者个体间差异。随着基因检测等分子生物学技术的发展,肿瘤的药物治疗逐渐从化疗模式进入靶向治疗时代;这些药物往往针对一个特定的基因,例如,贝伐珠单抗能够与血管内皮生长因子(VEGF)结合,使其不能促进肿瘤新生血管的生长;有的靶向药物甚至针对携带有特定基因突变的肿瘤进行治疗,例如,靶向药物吉非替尼是一种表皮生长因子受体酪氨酸激酶抑制剂(EGFR-TKI),美国药监部门 2013 年批准该药作为携带一种特定的表皮生长因子受体(EGFR)激活突变的非小细胞肺癌患者的一线药物。因此，同样是非小细胞肺癌患者，如果携带有这种特定的 EGFR 激活突变，就可以采用吉非替尼进行靶向治疗；如果没有携带这个特定的突变，则不能用吉非替尼进行治疗。

随着测序能力的显著提升和费用的迅速降低，研究者已经可以开展肿瘤组织里单个细胞的基因组或转录组分析。2016 年美国 *Science* 杂志刊发了一篇文章，报道了 19 个黑色素瘤患者近 5000 个单细胞的 RNA 表达的测序结果；发现各个细胞之间的 RNA 表达谱有着很大的差异，意味着每个肿瘤细胞所处的时空微环境对其基因表达的调控作用是不一样的（Tirosh et al.，2016）。这项研究工作表明，测量精度已经从个体水平进入到单细胞水平。这正体现了人们所追求的目标："针尖"已经变得越来越"细"！但是，有一点不要忘了，测量精度和差异性往往是高度相关的，对样本的分析精度越高，不同样本之间显现的差异性就越多。当"精准"到量子水平，人们看到了基本粒子是"测不准"的；而当"精准"达到单细胞水平时，人们在肿瘤患者身上将看到什么？

1.2 怎样应对肿瘤组织的内在差异?

研究人员很早就认识到，肿瘤患者广泛存在着个体之间的肿瘤异质性（inter-tumour heterogeneity）。近年来，随着研究技术进入到了单细胞水平，人们逐渐认识到，在同一个肿瘤组织内还存在肿瘤细胞间的异质性（intra-tumour heterogeneity）。英国 *Nature* 杂志在 2014 年报道了一项肿瘤组织的单细胞研究工作：研究者利用他们研发的测序技术，分析了同一个乳腺癌组织的 50 个肿瘤细胞的基因组序列，结果发现，没有两个肿瘤细胞的基因组序列是完全一样的（Wang et al.，2014）。美国国立卫生研究院（National Institutes of Health，NIH）在 2006 年启动了一项名为"癌症基因组图谱"（The Cancer Genome Atlas，TCGA）的项目，通过该项目的实施，已在肺癌、乳腺癌等 50 种癌症的上万个样本中发现了近 1000 万种遗传变异。但是，这些反映出肿瘤患者个体差异的遗传突变与肿瘤组织内部的遗传异质性相比，只不过是冰山一角。中国科学院北京基因组研究所的科研人员于 2015 年在《美国科学院院刊》(PNAS) 发表的一篇文章中指出，肿瘤组织内部的遗传突变数量可能远远大于人们的想象。该研究团队在一个直径大约为 3.5 厘米的肝癌组织切片的不同位置上，提取了近 300 个样品进行测序分析，并利用群体遗传学理论进行计算，得到了一个令人吃惊的估计值：在这个肝癌切片上可能有上亿个遗传突变，比以往的突变估算值高了数千倍；而且这些突变在这个切片的不同肝癌细胞中的分布是不一样的 (Ling et al., 2015)。

肿瘤组织内的遗传异质性使得肿瘤的靶向治疗变得更为复杂。西妥昔单抗是抑制 EGFR 活性的靶向药物，通常用于治疗结直肠癌。研究发现，原癌基因 KRAS 是 EGFR 信号通路下游的效应分子；如果 KRAS 基因突变，其编码的异常蛋白会促进肿瘤细胞的生长，且不受上游 EGFR 信号影响。因此，临床指南规定，西妥昔单抗通常适用于 KRAS 基因野生型结直肠癌患者，而不适用于 KRAS 基因突变型患者。但是，美国研究者不久前分析了一例结直肠癌患者的手术样本，发现在同一个肿瘤组织样本上既存在野生型 KRAS 基因的细胞，又存在突变型的细胞。在这样相互冲突的临床情况中，医生用还是不用西妥昔单抗？我们看到，在解决了原来的不确定性时又产生了新的不确定性。

传统的医学关注点是疾病，一种病一种疗法。现在流行的"循证医学" (evidence-based medicine, EBM) 最能反映这种策略，即通过大规模人群样本的临床研究，找到排除了个体差异的统计学证据，然后提出相应的诊疗方法。而今天人们已经从关注疾病推进到关注个体——即使是同一种病的不同个体，也应该考虑给予不同的疗法。倡导"精准医学"的人士正是把"精准"的尺度放在个体水平；在他们看来，"精准医学"的任务就是为每一位患者定制一把特定的"钥匙"。但是，很少有人讨论"精准医学"如何解决个体内部的异质性问题。笔者认为，这种有意或无意忽略个体内部异质性现象反映了倡导"精准"的人士的思想深处仍然处在还原论观点指导之下：要解决不同患者的问题,只需要找到决定不同患者的关键基因或蛋白质。此外,这种忽略也许暗示了"精准医学"的倡导者在面对个体内部异质性挑战时的无能为力。

1.3 提倡个体全局观的精确医学

众所周知,个体形成肿瘤等复杂性疾病的过程涉及多种遗传因素和环境因素,涉及这些因素之间复杂的相互作用。在笔者看来,要认识和抗击复杂性疾病,应该采用系统论观点指导下的精确医学策略。"精确"一词的含义就是对个体进行全局性的综合判断,从而尽可能完整地认识和把握复杂的病理现象。近年来,肿瘤诊治实践倡导一种新型的多学科团队(multidisciplinary team,MDT)模式,即由肿瘤外科、肿瘤内科、介入科、放疗科、影像科、病理科等不同科室的医生在一起,同时围绕着一个肿瘤病人进行病情诊断和讨论,并制定出针对该病人的一套临床治疗方案。可以说,多学科团队模式就是精确医学的雏形。这种模式从不同的角度提取和分析病人的各种临床信息,并形成对于患者病情的全局性判断。也就是说,个性化治疗不能简单地等同于差异化治疗!

"精确医学"与"精准医学"有一个理念上的重大差别,前者不是简单地寻找个体间的差异,而是尽可能地综合从单个个体身上获取各种信息,以形成针对该个体复杂问题的整体解决方案;后者则通常希望通过比较不同个体的有关信息能够找到关键的不同点,从而配置出不同的"钥匙"。因此,从多个角度综合分析个体状态和变化特点的"全局观"就是"precision medicine"的第一个特征。把"precision medicine"翻译为"精确医学"更恰当。

2 基因组测序是精确医学的核心吗?

国内有些人在介绍和讨论精确医学时,只强调基因组序列分析的重要性，常常给人造成一种"基因组测序"是精确医学必由之路的幻象。但事实上，"十八般武艺齐上阵"的策略才是精确医学真正倡导的。2015 年初，NIH 前主任柯林斯（Collins）在介绍美国的精确医学计划时这样写："项目参与者被要求同意对其进行全面的生物学分析（包括细胞种类、蛋白质、代谢分子、RNA 和 DNA；当经费允许时可进行全基因组测序）和行为分析，并与其电子健康档案相联"（Collins and Varmus，2015）。

2.1 系统生物学是精确医学的"抓手"

"精确医学"并非美国前总统奥巴马首创；早在 2011 年，美国的国家研究理事会就发布了相关的战略研究报告《迈向精确医学——构建生物医学研究的知识网络和新的疾病分类法》（以下简称《迈向精确医学》），明确提出了"精确医学"的概念及其核心内涵。该报告认为，"要建立这样一种医学模式：将个体的临床信息和分子特征用来构建一个巨大的'疾病知识网络'，并通过这种知识网络来支持精确诊断和个体化治疗"。这种疾病知识网络的特点是，把个体的基因组、蛋白质组和代谢组等各种分子数据与临床信息、社会行为和环境等不同层级、不同维度的数据进行整合，其目的是，"获取决定个体健康状态的极端复杂的影响因子或发病机理"[①]。换句话说，"精确医学"的主要任务是为每一个体构造一个整合了各种相关信息的知识网络。

笔者认为，精确医学所强调的多种数据整合策略正是体现了生命科学领域新兴交叉学科"系统生物学"（systems biology）的精髓：首先是要把生物系统内基因、蛋白质等不同种类的分子组成成分整合在一起进行研究；其次，对于多细胞生物而言，系统生物学还要实现从分子到细胞、到组织、到个体的各个层次的整合。系统生物学的指导思想是整体论和系统论，认为生

---

① http://www.nap.edu/catalog/13284/

物体是高度复杂的巨系统，不能只考虑一个局部、一类分子，甚至不能仅考虑一个层次，需要从多层次和多因素相互作用的全局性角度进行整合研究，才能够完整地认识和揭示生命的复杂生理和病理活动。

2.2 为什么需要了解不同层次的生物信息？

虽然机体内遗传信息的传递基本遵循"中心法则"，从 DNA 传递到 RNA，再到蛋白质；但是，其传递过程不是"高保真"，通常伴有不同程度的"噪音"。例如，对结直肠癌组织的基因组和蛋白质组的比较研究表明，肿瘤细胞有些蛋白质上的氨基酸变异并没有对应的基因组序列变异（Zhang et al.，2014）。显然，仅仅进行基因组测序是难以了解很多在转录水平和蛋白质水平才出现的新变化。已有大量研究工作对 DNA 甲基化修饰和组蛋白翻译后修饰等表观遗传变化与肿瘤发生发展的关系进行了揭示。因此，要研究肿瘤的发生发展，不仅需要检测基因组的序列变异，还需要检测表观遗传学信息。这些工作提示，生物体不同分子层次之间不是一种线性关系，一个层次上的信息不能全部地反映出其他层次的性质和变化，在每一个层次的研究都是有必要的。

生命复杂系统最主要的特点是，每个活动都是众多不同的基因、蛋白质、代谢小分子之间相互作用的结果；生物体内找不到"单干户"，全是"工作团队"。需要强调的是，这种观点引出了整体论与还原论在看待生物分子功能时的重要区别。整体论者认为，生物分子的功能不是确定不变的，而是取决于具体环境下与其发生相互作用的其他分子。与之相反，还原论者认为，每个特定的生物分子具有某种固定不变的生物学功能；就如同曾经在中国 20 世纪 70 年代末流行的印度电影《流浪者》中的一句名言，"法官的儿子永远是法官，贼的儿子永远是贼"。这种决定论观点在肿瘤研究中特别盛行：人们通常把研究中找到的肿瘤相关基因赋予一个具有明确功能指向的称谓，要么是促进肿瘤生长的"癌基因"（oncogene），如前面提到的 KRAS 基因；

要么是抑制肿瘤生长的"抑癌基因"(tumor-suppressing gene),如大名鼎鼎的 *p53* 基因。笔者实验室在不久前的一项研究中发现,*p53* 基因与某些基因共同工作时确实表现为抑制肿瘤生长;但令人吃惊的是,如果将实验条件进行特定改变,同一个细胞内的 *p53* 基因将与另外一些合作伙伴在一起促进肿瘤的生长,而抑制 *p53* 的活性将抑制肿瘤的生长;此时 *p53* 基因的表现就像一个标准的癌基因(Song et al.,2012)。显然,各种生物分子间相互作用的信息也难以简单地从基因组序列的测定中获取,要依靠转录组、蛋白质组和相互作用组等不同组学层次的分析与数据整合。

2.3　不可忽略的环境因素

人体的体内和体表还存在大量细菌。研究者甚至把肠道菌群基因组称为人体第二基因组。据估计,人体肠道菌群基因组的基因总数大约是人类基因组基因数量的 100 倍,有近 300 万个基因。可以说,只有把肠道菌群基因组和人类基因组结合在一起,才算是完整的人体遗传全景图。近年来,越来越多的研究工作表明,肠道菌群作为人体复杂系统的一个重要组成部分,广泛参与了机体的各种生理和病理活动。例如,有研究指出,肠道菌群中一种名为 *Fusobacterium nucleatum* 的细菌能够促进结直肠癌的形成。显然,要想完整地认识和有效地解决复杂性疾病,不仅需要研究人体自身的基因、蛋白质、细胞和组织,而且对隐藏在机体内肠道菌群的研究也不可或缺。在《迈向精确医学》的报告中,作者也专门强调了这一点:"对人体微生物菌群及其功能认识的深入,将帮助实现疾病分类,帮助研制针对人体及人体寄生病菌的药物"。

遗传因素作为内因,在肿瘤和糖尿病等复杂性疾病的发生发展过程中发挥了重要作用。但是,环境作为外因也不可忽略,有时候其重要性甚至会超过机体的内因。不久前美国科学家通过计算方法,比较了作为内因的干细胞分裂能力与环境等外部因素在不同类型肿瘤发生中贡献大小;结论是,内在风险因素只占整个癌症风险的10%~30%；而外部风险因素则在癌症形成中起到主要作用（Wu et al., 2016）。作为针对复杂性疾病的精确医学，环境等外部因素显然也是需要进行整合研究的主要内容。在《迈向精确医学》的报告中，作者以"暴露组"（exposome）为例，介绍了在人一生不同阶段可能对其有致病影响的暴露因素，包括物理环境、居住条件、生活习惯和社会因素等，这些都是精确医学不能忽略的研究内容[①]。

2.4 美国精确医学项目采用什么样的研究策略?

为落实奥巴马总统2015年初提出的精确医学计划——建立100万美国志愿者人群的精确医学队列并采集相关信息，美国政府提出了一个"精确医学先导专项"（The Precision Medicine Initiative，PMI）。2015年9月，该专项的工作小组向NIH提供了一个研究报告，详细分析了如何实施这项任务："为了成功实施'精确医学先导队列项目'（The Precision Medicine Initiative Cohort Program，PMI-CP），需要采用成熟的以及全新的方法和技术来进行数据采集和管理"；其核心数据集包括电子健康档案、健康保险信息、问卷调查表、可穿戴设备健康信息采集和生物学数据（各种组学数据，肠道菌群数据）等5大类型[②]。

从以上对两份美国精确医学报告的介绍来看，美国人正是把整合型研究策略作为开展相关研究工作的"抓手"。这种整合型策略注重从个体有关层次尽可能完整地获取数据，包括个体的微观层次（基因组、转录组、蛋白质组、代谢组等）、个体的宏观层次（分子影像、行为方式、电子健康档案等）、个体的外部层次（肠道菌群、物理环境、社会条件等）；然后对这些不同层次的数据利用各种信息分析技术进行整合，形成一个各个信息层之间不同类

① 见第8页脚注①
② https://www.nih.gov/sites/default/files/research-training/initiatives/pmi/pmi-working-group-report-20150917-2.pdf

型数据有着高度连接的疾病知识网络;"理想情况下,每个信息层与其他所有各信息层之间都形成连接:使得'征兆和症状'与基因突变相连,基因突变与代谢缺陷相连,暴露组与表观基因组相连,等等"[①]。因此,采用整合型研究策略建构"疾病知识网络",就是"precision medicine"的第二个特征。

3 个体化医学研究新模式

在当前的医学实践中,广泛存在着诊断和治疗方面的模糊性。《迈向精确医学》的作者就指出过,"许多由不同的分子机理导致的疾病亚型依然被视为同一种疾病;反之,定为不同类型的诸多疾病却往往拥有相同的致病机理"。治疗的非精确性就更为明显。例如,他汀类药物(statin)是经典的降血脂药物,广泛应用于高脂血症的治疗;但统计结果表明,在每 50 个服用该药的人群中,平均下来只有 1 个人得到较好的疗效。据 2015 年的一个统计,"排在美国药物销售收入前十名的药物的有效率,好的药是 4 个人中1 个有效,差的则是 25 个人中 1 个有效"(Schork,2015)。

3.1 追求"统计"的循证医学

这种医学实践中模糊性的来源,从患者角度说,源于广泛存在的个体差异;从医生角度说,则很大程度是因为其临床决策不是依靠个人的经验,而通常依赖于循证医学中的临床证据。作为遵循临床研究证据来进行医学实践的循证医学,其核心是"随机对照试验"(randomized controlled trial,RCT),"大样本、多中心的 RCT 取代了以前分散个别的观察性研究和临床经验总结。RCT 的出现是临床医学研究新纪元的里程碑,也是循证医学证据的主

---

① 见第 8 页脚注①

要来源"（王吉耀，2006）。

随机对照试验的基本要素是大规模的人群样本。一项临床试验通常要招募成百上千个个体参加，有的甚至上万。人们认为，样本越大，其研究带来的随机误差越小。这类临床试验的另一个要素是对受试个体进行实验组和对照组的随机分配，"随机分组的运用控制了混杂因素，减少了偏倚，对于治疗性研究的正确开展有不可估量的作用"（王吉耀，2006）。由此可以看出，随机对照试验的关键是要排除个体差异。在此基础上，这类研究的最终结果取决于统计分析：如果实验组的结果与对照组的结果之间有统计显著性差异，那么就可以认为实验组的结果是有临床价值的。

随机对照试验的广泛运用，促使临床医学从依靠主观的个人临床实践的经验医学进入了基于客观的临床研究证据的循证医学。当前的临床医生往往是依据"临床诊疗指南"进行规范化诊疗。据估计，现有的临床指南已有数万种。这些指南的一个共同点是，根据评估过的临床证据提出相应的诊治意见。由于临床证据基本来自随机对照试验的统计性结果，所以临床指南给出的诊治意见实际上也只是统计性的，即为患者确定一个最有可能取得疗效的方案。也就是说，对每个患者而言，基于循证医学的临床指南给出的诊治方案只是一种概率有效性。这种概率可能小，也可能大，但不可能达到100%。因此，循证医学最主要的优点是，通过随机对照试验排除个体差异，建立起基于统计学证据的规范性诊疗。但是，对于具体的个体而言，只要疗效的概率小于100%就不是最理想的，即使有效率高达80%，也意味着有可能遇到20%的无效性。循证医学的"统计"优点对单一个体来说却成了缺点——不够精确！

3.2 "N=1"的临床研究模式

针对因临床研究大样本的统计性结果引起循证医学的非精确性问题，精确医学提出了采用单一个体进行研究的"N-of-1"（即N=1）解决方案。换句话说，精确医学采用了一种不同的临床研究模式，即关注单个患者对治疗方法的响应，而不是进行平均化。"N=1"的临床研究模式早在20世纪80年代就已经提出来了，近几年则得到了更多的关注。例如，有研究者采用"N=1"策略，进行了神经性疼痛、骨关节炎和注意缺失多动症（attention-deficit hyperactivity disorder，ADHD）等三种疾病的临床研究，认为这种策略有助于优化治疗。最近又有文章专门介绍如何采用"N=1"策略进行肿瘤临床研究。

这种"N=1"临床研究模式的做法是，对单一患者重复地给予两种不同的药物，其中一种是试验用药，另一种则是对照药物；给药顺序在每次重复过程中将进行随机的变换（Collette，2015）。我们知道，不论是生物学基础研究还是临床研究，其基本研究方法就是比较法，主要是将不同样本如实验样本与对照样本进行比较，从中找到不同点或者共同点。在"N=1"的临床研究中，尽管实验对象只是单一个体，但依然离不开比较研究；只不过是采用在不同时间点的同一样本进行自我对照的比较研究。可以这样认为，采用人群大样本的随机对照试验是一种基于"空间"的比较研究，而采用单一个体的"N=1"临床研究则是一种基于"时间"的比较研究。

"N=1"不仅仅是临床研究模式的一种变化，更重要的是反映了人们对个体差异及其相关研究策略的认识的深化，"每个个体在遗传和环境方面都是独一无二的，在不同时间段需要用他们自己作为对照（N=1）来分析个体从健康到疾病的转变"（Hood and Price，2014）。

越来越多的证据表明，在肿瘤等复杂性疾病的发生发展过程中，不仅广泛存在着个体间异质性和个体内组织细胞的异质性，而且还广泛存在着个体在细胞和分子等各种层次的动态变化。例如，研究者对一种成神经管细胞瘤的"人源化"小鼠模型以及临床样本的研究发现，治疗后复发肿瘤的基因组与原发肿瘤的有很大差异，所以在原发肿瘤基因组中识别出的很多治疗靶点在复发肿瘤中不再存在（Morrissy et al.，2016）。显然，时间尺度的引入不仅解决了单一个体如何进行对照研究的问题，而且能够实时地准确把握个体的状态和变化情况。

3.3 以"个体为中心"的精确医学数据库

精确医学所倡导的"N=1"研究模式不是简单地采集个体局部或个别的分子信息，而是要在不同时间点上尽可能完整地获取个体有关信息，并用系统生物学的策略进行整合。这方面的代表性工作是斯坦福大学科学家施耐德（Snyder）的"整合的个体多组学谱"（integrative personal omics profile，iPOP）：他连续 14 个月在不同时间点采集他自己的表型数据和血液样本，然后整合成一个反映这段时间内其身体内部动态变化的"多组学"数据，包括个体表型数据，以及基因组、转录组、蛋白质组和代谢组等各种生物学数据（Chen et al.，2012）。2014 年初，美国著名系统生物学家胡德（Hood）发起了一项类似的研究计划："The Hundred Person Wellness Project"，按照施耐德的研究模式获取108 个正常人在9 个月内身体动态变化的个体多组学谱（Price et al.，2017）。当然，美国 2015 年推出的"精确医学先导专项"，也主要是个体的多组学数据整合研究，只是将研究的人数扩大到 100 万，将研究的时间延长到 10 年或更长时间。

精确医学要开展的个体多组学数据整合研究及其相应的数据管理与现有的生物学数据库管理模式有着根本的不同。现有的生物学数据库是按照单一类型的生物学数据或者一种疾病变量进行管理。例如，GenBank 主要存储 DNA 序列数据。这些数据库按照其特定的数据类型汇集了来自成千上万个体的同类型数据；而来自同一个人的不同种类数据则会被分配到相应的数据库中。在精确医学倡导者看来，这样的生物学数据库不利于个体的"疾病知识网络"的构建，"如果在个体健康和疾病调查的一开始，就把其相关的分子组学数据、个体涉及环境和健康史等方面的数据从个体中分离出来，个体不可或缺的信息就会丢失"[①]。

在《迈向精确医学》的报告中，作者提出了建设面向精确医学的新型数据库的构想，即以"个体为中心"（individual-centric）的数据管理模式：

---

① 见第 8 页脚注①

"应该收集所有关于个体的测量数据,从而能够从分子层面一直到社会层面观察对个体的病理生理学状态的影响"。显然,只有建立了这种以"个体为中心"的数据库,才能支撑和保障精确医学提出的系统生物医学目标的实现,即对每一个体的各个信息层数据进行整合,从而为个体构建出一个从分子到表型等不同类型数据有着高度连接的疾病知识网络。

"N=1"的研究方案和"个体为中心"数据库二者相辅相成,形成了以个体化为目标的精确医学的"双轮驱动"。"N=1"使研究者注重单一个体在时间过程中的动态变化,而不是简单地去与他人进行比较研究;"个体为中心"数据库则把从单一个体获取的所有信息完整地集中在一起,而不是像当前数据管理模式那样把个体的信息拆得七零八落。精确医学将通过这种"双轮驱动"的研究模式把"个体化生物医学"提升到一个崭新的高度。

4 从关注疾病到关注健康

人类基因组计划是世纪之交科学界最具影响力的科学计划,为 21 世纪的生命科学带来了革命性的改变,并为精确医学的产生奠定了重要的基础。而"精确医学"则有可能是现代医学史上最重要的变革。现代医学是在抗击传染病过程中发展起来的,重点关注疾病的诊断与治疗。而精确医学的产生则有望实现抗击疾病的"关口前移"的战略转变。

4.1 精确医学的关注点是什么?

"Precision medicine"的"medicine"一词容易使人们的注意力放在疾病的诊治上,奥巴马总统在其 2015 年初国情咨文中就是这样描述精确医学:"这将是一个在恰当时间给予恰当治疗的医学新时代";我国精准医学的总体目标中显然也是以治疗疾病为主:以为人民群众提供更精准、高效的医疗健康服务为目标,建立国际一流的精准医学研究平台和保障体系;自主掌握核心关键技术;研发一批国产新型防治药物、疫苗、器械和设备;形成一批我国定制、国际认可的疾病诊疗指南、临床路径和干预措施……而在其"五年目标"中把"治疗疾病"作为主要目的说得更明白:"我国精准医学研究和临床水平位于国际前沿,部分具有中国特色疾病诊疗水平引领国际发展;针对某种肿瘤、心脑血管疾病、糖尿病、罕见病分别创制出8~10种精准治疗方案,并在全国推广实施"。

实际情况并非如此简单!《迈向精确医学》报告的副标题已经明确指出其主要目标是"构建生物医学研究的知识网络和新的疾病分类法",即"致力于探索建立全新的基于分子生物学的人类疾病分类方法的实用性和可行性,并为此构建一个可能的框架"。为此,该报告的作者提出两项核心任务:"建立一个信息共享平台,用于将大量患者的数据收集起来以供广泛的研究;同时还需要建立一个知识网络,用于揭示这些数据之间的相互联系,并将这些数据与不断更新的生命科学进展进行整合,从而为这些数据注入更多的研究价值"。这些内容反映了美国研究人员在倡导"精确医学"时的两个重要观点。首先,这是一个长远目标,人们需要通过长期努力逐渐地"迈向"精确医学;"要完成这项宏大的工程,需要的不是几年,而是几十年"。其次,实现这个长远目标的主要途径不是直接去研发治疗病人的新方法,而是去收集个体各个层次的生物医学数据,并在此基础上构建疾病知识网络。只有到一定的时候,"这种疾病知识网络和新的疾病分类法才会产生巨大的收益,即实现人们提出的'精确医学'"[①]。

4.2 "关口前移"的美国精确医学项目

2015年9月,NIH提出了"精确医学先导队列项目"(PMI-CP)的实

---

① 见第8页脚注①

施方案。该项目正是依据《迈向精确医学》报告提出的战略构想进行设计:"精确医学先导队列项目将建立 100 万或以上的美国志愿者研究队列,从而构成拓展我们关于精确医学知识的研究平台,并在许多年之后造福于美国人民"[①]。

在该项目的设计者看来,这 100 万人的队列至少有 8 个方面的研究价值,其中只有"靶向治疗的临床试验"一项直接涉及疾病治疗,而"疾病危险因子的确定"、"药物基因组学"、"疾病分子标记物的发现"、"移动健康与疾病监测"、"功能缺失突变的影响"、"新的疾病分类体系"和"授权参与者进行自我健康管理"等 7 个方面的内容与治疗都没有直接关联。要强调的是,该项目的设计者认为,至少需要对这个队列进行 10 年持续不断的研究,对人群队列的研究时间越长,其价值越大。

在最初为精确医学先导项目挑选负责人时,NIH 选择的既不是医生,也不是生物学家,而是一个通讯领域的工程师迪什曼(Dishman)。迪什曼这样回答为什么选择他作为精确医学专项的负责人:"15 年以前,我已经(在英特尔公司)开始资助我们称之为 m-health,即个人健康技术的项目,这时 NIH 和其他人都还没有开始关注此类工作。PMI 队列的真正目标就是要发展一个数据共享平台"[②]。

精确医学先导项目的设计者把对疾病诊治的研究需求放在次要的位置,反映出美国研究人员在医学研究战略上的一种革命性转变,即"关口前移",从重点研究疾病的发生发展转变为重点研究从健康状态到疾病状态的演化过程。美国系统生物学研究所最近领导开展了一项针对 10 万自然人(wellness)队列的多组学研究计划——"100K Wellness Project",其目的是"检测支撑人体正常状态的复杂生物学参数,并发现从健康状态到疾病状态的转变过程"(Sheridan,2015)。基于同样的观点,PMI-CP 的设计者

---

① 见第 11 页脚注②
② https://www.science.org/content/article/qa-tech-expert-and-cancer-survivor-lead-us-1-million-person-health-study

计划招募 100 万个志愿者来组成"PMI 队列",其目的是:"PMI 队列将成为理解健康与疾病关系的医学变革的研究平台";这样的研究平台"不仅能够用来寻找可以预防疾病的因子,而且能够用来获得在疾病显现之前的生物标记物,从而提供有利于疾病预防的关键条件"①。

4.3 精确医学是未来健康医学的必由之路

为什么在医学研究领域出现这样的革命性转变?这是因为人类的疾病谱已经发生了巨大的改变,早期对人类威胁最大的疾病是天花、鼠疫等各种传染病,现在则转化为肿瘤、糖尿病等慢性非传染性疾病。经典的西方医学模式主要是在抗击传染病的过程中逐渐形成和完善的,包括了各种诊断与治疗方法的发现,也包括了医院与医疗保险等社会保障机制的建立。这个医学模式是如此之成功,大多数危害人类的恶性传染病已经被控制,甚至被消灭。人类的寿命从 20 世纪中叶已经有了明显的提高;不仅西方发达国家进入了老龄化社会,中国也进入了老龄化社会。但是,在寿命增长的同时,慢性病也伴随而来,成为老龄化社会最大的敌人。世界银行在 2015 年底一份关于老龄化的报告《长寿与繁荣:东亚和太平洋地区的老龄化社会》中指出,目前全球 65 岁以上的老年人中的 36%居住在东北亚地区;预计到 2030 年,癌症、心脏病、糖尿病和其他与高龄相关的慢性疾病将占这个地区全部疾病的85%。

上千年的医学传统与完善的社会医疗结构,使人们形成了一种以"疾病为中心"的思维习惯,"治病救人"是医学的首要任务。但是,面对慢性病的威胁,过去的医学模式是否依然有效?肿瘤和代谢性疾病等重大慢性病有两个特点:首先,这些慢性病是一种人体健康状态的连续退化谱,一旦进入临床阶段,多为终身性疾病,很难根治;其次,这些慢性病的预后差,其发

---

① 见第 11 页脚注②

展期或并发症危害大，疾病后期的致残、致死率高。因此，治疗慢性病往往"性价比"很低，投入多，获益少。

慢性病不同于传染病，通常疾病形成的过程比较漫长，需要很长时间才会出现临床症状。这也解释了为什么老龄化社会是一个慢性病高发的社会，因为年龄就是慢性病最主要的危险因素；年纪越大，患各种慢性病的可能性越大。但是，时间也给抗击慢性病提供了一个宝贵的"窗口期"！一般来讲，慢性病的形成是健康状态向疾病状态的转换，其中应该有一个亚健康状态或前疾病状态的过渡时期。例如，在 2 型糖尿病的形成过程中，有一个称为"糖尿病前期"（prediabetes）的高危期；如果及时发现个体处于这个阶段并给予一定的干预，可以延缓糖尿病的发生，甚至转归为正常状态。2013 年发布的一项糖尿病流行病调查报告估计，我国目前糖尿病患者大约是 1.14 亿人，而前糖尿病高危人群则可能已接近 5 亿（Xu et al.，2013）。显然，应该把抗击糖尿病的关口前移至 5 亿糖尿病前期高危人群，早期监测、早期干预。如果我们依然按照抗击传染病那样把关注点放到疾病的诊断和治疗上面，那在慢性病的防控战略上是要出大问题的。

《迈向精确医学》报告准确地分析了当前的形势："科学研究、信息技术、医学以及公众态度正在经历着前所未有的转变……所有这些改变提供了这样一个机遇：生物医学研究者和临床医生携手，共同促进新知识的发现和改善医疗保健体系"。可以说，精确医学最为重要的一个特征是：提出了基于"健康为中心"全新理念的健康医学研究模式，把抗击疾病的关口移至疾病发生之前，把管理健康和预防疾病作为研究者的首要目标。

本文原载于《医学与哲学》杂志 2016 年第 8A 期，文字略有修改。

精确医学究竟想要做什么

工业界有一句流传甚广的说法，"一流企业定标准、二流企业做品牌、三流企业卖技术"。这句话同样适用于其他领域，包括医学领域。可以这样认为，现代医学与传统医学的一个最基本区别就是诊治的标准：现代医学建立在临床指南等尽可能客观的标准之上，从而可以评判、可以遵循；而传统医学则建立在主观的个体经验之上，难以研究、难以推广。医学领域当前广为流行的"精确医学"之初衷，就是要制定疾病分类的新标准。

1 国际疾病分类标准的过去与现在

疾病分类标准（taxonomy of disease）是医学领域最重要的标准。早在1763 年，提出生物学分类标准"双命名法"的瑞典植物学家林奈（Linnaeus）就发表了关于疾病的第一个科学分类论著。1900 年，在巴黎召开了由法国统计学家伯蒂隆（Bertillon）主持的第一次国际死因分类修订会议，并发布了指导世界各国对疾病和死亡情况进行管理的国际分类标准——《国际死亡原因分类法》；该标准也被称为《疾病和有关健康问题的国际统计分类》（International Statistical Classification of Diseases and Related Health Problems，简称 ICD）的第一版。1946 年，世界卫生组织（World Health Organization，WHO）接管了国际疾病分类标准的制定工作，逐步将局限于死亡原因的分类体系扩大为覆盖面广泛的疾病分类体系，并将其用于医疗卫生领域的各个方面。该分类标准的第十次修订本"ICD-10"于 1990 年正式发布，成为目前国际医疗卫生领域广泛使用的基本标准。我国于 1981 年成立世界卫生组织疾病分类合作中心，开始推广应用国际疾病分类标准工作；国家技术监督局于 1993 年发布了基于 ICD-9 的《疾病分类与代码》国家标准。

ICD 不仅是医疗机构建立疾病诊断标准的基础，而且是公共卫生组织统计发病率的标准，还是医疗保险行业支付医疗赔偿的依据。世界卫生组织在推广运用 ICD-10 的过程中，建立了更为全面的疾病和健康分类系统，即"国际分类家族"（family of international classification），以覆盖在疾病和损伤以外不断发展的健康卫生领域，其中不仅有 ICD-10 和《国际健康干预分类》等核心分类标准，还有相关的分类标准如《初级医疗国际分类》和《损伤外部原因国际分类》，以及衍生的专科分类标准如《ICD-肿瘤学专辑》和"ICD-精神和行为障碍"等。ICD 疾病分类的主要原则是，把一般性或全身性疾病与局限于某器官或某解剖部位的局部性疾病区分开；其疾病分类的主要基础是病因学、病理学、组织形态学、解剖学等；以病因为主、解剖部位和病变组织形态等为辅。

早期的 ICD 版本由于对疾病的生物学基础没有足够的了解，在很大程度上没有反映出疾病之间的真实关系。例如，因为缺乏疾病的病原体理论，狂犬病只是根据其早期症状出现脑功能障碍被定为精神障碍性疾病；而由于人体代谢知识的贫乏，没有区分 1 型和 2 型糖尿病，并把内分泌疾病归类到一般性疾病中。随着生命科学的进步以及医学检测技术的发展，当前的 ICD 版本显然有了更为科学、更为合理的分类标准。但是，现行的疾病分类标准依然没有跟上分子生物学和生物学大数据快速发展的步伐，"今天的分类系统主要是基于可以检测的'体征和症状'，如乳房肿块或高血糖，以及对组织或细胞的描述，通常不能明确导致疾病的分子通路或给出治疗的靶标"。此外，"疾病分类在过去一直依赖于等级结构；在这种结构中，各种疾病被相继分为不同的种类和亚类。这种僵化的组织结构难以描述疾病之间以及疾病与各种致病因素之间的复杂相互关系"①。

世界卫生组织不久前进行了 ICD 的第 11 次修订，并于 2018 年 6 月发布了修订版。但是，在美国的研究者看来，当前使用的疾病分类系统的特性限制了自身信息的容量和可用性，其基本分类结构阻碍了整合基础知识的能力；需要抓住当前疾病分类法错失的机遇，构建一个全新的分类标准（new taxonomy）。为此，美国科学院下属的咨询机构"国家研究理事会"（National Research Council）在 2011 年提出了一个关于制定疾病分类新标准的战略研究报告：《迈向精确医学——构建生物医学研究的知识网络和新的疾病分类法》②。

2　通过构建疾病分类新标准迈向精确医学

2015 年初，"精确医学"一词在当时的美国总统奥巴马的倡导下在世界范围内迅速走红，并演化为当前医学领域的一个新潮流。但是，很少有人关注提出精确医学理念并系统地进行了分析和阐述的"发起者"——发表于 2011 年的《迈向精确医学》报告。这份报告的诞生是源于这样一个目的：构建国际疾病分类新标准。我们不仅从报告的标题就可以清楚地看到这个目的，而且还可以看到，负责编写这个报告的专家委员会被定名为"构建一个发展疾病分类新标准之框架的委员会"（Committee on a Framework for Developing a New Taxonomy of Disease）；并在该报告摘要的第一句话中明

---

① 见第 8 页脚注①
② 见第 8 页脚注①

确写道:"该委员会的任务是探索建立'一个基于分子生物学的人类疾病分类新标准'的可行性和用途,并为此构建一个可能的框架。"

这份长达一百多页的报告从头到尾,始终围绕着其战略目标——"构建国际疾病分类新标准"进行分析和讨论。该报告在其摘要中共用了 6 个小标题进行总结,而我们从这些小标题中就可以清楚地看到作者的基本想法:①新分类标准将导致更好的健康保健;②将疾病分类标准进行现代化恰逢其时;③新的疾病分类标准应当与时俱进;④一个关于疾病的知识网络将使得分类新标准得以实现;⑤基于群体研究的新模式将推动疾病知识网络和分类新标准的发展;⑥资源的重新定位将有助于疾病知识网络的发展。作者进而指出:"本报告建议的疾病知识网络和分类新标准带来的主要收益,就被称之为'精确医学'"。也就是说,一旦建立了疾病分类新标准,就能够实现精确医学。

该报告认为,疾病知识网络是构建新的疾病分类标准的基础,"构造一个统一和整合了基础的、临床的、社会的和行为的信息知识网络将有助于建立一个新的分类系统",而"这样构建的疾病知识网络将有助于促进一个更加依赖分子信息的分类法的发展"。在报告的作者看来,之所以要把新的疾病分类系统建立在疾病知识网络之上,正是因为这种疾病知识网络能够揭示影响个体健康状态的各种因子之间的复杂关系或者不同疾病之间内在的联系,从而使得新分类系统能够用来改进疾病的诊断和治疗。作者用了两个例子来进行阐明,"例如,这种'新分类系统'可以针对肌肉萎缩症患者的特定基因突变制定更专门的诊断和靶向治疗。再如,这种'新分类系统'可以为有着明显临床症状差异但却拥有相同遗传致病机制的患者提供同样的靶向治疗"。

基于新疾病分类标准提出的原则,研究者提出了与随机对照试验(RCT)很不一样的临床研究策略,即依据患者的基因突变等分子层面的信息来设计不同的临床研究方案。RCT 是当今药物研发和临床研究的"金标准",其核心是通过一系列入选标准选取尽可能均一化(homogeneous)的受试人群,并对受试人群进行实验组和对照组的随机分配。2014 年，美国癌症研究学会提出了两种以患者为中心的新型临床试验：篮型试验（basket trial）和伞型试验（umbrella trial）。篮型试验是根据患者特定的靶标分子或分子标志物来选择受试样本，而不考虑患者的病变组织或解剖形态等临床信息；例如，把带有相同基因突变的不同类型癌症患者放在一起给予同一种药物治疗。伞型试验是把单一类型疾病中带有不同分子特征的患者集中起来并用不同的药物进行治疗，例如，把具有不同驱动基因 KRAS、EGFR、ALK 的非小细胞肺癌患者放在一起，然后根据不同的靶基因给予不同的靶向药物（Biankin et al.，2015）。

肿瘤药物的篮型试验最近已经有了明显的进展。2017 年 5 月，美国食品药品监督管理局（Food and Drug Administration，FDA）首次批准了一个依照特定生物标志物的抗肿瘤药物的适应证。具体来说，美国 FDA 先前批准过默沙东制药公司的一款新药 KEYTRUDA（pembrolizumab），用于治疗转移性黑色素瘤；这次 FDA 批准该药可以用于更多类型的实体瘤，其适应证的依据是两个"生物标志物"，高度微卫星不稳定性（microsatellite instability-high，MSI-H）或错配修复缺陷（mismatch repair deficient，dMMR）。换句话说，只要患者的肿瘤上携带这两个生物标志物中的一个，不论罹患的是身体哪个部位的实体瘤，都可以采用该药进行治疗。这个成果正是源于该药物的篮型试验。2017 年 6 月，在美国临床肿瘤学会（American Society of Clinical Oncology，ASCO）年会上公布了一项篮型试验结果，涉及携带原肌球蛋白受体激酶（tropomyosin receptor kinase，TRK）基因融合突变的小分子抑制剂 Larotrectinib。该药在试验纳入的所有 55 例患者中总体有效率（ORR）达到 78%，完全缓解率（CR）达到 13%，部分缓解率（PR）达到 64%；这些患者涉及 13 种不同的实体瘤类型，但都有一个共同的靶标分子——TRK 基因的融合。人们预计，该药有可能成为第一个通过篮型试验获批的靶向药物。

"精准医学"目前在国内已经成为一个时髦术语，相关的研究机构和研究项目也如雨后春笋般纷纷冒出。但是，几乎无人关注疾病分类标准问题。与之相反，美国的研究者则正在按照该战略报告提出的方向，一步一步地向新的疾病分类标准迈进。2017 年 8 月，*Nature Genetics* 杂志发表了一篇美国研究者关于疾病分类新标准的研究论文。在这项研究工作中，研究者系统地分析了超过美国人口三分之一的保险理赔数据，从中选择了近 13 万个美国家庭的 48 万多人，然后利用这些人的数据评估了 149 种疾病的遗传和家庭环境类型；研究者进而从这些疾病分析中选择了 29 种疾病，并进行了这些疾病两两之间的遗传和环境的相关性分析，最终建立了一个与 ICD-9 标准差别很大的新的疾病分类标准。例如，被传统方法归类为中枢神经系统疾病的偏头痛与肠易激综合征有着最强的遗传相关性；传统方法归类为循环系统疾病的高血压与 1 型糖尿病也有着很强的遗传相关性（Wang et al.，2017）。这种遗传相似性意味着，对前一种疾病有效的药物对后一种疾病或许同样有效。

在《迈向精确医学》报告的作者看来，"通过疾病知识网络建立并完善的'新分类标准'，不论是用来更好地实现对 ICD 分类标准的修订，或者是发展成为一个与 ICD 及其他分类标准并存的分类标准……在这两种情况下，这个建立在疾病知识网络基础上的新分类标准的根本目的都是一样的，即显著提升用于生物医学的各种信息的质量与数量，从而更好地发现致病机制、改进疾病的分类及改善医疗护理"。这段话清楚地表明了美国研究人员为什么把疾病分类新标准视为实现精确医学的必由之路。

3 通过构建疾病分类新标准引领世界医疗卫生领域的话语权

随着科学技术对经济发展、社会变革乃至文明进程有着越来越大的作用，制定科技发展战略就成了当今世界各国政府管理者和科技专家的头等大事。在生命科学领域，由于人类基因组计划的提出和成功实施，生物医学发展战略已经成为 21 世纪科技发展战略中一个重要的组成部分。《迈向精确医学》报告是当前国际医疗卫生领域一个非常重要的战略规划。在笔者看来，这份报告很好地反映出真正的战略思维特征，值得当前众多"智库"和各类"战略专家"认真学习。

首先，这份报告具备了高度的战略洞察力，表现出对形势的理解和全局的把握。随着 2003 年 4 月美国等六国政府联合宣布人类基因组计划完成，生命科学进入了一个以数据密集型研究和组学大数据迅猛增长为特征的后基因组时代。美国 2008 年启动的"千人基因组计划"将个体基因组可能的应用推上了生物医学的"舞台"。目前国际上涉及个体基因组序列的数据已达到百万人级的规模。此外，美国国立卫生研究院（NIH）在 2006 年牵头启动了国际癌症基因组项目"癌症基因组图谱"，涉及数万名患者的 50 种不同类型的肿瘤样本分析，目前已经产生了高达 20PB（1 PB=10^{15} Byte）的肿瘤基因组数据。显然，《迈向精确医学》报告对这个生命科学的发展动向看得很清楚。其作者在报告的摘要中就明确指出："开展本项研究的动机在于，与人体有关的分子数据正在爆发性的增长，尤其是那些与患者个体相关的分子数据；由此带来了巨大的、尚未被开发的机会，即如何利用这些分子数据改善人类的健康状况"。

这种战略洞察力还表现在对关键的战略性问题的认识。生命科学在过去几十年间的快速发展并没有给健康医学带来相应的进步，基础研究与临床研究之间依然隔着一条鸿沟。为此，美国国立卫生研究院（NIH）于 2003 年制定了以推进转化型研究（translational research）为其主要目标的路线图（NIH roadmap），倡导"从实验室到病床"（from bench to bedside）的转化医学（吴家睿，2004）。尽管这种转化型研究策略取得了一定的成效，但基础研究与临床研究之间的鸿沟仍然存在。2017 年 9 月，美国国会的一个专门委员会明确质疑 NIH 的转化型研究项目，决定暂缓该项目的拨款。

《迈向精确医学》报告的作者对这个问题也同样看得很清楚，"事实上，知道 ICD 分类法的基础研究人员很少，而能够以某种方式应用这种分类法的就更少。健康领域有两大利益共同体，一个以生物医学研究者、生物技术和制药行业为代表，另一个以临床医师、医疗机构及其资助人为代表，但却广泛被认为彼此间没有关联，各自有着不同的利益和目标，因而对分类学的需求也不一致。这种误解是很不幸的"。

一份好的战略报告，不仅要发现关键问题，还要提出解决问题的思路和主要举措，即要拥有"纲举目张"的战略谋划力。这种战略谋划力不是去关注个别的技术或者局部的目标，而是去确定能够影响全局和实现战略目标的核心任务和关键措施。《迈向精确医学》报告不仅确定了通过"构建疾病知识网络"来实现其战略目标"疾病分类新标准"的总体思路，而且还提出了相应的战略举措：即利用当前兴起的组学等数据密集型生物学，通过大数据的整合与共享策略来落实其战略思路，"知识网络的建立及其在研究和临床上的应用，都取决于是否有可供利用的大型数据库；这些数据库充分整合了人类疾病的各种知识，并以层级的形式组织起来。这些数据库将奠定分类新标准的基础"。

在该报告的作者看来，这种生物学数据库的核心是要构建以"个体为中心"（individual-centric）的数据共享平台，将个体从分子到表型的各种生理和病理数据完整地收集到一起，用来构造个体的疾病知识网络。这种以"个体为中心"的生物学数据库不同于传统的生物学数据库，后者通常是按照其特定的数据类型汇集了来自成千上万个体的同类型数据；而来自同一个人的不同种类数据通常会被分配到相应的数据库中。该报告的作者明确指出了传统数据库存在的问题，"如果在个体健康和疾病调查的一开始，就把其相关的分子组学数据、个体涉及环境和健康史等方面的数据从个体中分离出来，个体不可或缺的信息就会丢失"。

从某种意义上说，传统的生物学数据库与循证医学都是建立在群体样本和统计学的基础之上，是典型的非个体化研究模式。而精确医学的战略目标是要实现个体化健康维护和个体精确诊疗，显然不能依靠传统的数据库。因此，发展以"个体为中心"的生物学数据库就必然成为实现精确医学战略目标的核心任务。

古人云：“自古不谋万世者，不足谋一时；不谋全局者，不足谋一域”。也就是说，一个好的军事战略家要谋取的是影响深远的全局性效果，而不拘泥于一时或一地之得失。这就是战略思维的第三个特征——战略影响力，既包含了时间维度的影响力，也包含了空间维度的影响力。

《迈向精确医学》报告所策划的不是一个短期行为，而是一项持续数十年的长期任务：“研发一个信息共享平台、疾病知识网络和一个分类新标准需要长远考虑。从某种意义上说，这种挑战与建造欧洲的大教堂一样，一代人开启了这项工作，下一代人才能完成它。”更重要的是，一旦这个战略目标得到实现，对健康医学的影响将是长期的，它将彻底改变现行的疾病分类，并使以个体化诊断和治疗为特点的精确医学成为可能，从而“不仅能将目前生物医学研究的能力提高到一个崭新的水平，而且在未来相当长的时间里，将给临床医学水平带来难以估量地改进”。

《迈向精确医学》报告所关注的战略效果不在于治愈具体的疾病或者发展某种技术，甚至不局限于医疗卫生领域。该报告的作者认为，这种建立在疾病知识网络基础上的新分类标准，不仅推动基于大样本统计性研究的循证医学向基于生物医学大数据的个体化精确医学的方向迈进，而且能够显著提升对人体的生理和病理调控机制方面的生物医学研究。该报告的作者进一步强调：“本委员会提出的这些观点和建议其含义已经远远超出了疾病分类科学的范畴，对几乎所有从事生物医学研究和医疗卫生的企业及其利益相关者都有着极大的影响。”

笔者认为，《迈向精确医学》报告所谋划的是现代医学史上最重要的变革。现代医学是在抗击传染病过程中发展起来的，重点关注疾病的诊断与治疗。随着肿瘤、糖尿病等慢性病成为当前威胁人类健康的主要疾病，研究人员和医学工作者已经意识到了需要将抗击慢性病的“关口前移”，重点关注疾病前期或亚健康状态的早期监测和早期干预。精确医学的提出就是要推进这个战略转变的实现。为此，该报告特别设计了一个“百万美国人基因组先导项目”（Million American Genomes Initiative，MAGI）。2015年9月，美国 NIH 在这个先导项目构思的基础上正式发布了"精确医学先导队列项目"的实施方案,"精确医学先导队列项目将建立 100 万或以上的美国志愿者研究队列,从而构成拓展我们关于精确医学知识的研究平台,并在许多年之后造福于美国人民"①。

需要注意的是,这个实施方案发布一年之后,NIH 将"精确医学先导队列项目"的名称更改为"全民健康研究项目"(All of Us Research Program)。NIH 在诠释其更名理由时强调,由百万志愿者提供的健康信息将成为该项目的基准数据,用于帮助研究人员探索如何防治疾病。这些健康信息数据将对所有人开放,而每个人也都能够从中获益。

本文原载于《医学与哲学》杂志 2018 年第 1A 期,文字略有修改。

---

① 见第 11 页脚注②

精确医学的经济学思考

　　术语"白象"（white elephant）常指一种需要花费大量财力和物力去维护而经济效益却很低的资产。它源于一个古代的传说：暹罗（今泰国）的国王如果不喜欢某人，就会送一个珍稀的大白象给他，让其花大钱长期饲养这头昂贵的大白象，从而导致其破产。作为经费投入巨大的重大科学研究计划或项目，人们不仅要考虑其科学意义，也要考虑其实施过程的研究成本和研究成果的经济价值。这类项目一旦出现失误，将导致巨大的损失，至少是得不偿失。

　　美国国会在 2000 年提出了一个"国家儿童研究"（National Children's Study，NCS）的重大研究项目，拟跟踪 10 万名健康的美国儿童，从他们出生直到 21 岁，分析一系列影响儿童发育和健康的因子。美国政府为此于 2007 年启动了一个名为"先锋研究"的 NCS 试点，招募了 5000 名儿童进行试点研究。在该项目筹备和"先锋研究"花费了 13 亿美元之后，美国国立卫生研究院（NIH）前主任柯林斯（Collins）在 2014 年 12 月宣布终止整个 NCS 项目，因为在该项目的设计、管理和花费等方面均发现了问题。有此前车之鉴,人们有必要在精确医学启动之际,从经济学的角度思考一下该计划应该如何实施。

1 大数据需要大投入

本书的第一篇文章详细介绍和分析了美国的精确医学计划,指出该计划尽可能从个体有关层次完整地获取数据,然后对这些不同层次的数据利用各种信息分析技术进行整合,形成一个各个信息层之间不同类型数据有着紧密关系的疾病知识网络。显然,如此规模化和完整性地收集个体的相关大数据需要巨大的投入。

在各种组学研究技术方面,核酸测序技术的成本下降最为明显,已经从2000年人类基因组计划启动之初大约1美元测1个碱基,降至2016年1美元测300万个碱基。也就是说,如果采用目前的高通量测序仪,检测人体基因组所拥有30亿个碱基序列需要大约1000美元。但是,尽管现在的全基因组测序费用如此便宜,美国NIH的前主任柯林斯依然强调说,只有"当经费允许时可进行全基因组测序"(Collins and Varmus,2015)。我们知道,美国"精确医学先导专项"(The Precision Medicine Initiative,PMI)计划招募100万个美国志愿者组成研究队列。假设每个人做一次全基因组测序,按照人均1000美元计算,那么这100万人的测序费用就需要10亿美元。

当前的核酸测序技术不仅成本明显下降,而且灵敏度也有了明显提高。过去要完成1个全基因组测序可能要用到上万甚至百万个细胞,而今天则可以实现单细胞的全基因组测序;当然后者的检测费用要超过前者。单细胞全基因组测序有助于人们理解个体发育等基础生物学过程,同时还有可能揭示肿瘤患者体内不同肿瘤细胞间的差异。因此,目前已经发表了许多利用单细胞基因组测序技术研究人体生理或者病理现象的研究成果。随着精确医学的兴起,有些研究者也希望能够对个体开展更为精准的单细胞基因组分析。但是，人体是由天文数字般的细胞所组成，一颗米粒大小的人体组织通常拥有上百万个细胞。显然，即使不考虑技术方面的难度，在精确医学的研究中开展单细胞基因组测序工作的成本也是巨大的。

在美国"精确医学先导专项"对 100 万个美国志愿者的研究方案中，不仅计划对这些个体进行基因组序列分析，而且还计划开展转录组、蛋白质组和代谢组等各种类型生物分子的分析[①]。需要强调的是，不同于恒定不变的基因组 DNA 序列，RNA 和蛋白质及代谢小分子在体内不同组织或者不同环境中发生着不同的变化。即使研究者只限于对个体的血液样本中这些不同种类分子进行组学分析，其组学分析的费用肯定不会比测序便宜，1000 美元是不够的。由于该先导专项预定对这百万人群至少要进行 10 年的追踪。即使每年对每一个体只进行一次各种组学的检测，10 年下来 100 亿美元都明显不够用。更何况一年一次的检测不能称为精确，最少也应该半年检测一次，因此检测费用将会更高。此外，"精确医学先导专项"还计划采用可穿戴设备检测个体的生理变化和体能活动，并研究环境暴露是如何影响个体的健康。因此，不仅仅生物学方面的组学检测需要的花费很大，在个体的行为分析和环境分析等方面也需要很大的投入。

美国政府计划花多少钱来开展这个"精确医学先导专项"？目前关于专项 10 年所需要的总经费还没有一个明确的说法。根据该专项 2015 年发布的工作报告，2016 财政年度将由 4 个政府部门提供 2.15 亿美元的研究经费，其中 NIH 提供 1.3 亿美元，美国国家癌症研究所（National Cancer Institute，NCI）提供 7000 万美元，美国食品药品监督管理局（FDA）提供 1000 万美元，国家项目协调办公室提供 500 万美元[②]。笔者注意到，这些钱不仅用来支持百万人群队列研究，还用来支持了其他非队列的研究，如 NIH 的一部分经费和 NCI 的经费将被用来开展肿瘤治疗方面的研究[③]。可以说，用这样

---

① 见第 11 页脚注②
② 见第 11 页脚注②
③ 见第 11 页脚注②

的一点小钱来做这样一个宏伟的研究计划肯定是不够的。事实上，针对招募百万志愿者作为研究队列这样一个"精确医学先导专项"的核心任务，项目的设计者就已经在想节约费用的招数了，比如在招募志愿者时优先挑选已经拥有电子健康档案的美国人，这些人主要来自健康服务提供组织（Healthcare Provider Organizations，HPOs），如凯萨医疗机构的健康研究项目和退伍军人健康管理局的百万老兵项目等①。显然，美国的精确医学计划目前正处在一个"雷声大、雨点小"的阶段。

2 大数据需要大设施

人类基因组计划最初设定的核心目标只是要认识人体基因组全部30亿个碱基序列的排列顺序。为此，研究者花了30亿美元和近15年的时间才基本完成了该计划。但是，目前的测序技术已今非昔比，最近推出的测序仪（Illumina 公司的 HiSeqX10）1年可以完成超过1.8万人的基因组测序工作，而每个基因组的花费只不过是区区1000美元。在这样发达的测序技术支撑下，人类基因组计划进入到个体基因组测序阶段，要揭示人群中不同个体的基因组序列差别。美国于2008年牵头启动了"千人基因组计划"，英国于2014年也启动了"十万人基因组计划"。在不到10年的时间里，生物学数据库储存的个人基因组已达到百万人级的规模。一个人的基因组有30亿个碱基对，对应于一个3 GB（1 GB=10^9 Byte）的数据集；因此，基因组测序工作的快速发展使得基因组数据量近几年以指数级的速度在增长；在2015年之后，基因组数据每7个月就能翻一番。

基因组序列数据只是组学数据的一部分，转录组、蛋白质组和代谢组等各种组学研究都会产生大量的数据；例如，在一篇人类蛋白质组研究论文中，

① 见第 11 页脚注②

作者专门指出，该项研究需要用 2 TB（1 TB = 10^{12} Byte）的内存和 50 TB 的硬盘作为数据分析的基本配置（Wilhelm et al.，2014）。美国斯坦福大学科学家施耐德对自己进行了连续 14 个月的表型监测和血液样本分析，获得了表型组谱、基因组序列、转录组表达谱、蛋白质组表达谱和代谢组表达谱等单一个体的"多组学"数据，其数据量就已经达到了 50 GB（Chen et al.，2012）。按照美国"精确医学先导专项"设计者的构想，该专项的核心任务就是收集 100 万人群队列的生物学、行为学和社会学方面的数据；大家可以想象一下该项目的数据量将会有多大。事实上，仅仅 2015 年一年时间，生物医学研究产出的数据估计就已经高达 500 PB。

生物学大数据的获取只是"万里长征迈出的第一步"；大数据的存储、管理、分析和共享等依然面临着诸多的挑战。"癌症基因组图谱"（TCGA）是 NIH 在 2006 年牵头启动的国际癌症基因组项目，针对 50 种不同类型的肿瘤，每种肿瘤采集 500 份样品进行基因组测序研究。TCGA 项目在 2014 年底宣告完成，共产生了 20 PB 的肿瘤基因组数据。这个肿瘤基因组数据库如此之大，只有那些具有超级计算能力的研究机构才有可能"玩得转"。即使是具备了强大的计算能力的科研单位，仅仅下载这些数据就可能要花上 4 个月的时间。而按照美国一所普通大学的网络能力，则需要 15 个月以上的时间才能够下载完这些数据。

早在 1988 年决定要启动人类基因组计划之际，美国政府就已经意识到，需要建立保存和处理生物学大数据的大科学设施，于是以 NIH 的基因库（GenBank）为基础建立了美国国家生物技术信息中心（National Center of Biotechnology Information，NCBI）；欧盟随后于 1992 年也在英国组建了欧洲生物信息研究所（European Bioinformatics Institute，EBI）。结合在此之前日本建立的 DNA 数据库（DNA Data Bank of Japan，DDBJ），形成了核酸序列数据库的三大国际中心，负责保存各国产生的相关数据并进行共享。随着生物学大数据的迅猛增长，原有的大数据设施已明显不够用，各发达国家正在计划建设新的生物学大数据设施。例如，欧盟于 2010 年发表的《科学研究设施战略规划报告》提出，计划在 5 年时间内投入 6 亿欧元，建设一个欧洲生命科学研究生物信息基础设施（European Life-Science Infrastructure for Biological Information，ELIXIR）。

把生物学大数据的获取作为主要任务的"精确医学先导队列项目"，需要考虑如何处理海量的生物学大数据。该专项 2015 年工作报告用了近三分之一的篇幅讨论了数据方面的内容，提出了源于所有队列参与者"核心数据集"的概念以及建立存储这些核心数据集的协调中心（coordinating center）①。需要强调的是，该专项的设计者在报告中提出，"协调中心"不是一个实体，而是一个独特的单一数据使用界面；具体的数据存储和管理可以考虑采用"云计算环境"（cloud computing environment）；由此需要建立新型的"公共与私立"（public-private）关系以及"学术与商业"（academic-commercial）关系②。在"千人基因组计划"中，NIH 已经在探索这种数据管理的新模式：NIH 让亚马逊公司旗下的云计算公司"亚马逊网络服务"负责存储该计划的全部数据（总量达 200 TB）并对公众开放。显然，这种策略的一个出发点就是调动民间组织的积极性，从而减轻政府的经费压力。但是，面对"精确医学先导队列项目"将产生的海量数据，如何进行管理和使用依然是一个巨大的挑战。

3 小结

要想顺利完成这样宏大的任务并达到预定目标，项目的领导人需要具有良好的全局意识，并能够恰当地平衡好经费、效率和任务等各种关键要素之间的关系。为此，NIH 当时在考虑精确医学队列专项的负责人时，选择了一个通讯领域的工程师迪什曼。NIH 前主任柯林斯这样评价迪什曼："一名社

---

① 见第 11 页脚注②
② 见第 11 页脚注②

会科学家和研究者、一位企业家和商业领袖、一个患者和患者支持者、一名政策拥护者和思想领袖"[1]。在其任命后的采访中,迪什曼也表现出他对"白象"陷阱的警惕:"如果精确医学先导队列项目想要满足所有人的想法、研究所有看到的疾病或是去收集人们能够想象到的所有类型的数据,那么我们注定会在财政和智力上双重破产"[2]。

　　本文原载于《科学文化评论》杂志 2017 年第 1 期,文字略有修改。

---

[1] 见第 18 页脚注[2]
[2] 见第 18 页脚注[2]

告别统计显著性的精确医学

实验科学是现代科学的主要标志,即在人为控制的特定条件下开展研究以获取知识,要有精心设计的试验方案,要有评判结果的定量标准。作为现代医学主流的"循证医学"也正是建立在实验科学的框架之上,其用于指导临床实践的"证据"通常源自严格的临床试验和复杂的统计分析。随着精确医学时代的来临,出现了许多背离传统临床实验科学的"金科玉律"的研究新模式,一个主要特点就是,不再遵照临床试验统计学的规范,不再追求评判研究结果的统计学意义。

1 不设对照的临床试验

"随机对照试验"(RCT)是现代临床研究的主要模式,有两个特点,首先是精心的试验设计和严格的参试者招募标准,包括参试者的数量通常都要由临床统计学家根据试验假设或临床终点来确定。其次,要对受试人员进行试验组和对照组的随机分配,通过这种随机分组方式减少试验偏倚,排除个体差异对临床试验结果的影响。随机对照试验已经成为创新药物研发的主要工具，并成为循证医学的"金标准"。

但是，随机对照试验也存在着一定的局限性，如严格的招募标准可能会使得参试人群对目标人群的代表性变差，或试验结果所提出的标准治疗与临床实践用药不完全一致。当前，抗击肿瘤和糖尿病等慢性病是临床实践的主要任务。由于这些疾病都是复杂疾病，其发生发展涉及多种遗传因素与环境因素的相互作用，并具有明显的个体间和个体内的差异。因此，随机对照试验的局限性带来的问题就更为突出，尤其是在随机对照试验中排除了个体差异而得到的统计性结果，往往导致了循证医学在治疗具体患者时不够精准。

为了应对随机对照试验局限性给临床实践带来的挑战，国际上兴起了强调个体化诊疗的"精确医学"，发展出了不同于经典临床研究规范的新型研究模式。不同于粗放型的依据病理性状或者解剖位置的疾病分类，精确医学特别重视患者分子层面的信息，力图通过分子生物标志物（molecular biomarker）来区分患者，从而实现精确的疾病分子分型。

在分子生物标志物和分子分型基础上，美国研究者开始尝试不同于随机对照试验的临床研究策略，称为"主方案"（master protocol），主要有伞型试验和篮型试验（Woodcock and LaVange, 2017）。前者采用"同病异治"的思路，即针对单一疾病研究多种药物的疗效，如在一个称为"I-SPY 2"乳腺癌临床试验中，研究者根据 3 个分子生物标志物确定了患者的 8 个亚型，然后去比较 12 种治疗方法对这些患者的不同效果。后者则采用"异病同治"的策略，即把单一的治疗方法用于不一样的疾病，如在 2017 年美国临床肿瘤学会年会上公布了一项篮型试验——TRK 基因抑制剂 Larotrectinib 的临床试验，按照一个共同的靶标——TRK 基因融合突变，总共纳入 13 种不同类型实体瘤的 55 名患者。该抑制剂已经在 2018 年被 FDA 批准，成为首个通过篮型试验获批的创新药物。

这两类新型临床试验的一个重要特征是，没有按照随机对照试验的要求设立专门的试验对照组，其试验结果通常是依据不同患者的治疗效果之间的比较。例如，在 Larotrectinib 的篮型试验中，55 名具有不同类型肿瘤的患者中仅有 5 人对该药没有很好的响应，因此该药适用于所有含 *TRK* 基因融合突变的肿瘤病人。

当然，与随机对照试验差别最大的是"N=1"临床研究模式，即整个试验中只有一个研究对象。由于每个个体在遗传和环境方面都是独一无二的，因此，需要用他们自己作为对照（N=1）来进行分析和研究。在这种"N=1"临床研究模式中，研究者对单一患者进行不同的干预，如重复地给予两种不同的药物，其中一种是试验用药，另一种则是对照药物（Collette and Tombal，2015）。这种研究模式真正体现了精确医学的主旨：关注单个患者对治疗方法的实际响应，而不是统计化的结果。

2 来自真实场景的研究

经典临床试验具备实验科学的特征：严格控制的人为实验条件和与日常临床实践相差较大的试验环境，从而导致临床研究结论在实际临床场景应用时存在局限性。为了克服临床试验的人为试验结果带来的局限性，"真实世界证据"（real world evidence，RWE）应运而生，2016 年 12 月被美国国会在《21 世纪治疗法案》中确定为临床试验证据之外的补充证据，用于药品和医疗器械的审批决策。美国食品药品监督管理局在 2018 年 12 月公布了《真实世界证据方案框架》，并在 2019 年 4 月首次根据美国电子健康档案和辉瑞公司抗肿瘤药物 Ibrance 上市后男性患者的用药数据等有关的真实世界证据，批准了 Ibrance 的新适应证：可用于治疗转移性乳腺癌的男性患者。

中国的研究人员和管理部门同样在关注真实世界证据在临床研究中的应用。2018 年 8 月，吴阶平医学基金会和中国胸部肿瘤研究协作组联合发布了《真实世界研究指南（2018 年版）》。2019 年 5 月，国家药品监督管理局发布了《真实世界证据支持药物研发的基本考虑》的征求意见稿，并在意见稿中明确指出："在药物研发领域如何利用真实世界证据，或者将其作为RCT 的辅助证据，用以评价药物的有效性和安全性，已成为全球相关监管机构、制药工业界和学术界共同关注且极具挑战性的问题。"

获取真实世界证据的主要途径是真实世界研究（real world study，RWS）。真实世界研究是一种在日常的临床实践场景下评价药物效益的实用性研究，真实世界研究与随机对照试验等经典临床研究的根本区别在于开展研究的场景不一样：前者源于实际医疗场地或家庭社区等真实场景，而后者则来自严格受控的科研场景。从真实世界研究引出了精确医学的重要特征：个体的真实状态，即在研究一个患者的临床干预情况时，要让该患者处于非人为干预的真实环境中，从而保证通过研究得到的数据能够反映出个体的真实状态。

在循证医学的证据中，随机对照试验的证据被认为是高等级——Ⅰ级，而循证医学的Ⅱ级证据则是来自队列研究（cohort study）。队列研究模式同样遵行实验科学的基本要求，要进行严格的试验设计，并要明确规定人群入组的标准和采样方式等。通常的研究方式是，选取一组暴露于某种因素的人群和另一组不暴露于该因素的人群，再经过一段时间后以通过统计学方法比较两组人的某种生理或病理情况，以确定二者间的相关性。

队列研究不仅是经典的临床研究模式之一，而且也是流行病学研究的主要基础。自 20 世纪中叶起，随着糖尿病等慢性病的流行，队列研究的研究重心已经从传染病问题转移到了与人群健康有关的各种现象。2015 年美国政府提出的精确医学计划的主要内容是，采集 100 万美国志愿者在 10 年内的生理和病理数据，以便为健康管理和抗击慢性病提供指导。美国国立卫生研究院在 2016 年把该项目的名称改为"全民健康研究项目"，以突出这个项目是关注健康管理和预防疾病。该项目于 2018 年 5 月 6 日正式开放，美国本土 18 岁以上的居民，不论健康状态，都可以自愿参加这项研究。也就是说，该项目不是流行病学领域一个经过严格设计的队列研究，而是一个没有传统试验设计的真实世界研究。

最近发表的一项研究可以很好地帮助我们理解如何按照真实世界研究

模式来开展流行病学研究。该项研究招募了 109 个具有糖尿病风险的个体，对他们的健康状况进行了长期监测，并在每个季度采集一次这些参与者的转录组、蛋白质组和代谢组等多组学数据，以及生理和生化指标（Rose et al.，2019）。但是，如果仔细看文章中的数据，这 109 个参与者的检测情况却都不一样，例如，有的参与者监测时间长达 8 年，而有的监测时间却很短；为此作者在文中强调"平均监测时间为 2.8 年"。此外，从文中所标出的各项检查内容可以看到，不同参与者的检查项目往往是不一样的，例如，口服葡萄糖耐量试验（OGTT）的标注是每年一次，总共检查了 94 人；71 人佩戴了监测运动和生理状态的可穿戴传感器，30 人佩戴了动态血糖监测仪。从该项研究的总结也可以看出，作者把所有参与者的 67 个有临床意义的结果全都罗列在一张图上，例如，通过可穿戴设备发现有一个人患莱姆病（Lyme disease），通过基因检测发现 1 人具有"MODY"突变，1 人具有"ABCCB"突变等；此外，还发现有 18 人患有高血压，2 人检查到癌前病变，6 人患有动脉斑块。显然，这不是一个事先设计好的、具有归一化标准的队列研究，而是典型的"N=1"的个体化真实世界研究，不过是把 109 个不同的"N=1"个体分别进行研究之后集合在一起进行总结。

3 告别统计学意义

临床试验与一般科学实验的一个重要区别在于，统计学贯穿于整个试验过程，从最初试验方案的设计到最后试验结果的分析。由此形成了一门专门的学科：临床试验统计学。自 20 世纪 80 年代起，西方各国陆续颁布了临床试验统计学规范或指导原则。1998 年人用药品技术要求国际协调理事会（International Council for Harmonization of Technical Requirements for Pharmaceuticals for Human Use，ICH）颁布了一个报告"ICH Harmonized Tripartite Guidelines：E9 Statistical Principles for Clinical Trials"（简称 ICH

E9），成为当今国际上广泛公认的临床试验统计学指导原则。

从这份被业内称为"ICH E9"报告的一些标题中，我们很容易看到统计学在临床试验中所起的作用："临床试验规范：联合指导"、"临床试验的总体考虑"和"临床试验中对照组的选择"。该报告明确指出："本指导旨在为申办者就所研究药物的整个临床试验中如何进行设计、实施、分析和评价提供指导"（高晨燕等，1999）。

为什么统计学在临床试验中特别重要，因为这类试验获得的结果是基于众多个体的试验数据的统计性分析，需要根据科学假设或终点事件等试验预定目标，在试验开始前按照特定的统计学方法来计算试验的样本量和对照类型等，其根本目的是要让试验结果能够进行统计学意义的判定，以此检验结果是否支持一项科学假设，或者判断一个新药是否有效。统计学中一般用统计显著性——P 值作为判断标准，$P \leqslant 0.05$ 或者 $P \leqslant 0.01$ 就有统计上的显著性差异，研究就有统计学意义。因此，随机对照试验等经典的临床试验就是一个"yes-or-no"的二分法世界，按照 P 值把试验结果分成"统计显著的"——Yes，"统计不显著的"——No。

如此重要的统计学意义最近受到了质疑，尤其是来自统计学家的质疑。美国统计协会曾于 2016 年在《美国统计学家》上发表声明，强调要避免对统计学意义和 P 值的误用（Amrhein et al.，2019）。2019 年 3 月，《美国统计学家》杂志以"21 世纪的统计推断：一个超越了 $P < 0.05$ 的世界"为主题发表了一个有 40 多篇相关论文的专刊[①]。该刊编辑在介绍这期专刊时谨慎地提示读者："不要说统计学意义重大"。与此同时，3 名科学家在英国 *Nature* 杂志上联名发表了题为"让统计学显著性退休"的公开信，号召研究者放弃追求"统计学意义"，并且停止用统计学中常见的 P 值作为终极判断标准（Amrhein et al.，2019）。这封公开信征求到了 50 多个国家超过 800 名研究者的签名。在他们看来，任何基于统计学意义的结论都是有偏见的。在信中他们提供了对 5 种学术

[①] https://doi.org/10.1080/00031305.2019.1583913

杂志的 791 篇论文的分析，发现有一半被判定为"没有统计学意义"的结论是错的。他们指出，这并非要禁止使用统计学意义，而是要"停止采用基于 P 值的传统二分法来决定一项结果是否定还是肯定的科学假设"。

Nature 杂志编辑部在发表这封公开信时专门发表了一个社论，特别指出："在统计学意义之外进行判断可能会让科学变得困难，但是，这也许能够帮助避免假阳性，避免过分夸大的断言，避免对试验效果的忽视"。笔者认为，美国 *Science* 杂志在 2019 年 6 月发表的一篇文章是对这句话一个很好的注释。当前的肿瘤基因组学有这样一个重要观点：促进肿瘤发生发展的"驱动突变"（driver mutation）出现的频率要远高于在肿瘤中没有作用的"过客突变"（passenger mutation）。因此，判别这两类突变的一个基本标准是统计学意义。该文章却指出，许多高频出现的肿瘤突变过去被认定为"驱动突变"，但它们实际上很可能是"过客突变"。该文作者发现，胞嘧啶核苷脱氨酶（APOBEC3A）可以专门结合到 DNA 复制过程中产生的 DNA 单链茎环（stem-loop）结构，进而产生大量的胞嘧啶突变，其突变概率可比非茎环结构的高 200 倍；但是，这类胞嘧啶突变与癌症发生并无关联，属于高频的"过客突变"（Buisson et al.，2019）。

对于精确医学而言，告别统计学意义的意义还不仅仅是放弃了简单的二分法标准，而是个体化研究的必然"归宿"。对于那些不设随机对照的临床研究，例如伞型试验和篮型试验，自然不能采用临床统计学规定的 P 值进行判断。而众多的真实世界研究很多时候也难以采用基于统计学意义的二分法来下结论，如上文所介绍的那项 109 个个体的前瞻性研究。显然，对于"N=1"的个体化研究，那就更是远离统计学意义。也许可以这样说，精确医学的"初心"就是要告别统计学意义这种判别标准。

本文原载于《科学》杂志 2019 年第 5 期，文字略有修改。

精确医学面临的伦理学挑战

  "精确医学"于 2015 年初被美国政府隆重推出,随即迅速演化为国际生物医学界的一个新潮流。这个新概念和相关的研究计划自提出到今天有了许多变化和发展,但所体现的三个重要特征始终没有消失。首先,注重从个体微观层次到宏观层次尽可能完整地获取数据,然后在这些不同种类数据整合的基础上开展个体化健康管理与干预。其次,建立数据密集型的研究新范式,通过生命组学大数据和其他相关的大数据的获取、分析和挖掘来实现精确医学。最重要的一点是,精确医学的重心并非停留在疾病的诊疗,而是关注个体从健康状态到疾病状态的全过程。

  传统的生物医学伦理是在临床研究和临床实践的基础之上逐渐发展起来的。显然,面对新兴的精确医学,人们需要建立起一个能够适应它的新型健康医学伦理体系。为此,笔者将针对精确医学的这三个主要特征带来的伦理学挑战进行介绍和讨论。

1 隐私保护与医学伦理的决策权

从传统意义来说,在医学研究中保护受试者的个人隐私是医学伦理的主要准则。在医学伦理的国际"基本法"——《赫尔辛基宣言》中明确规定:"必须采取所有预防措施保护研究对象的隐私,必须对他们的个人信息给予保密"。从这个规则中可以看到,保护个人隐私涉及"隐私"(privacy)和"信息"(information);二者紧密相关,但又有明显的区别。隐私一般是指不愿意与公众分享的、与他人无关的个人事项、个人信息和个人空间。个人信息则可以简单划分为与他人无关的和与他人有关的两个部分。

在保护个人健康隐私方面,最有代表性的是美国政府在 1996 年颁布的《健康保险携带和责任法案》(Health Insurance Portability and Accountability Act,HIPAA)。该法案规定了医院、保险公司和医学院等医疗服务机构在保护个人健康隐私方面的做法,例如,医生进入患者病房前要先敲门,而在进行身体检查时要关门;规定甚至详细到这个程度:为了避免他人的观看,医生与患者交流时需将电脑屏幕调整到适当的角度。

然而,进入 21 世纪的精确医学时代,保护个人信息面临新的挑战。美国研究者在最近发表的一篇综述文章中明确指出,HIPAA 法案目前最大的问题是,该法案涉及的健康数据来源和种类仅仅是当今这个巨大的健康数据生态系统(health data ecosystem)中的"冰山一角";这个巨大的健康数据生态系统不仅包括了 HIPAA 法案没有涉及的健康信息,而且包括了与健康相关的非健康类信息和使用者创造出来的健康信息(Price and Cohen,2019)。当前,数据产生方式和种类已经远远超出人们的想象,例如,2019年 11 月在上海举行的中国国际进口博览会上,日本松下电器公司介绍了他们的"智能马桶",人们如厕后通过马桶附属的尿检设备蘸取尿液,在 4~5 秒内就可快速完成尿常规检测,获取微量白蛋白和尿比重等 14 项个体的健康数据。

值得强调的一点是,不同的数据类型之间往往有着许多直接和间接的联系,通过数据之间的比对和整合等方法,能够挖掘出被隐藏很深的个人信息。目前已经有许多案例表明,传统的保护个人身份如删除姓名、地址和社会保险号等"匿名化"策略,在应用多个数据库的联合检索时失效,个人身份会被重新鉴定出来(Price and Cohen, 2019)。美国有过一个称为"金州杀手"的罪犯,警方30多年来一直没有查到。2018年初,警方通过将该罪犯留下的一段DNA序列与一个公开的基因组数据库GEDmatch里的DNA数据进行比对,发现了与罪犯有亲缘关系的人,最终顺藤摸瓜抓住了这个逃匿多年的"金州杀手"。

一些新的问题也正在出现。研究者提出了两类侵犯个人隐私的担忧,"结果论的担忧"(consequentialist concern)和"义务论的担忧"(deontological concern)。前者是指个人健康隐私的披露直接导致了对个人不利的结果,如增加健康保险费用或受到就业歧视。后者是指个人健康信息的披露并没有对本人带来直接的负面效应,比如说某个机构通过一个搜索数据库获取了你的个人健康数据去做数据挖掘;在这种数据失控的情况下,即使个人没有受到任何伤害,但是入侵私人数据就已经是违背伦理了(Price and Cohen, 2019)。2019年11月11日,美国《华尔街日报》报道了一个由谷歌公司与全美最大的医疗保健网络"阿森松"的合作项目;该项目使谷歌能够在数千万人不知情的情况下通过该网络数据库访问他们的医疗信息,包括姓名和其他可识别数据。目前这个项目引起了公众和政府部门的担忧。美国卫生与公众服务部表示,它正在调查"这一大量收集个人医疗记录行为对患者隐私的影响"。

患者的"知情权"是医学伦理的基本要求。然而,有些预想不到的医疗信息的披露有可能会导致个体产生极大的心理困扰。如果把医疗工作者的责任界定为必须把个体健康信息充分地告知患者,那么有可能会破坏患者本人的信息决定权。为了解决这个问题,人们提出了一个"拒知权"(right not to know),以保证人们有权拒绝那些不想知道的健康信息。换句话说,患者要想知道自身健康信息时有知情权，而不想知道时则有"拒知权"。2004年，德国联邦议会通过了一个法案——《遗传诊断法》（Genetic Diagnosis Act），将"拒知权"的内容正式写入该法案，即人们有权决定是否要知晓自己的个人信息（Flatau et al.，2018）。

一旦个人同时拥有"知情权"和"拒知权"，就意味着需要在应用这两种不同的权利时做出选择。显然，不同的个体可能会做出不同的选择。不久前，德国研究者针对个人遗传信息的"拒知权"对该国的 500 多名患者、医务工作者和其他人士进行了问卷调查。调查结果显示，一般来说，大多数人都想知道关于他们的遗传检测结果，但是，对披露检测结果的支持力度不仅取决于要披露的检测内容，例如，是抽象的还是具体的描述；而且取决于受检者的特征，例如，相比受教育程度低的人而言，受教育程度高的人更倾向于选择他们想要知道的信息种类（Flatau et al.，2018）。

"拒知权"触及了医学伦理的决策权问题：谁说了算？是提供健康服务的一方，还是接受健康服务的一方？《赫尔辛基宣言》第 9 条明确指出，"保护研究受试者的责任必须始终由医生或其他健康保健专业人员承担，而绝不是由研究受试者承担，即使他们给予了同意"。然而，现代医学伦理的发展趋势是，越来越重视患者本人在医疗决策中的权利。如今的医疗决策不再仅仅是医生职责，而更多地提倡由患者和医生共同决策的模式。可是，随着医学的进步和科学技术的发展，与健康相关的决策需要决策者具有更多的知识和更高的能力。例如，人们需要一种"健康数学能力"，包括分辨和理解数字的基本数学能力，能够进行简单算术运算的计算能力，依据数据进行推理分析的能力，以及生物统计学和分析技能的统计能力。研究人员发现，健康数学运算能力高的患者更偏向于主动决策的角色，这些患者在与医生的互动中表现积极；而健康数学运算能力低的患者则更偏爱被动的决策模式，他们自己通常不参与决策过程，主要是依赖于医生的决策（王婧和齐玲，2017）。

2 大数据与知情同意

　　精确医学诞生于大数据时代，大数据是精确医学之"魂"。首先，精确医学的"个体化"目标是建立在基因组学、蛋白质组学和代谢组学等多组学的基础之上，需要将个体从分子到表型的各种生理和病理数据完整地获取，并形成以"个体为中心"的生物学数据库，进而来构造个体的疾病知识网络①。其次，精确医学将日常医疗保健活动中产生的各种类型的数据都视为可用于药物研发和临床研究的"真实世界证据"——"它是指来自典型临床试验以外的其他类型的医疗保健信息，包括电子健康档案、医疗保险理赔与账单、药品与疾病的登记单，以及从个人医疗器械与保健活动中收集来的数据"。

　　就个体的基因组和蛋白质组等生物学大数据而言，人们必须通过计算机和算法才能够处理和分析。如果说过去的患者或受试者可以根据简单的个人医疗与健康信息来行使自己的知情同意权，而今天即使专业的医学研究者有时也难以处理生物学数据库中的海量数据和落实相应的知情同意事项。2018年6月，NIH发布了指导建设"生物医药数据科学生态系统"的《数据科学战略计划》（NIH Strategic Plan for Data Science），其中一个重要举措就是"实现在 NIH 数据资源和平台中数据的更广泛获取，以及患者知情同意政策的执行"。

　　在美国的"精确医学先导队列项目"中，明确提出要采用可穿戴设备来收集个体的健康信息。这种方法将使得个体"透明化"，人们的一举一动、一呼一吸都可以被记录下来，成为个体健康大数据的一部分。在美国Framingham 小镇进行的与心脏健康相关的流行病学研究到如今已经持续了70 多年，一直采用经典的流行病学调查方法；2015 年研究者则启动了一项名为"Health eHeart Study"的试验，主要是利用智能手机和可穿戴设备收

---

① 见第 8 页脚注①。

集心率、血压、体力活动和睡眠情况等相关数据——心率在不同时刻的频率，血压每天的波动，一天走了多少步，睡眠时间和质量等。但是，这些数据的意义并非显而易见，需要通过各种算法的分析，才有可能成为个体健康状态相关的信息。从某种程度上说，决定哪些类型的个人信息是属于涉及个人健康隐私的，既不是医生也不是患者，而是算法和掌握算法的人。

随着"5G"技术的实施，万物互联的"物联网"将成为现实，2020年互联设备的总数估计要超过200亿台。一旦医疗设备和可穿戴设备成为"物联网"的一部分，那么这些数据的流动和控制就变得相当复杂，至少被测量者的数据会传输回到各个设备供应商的数据库中。显然，在"物联网"中保护个人信息是一件相当困难的事情，知情同意也几乎难以落实。例如，上网搜索是当下人们最普通的一项日常活动，不久前谷歌的工程师开发了一个分析工具，可以根据每天汇总的谷歌搜索数据近乎实时地对流感疫情进行预测，其预报流感爆发的地域性和时效性比美国疾控中心还要好（Ginsberg et al.，2009）。

来自真实世界与健康医疗相关的大数据种类繁多。国际医学科学组织理事会（Council for International Organizations of Medical Sciences，CIOMS）在2016年发布的《涉及人的健康相关研究的国际伦理准则》（简称《CIOMS伦理准则》）中，明确提出两种类型的真实世界数据（real world data，RWD）：一类是指日常医疗保健活动产生的数据，如医院就诊或治疗的记录、医保信息、药店的药物销售信息等；另一类则是指政府有关部门强制性收集的人群数据，如国家疾控中心或民政部门的各种数据登记中心收集的数据。

对于第一类真实世界健康医疗大数据来说，个体的每一次日常医疗活动都要签署一次知情同意书显然没有什么必要，也难以操作。在《CIOMS伦理准则》中，专门为这类数据提出了一个伦理解决方案——知情的选择退出程序（informed opt-out procedure），并规定了使用这类数据开展研究时需要满足的四个条件和数据不适用研究的三种情况。其核心是在没有知情同意书的情况下可以利用该类数据，同时要尽可能避免损害患者的权益。

在利用这类大数据的研究中有这样一个典型案例：研究者通过分析瑞典国家患者登记信息库 52 年来收集的近 170 万名患者的医学档案，发现阑尾竟然是帕金森病的危险因素，早期切除阑尾的人明显降低了患帕金森病的风险；在这项工作中，研究者从该数据库中提取了每个患者的出生日期、性别、地理位置、手术的时间和过程等个人信息用于大数据分析（Killinger et al., 2018）。但是，笔者并没有看到该论文作者提及这项研究是否有过伦理审查及知情同意的情况。

经典医学研究伦理的主要任务是落实个人的知情同意，研究者和受试者通过知情同意书构成了一种个人之间的契约关系。因此，在以"个体"为基础的小数据时代，需要受试者的知情同意。《赫尔辛基宣言》在"知情同意"这一节讲得很清楚："针对使用可识别身份的人体材料或数据进行的医学研究，例如针对生物样本库或类似储存库中的材料或数据进行的研究，医生必须征得材料或数据采集、储存和/或再使用的知情同意。可能存在特殊情况使得获取这类研究同意不可能或不现实，在这种情形下，只有经过研究伦理委员会考量和批准后研究才可进行"。但是，从上述的案例可以看到，在大数据时代，受试者个人信息已经融入由群体信息构成的数据库中，个人知情同意的基础已不复存在。研究者的任务只是要确保受试者的个人标识在研究中不再出现，如将所有的受试者进行匿名化处理。也就是说，使用真实世界数据的研究者应该做的是，把能够确认受试者身份的个人隐私和个人信息彻底剥离，并给予消除，从而不再需要知情同意。

第二类真实世界数据通常具有公益性目标。数据采集一般是政府行为，有时甚至是强制性的，因此在数据采集过程中不要求伦理审查和知情同意。也许大家都注意到，现在各地的银行、旅店和机场等机构都已经广泛使用"刷脸"方法来核对个人身份。想一下国内有多少个数据库或终端设备已经存储了你的相貌信息和相关的个人信息。《CIOMS 伦理准则》也为利用这类数据开展研究提出了限制条件：①当公共卫生部门发起的研究包含可直接接触个人的新研究活动时，则不能免除知情同意；②当数据使用可能超出公共卫生范畴时，则须重新考虑是否满足免除知情同意的条件；③当研究使用来自多个数据登记中心时，则应提交伦理委员会进行审查。

还有一类真实世界数据需要考虑知情同意问题，即商业化的健康医疗大数据。就在医生和学者在文绉绉地探讨着如何保护个人隐私、如何改进伦理规范的同时，健康医学领域的数据资本主义正在全球迅猛地生长。23andMe 目前是美国最大的个人基因组信息分析公司，拥有 100 多万客户和他们的基因组信息。不久前，该公司将 3000 名帕金森病患者的全基因组信息以 6000 万美元的价格卖给了 Genentech 公司。尽管 23andMe 表明没有提供相应的个人姓名等信息，但是这笔个人信息交易在业界依然引起了争议。2018 年，国际制药巨头罗氏公司用 43 亿美元收购了两家医学大数据公司——Flatiron Health 公司和 Foundation Medicine 公司。前者的核心业务是收集癌症患者的临床信息，后者的核心业务是收集癌症患者的组织和血液样本，以及测序基因数据等。

上文提到了谷歌公司与"阿森松"公司联合研究数千万人医疗信息的合作项目。类似的情况还有很多，例如，谷歌公司下属的分公司 Verily 不久前宣布与美国的连锁药店巨头沃尔格林达成合作协议，计划采用数据驱动的 AI 方法和物联网设备等创新技术，解决患者用药依从性和糖尿病患者管理的问题。美国亚马逊公司凭借其强大的云网络服务能力，已经成为美国绝大多数医疗服务机构和医疗保险机构必不可少的数据库和云计算平台。2017 年亚马逊宣布与可穿戴设备的巨头——苹果公司结盟，要联合重构健康医疗大数据的"版图"。

商业化的健康医疗大数据涉及若干问题。首先，普通人所了解的个人隐私和个人信息相当有限，而公司将众多个体的数据汇集成为大数据时，其潜在的价值是巨大的，甚至是无限的。大数据含有的信息量是"不守恒"的，具有巨大的增值潜力。其次，普通人对保护隐私方法的认知通常是简单的有限的，而在众多相互关联的数据库和各种算法的挖掘下个人隐私实际上很难保护（也许区块链技术在隐私保护方面有点帮助）。最值得关注的是，《赫尔辛基宣言》要保护的两个目标——个人隐私和个人信息——在大数据时代已经被明显的割裂开来，个人通过签署知情同意书保护了传统的个人隐私，而机构和公司则拥有了个人信息并汇聚成高附加值的健康大数据/数据库。

3 健康医学的伦理治理与数据共享

当前对人类健康的主要威胁是肿瘤和糖尿病等慢性非传染性疾病。为了更好地抗击慢性病，不仅要继续研究疾病的诊断和治疗，而且要把重心转换到维护健康和预防疾病方面的研究。在这样一个以"健康"而非"疾病"为主题的"大健康时代"，不仅仅是医学工作者和研究人员，每一个普通人都是维护健康和抗击疾病的参与者。这也许就是 NIH 把"The precision medicine initiative cohort program"（"精确医学先导队列项目"）改名为"All of Us Research Program"（"全民健康研究项目"）的主要理由。

国际医学科学组织理事会作为生物医学伦理学领域的权威组织，早在1993 年就发布了《涉及人的生物医学研究的国际伦理准则》，并于 2002 年发布了新的修订版，其内容被世界各国广泛采用。为了适应"大健康时代"的需求，该组织在 2016 年发布新版本，主要是扩大了伦理准则的应用范围，不仅有经典的生物医学研究，还包括了观察性研究、生物样本库和流行病学研究等；被涉及的数据范围更广阔，包括了医疗数据和其他类型的健康相关数据；题目也相应地修改为《涉及人的健康相关研究的国际伦理准则》。

在这类健康医学的研究中，相关样本和数据的采集、分析与利用是其主要研究任务。例如"全民健康研究项目"的组织者就明确指出："本项目的目标是使研究结果向参与者开放；要发展新的方法来产生和存取数据，并将数据广泛地提供给得到授权的研究人员共享。"为此，该项目在近期主要做了这样几件事。首先，NIH 资助梅奥医学中心建设作为该项目"示范样板"的生物样本库；其次，NIH 资助范德堡大学医学中心、Broad 研究院和谷歌的分公司 Verily 牵头构建"数据研究与支持中心",用于收集、管理和利用该项目产生的健康医学大数据;最后,NIH 还资助国内多个社区建立各种协作联合体,通过宣传、交流等不同形式参与到该项目中来。

这类健康医学研究与传统的临床医学研究有一个重大的区别,前者通常属于不限于特定研究目的或者具体科学问题的数据密集型研究范式,其样本和数据可以用于不同的研究内容和研究目的;而后者则主要表现为由某个具体的科学假设或临床问题驱动的实验科学型研究范式。显然,这两类研究涉及的知情同意的内容是有区别的。在《CIOMS 伦理准则》中提出了两种知情同意,一种是传统的"具体知情同意"(specific informed consent),主要针对具有明确研究目的收集和存储样本与数据的研究项目;另一类则是针对没有特定研究目的收集和存储样本与数据的"广泛知情同意"(broad informed consent)。这种"广泛知情同意"目前已经被国内研究者建议作为生物样本库样本采集知情同意书的核心内容:"我同意所捐献样本和信息用于所有医学研究,为早日攻克疾病和病患医治做贡献。"

这种"广泛知情同意"从伦理学的角度来看,实现了将"个人私权"转变为"个人公权"。首先,个人通过这种类型的知情同意,将个人控制其样本和数据的权利委托给某个公共机构,认可该机构对样本和数据的管理和使用方式。《CIOMS 伦理准则》为此专门提出了一个"伦理治理"的概念,即机构必须建立一套管理和使用样本与数据的治理系统,以保护提供数据的个人隐私和权利不受损害,并确保在未来的研究过程中,数据的储存和使用与参与者所同意的情况相一致。例如,国内研究者建议的基于"广泛知情同意"的样本采集知情同意书示范样本中,就专门有一节"捐献者个人资料的保密范围和措施"详细说明了该样本库的"治理系统"的具体内容。

个人的"私权"转变为"公权"的第二层含义是,个人作为参与者通过捐赠自己的样本和数据为人类健康的福祉做贡献,真正达到"我为人人,人人为我"的境界。正如国内研究者建议的知情同意书示范样本所写:"研究结果若衍生任何专利权或商业利益时,所有权益将与您无关……您和其他捐献者的贡献将会推动医学技术进步，从而获得更有效的疾病诊断、治疗方法，这将惠及您以及相似疾病的其他患者，这是您和其他捐献者的共同利益"。美国 Framingham 小镇就是最好的范例，这项在小镇持续了 70 年的心脏健康研究到目前共发表论文 3698 篇，涉及了小镇三代人共 5209 个志愿者；Framingham 小镇的标牌是这样写的："一座改变美国人心脏的小镇""Framingham 心脏研究之家"。

这种权利的转变对精确医学尤为重要。精确医学充分肯定个体差异在疾病发生发展过程中起着重要的作用，并把实现个体化健康维护和疾病诊治作为其根本目标。由此可以看出，参与者不再是传统的随机对照试验中一个简单的统计样本，每个人都有其独特的价值；而个体数据收集的丰富程度则是精确医学成功的基础和保障。这种理念也体现在美国政府启动的"精确医学先导队列项目"（"全民健康研究项目"）：收集 100 万美国志愿者的样本和数据。这种理念同样从英国 *Nature* 杂志编辑部关于"英国生物银行"（UK Biobank）的社论标题上反映出来："群体筛查——精确医学取决于对大规模人群的研究"。

需要强调的是，这种权利的转变为健康医学数据的共享提供了最重要的支撑。很显然，与"广泛知情同意"相比，明确规定了特定研究目的和研究范围的"具体知情同意"不利于数据的开放与共享。尽管过去的伦理准则和相关法规也注意到个人健康数据的共享，如 HIPAA 法案在明确隐私保护规则的同时也提出了一些特定的可以共享数据的方式，但保护个人隐私与开放个人数据一直是医学研究领域难以解决的一对矛盾。

"广泛知情同意"为解决这个问题提供了独特的路径，即通过这种知情同意书把"个人私权"转变为"个人公权"，并将这种"个人公权"委托给某个公共机构代为管理，在此基础上允许不同的研究者利用其样本和数据进行各种与健康医学相关的研究工作，从而实现了开放和共享。UK Biobank 就是一个成功的例子。该库共收集了 50 万英国人的生物样本和健康医学数据；自 2012 年建成至今，已经支持过世界各国数万名研究人员的研究工作，仅 2018 年度利用该库开展研究的科学家就有 4000 多人,发表了近 300 篇研究论文。

数据的开放和共享既是大数据时代的基本要求,也是当前的发展趋势。《联合国教科文组织科学报告:面向 2030 年》明确指出:到 2030 年,科学不仅基于数据来开展研究,任何科学发现的基本产出也是数据。2019 年 11 月,国际科学理事会数据委员会(Committee on Data for Science and Technology,CODATA)在其官方网站正式发布了《科研数据北京宣言》,其核心原则之一就是有关数据的开放与共享,该宣言特别强调"不断发展的标准规范和伦理制度能够提升科研透明度进而有助于高水平的研究"。可以认为,作为建立在大数据基础之上的精确医学,通过改变传统的医学研究伦理准则,正在建立起既能满足基本的个人隐私保护又能适应个人数据开放和共享的新型健康医学研究模式。

4 结语

传统的生物医学伦理学体系建立在理想化的人人权利平等的"公平性原则"之上,除了儿童等不具备知情同意行为能力的个体,每个参与者/受试者都被视为具有同等能力去行使赋予其个人的伦理权利。精确医学面临的第一个重大挑战就是,人和人之间存在着明显的生理性和社会性个体差异,面对现实中复杂的精确医学需求,如何让他们能够正确行使个人伦理决策权?此外,精确医学通过生命组学和可穿戴智能设备等采集数据的技术,尤其是通过真实世界数据的广泛收集和利用方式,把个体融入到了当前这个万物互联的"物联网"世界,个人的信息乃至隐私或主动或被动地进入各种公共的、私人的数据库。在这种情况下如何保障个人的隐私和权利?更值得强调的是,现代生物医学产生于以分子生物学为主流学科的"小科学"时代,主要是"假设驱动"的研究模式,研究目的是解决药物的临床效果等明确的、具体的问题。针对这种研究模式，生物医学伦理学建立了以保护个人隐私为核心的、非常具体的知情同意规则。但是，作为数据密集型研究模式的精确医学，研究目的主要是去采集尽可能完整的个体信息和数据，获取的数据将被广泛用于各式各样的研究需求。显然，精确医学伦理体系需要解决个人隐私保护和数据开放共享之间的平衡问题。

本文原载于《医学与哲学》杂志 2020 年第 12 期，文字略有修改。

临床指南在精确医学时代面临的挑战

　　《希波克拉底誓言》被奉为医学界的"圣经"。为了保持这部誓言与时俱进，从 1948 年起，世界医学会每隔若干年就对它做一次修订，目前已做了八次修订（现名为《日内瓦宣言》）。在现代版的《希波克拉底誓言》中，特别强调了医学职业的规范性："我将用良知和尊严，按照良好的医疗规范来践行我的职业。"而当今的医学主流模式——"循证医学"正是这种重视医疗规范的体现。不同于依赖于个人经验的传统医学，循证医学主要依靠基于医学证据制定的"临床实践指南"（clinical practice guideline，以下简称"临床指南"）进行医疗实践活动。临床指南目前已经被广泛用于各种疾病的诊疗决策；美国的临床指南库——国家指南库（National Guideline Clearinghouse）当前收有近 3000 个临床指南，基本覆盖了临床的各种需求。同样，中国医学界也制定了大量的临床指南；截至 2016 年已发表的临床指南达到了 664 个（Chen et al.，2018）。然而，随着精确医学时代的到来，临床指南迎来了全新的、巨大的挑战。

1 临床证据：从减少试验偏倚到关注个体差异

临床指南的价值源自临床研究获得的试验证据。由于从不同类型的临床研究获得的证据水平或质量有所差别，因此国际医学界把临床证据分为了不同的等级。按照目前国际上广泛认可的 "GRADE"（grade of recommendations assessment，development and evaluation）分类标准，通过 "随机对照试验" 获得的证据被认为是高质量的，定为Ⅰ级。随机对照试验之所以成为循证医学的 "金标准"，主要有两个特点，首先是基于临床试验统计学规范或指导原则的试验设计，例如，参试者的数量通常要根据试验假设或临床终点来进行计算；其次是严格招募参试者并进行试验组和对照组的随机分配。换句话说，随机对照试验通过这种严格控制的试验条件和参试者的随机分组方式能够显著减少试验偏倚，尽可能地排除了个体差异对临床试验结果的影响，进而让试验结果能够进行合理的统计学检验和统计显著性评判。

由此可见，通过随机对照试验得到的临床指南证据的最主要优点是，建立了排除个体差异的规范性诊疗指导。但是，临床指南的统计性证据给出的诊治方案只是一种概率有效性，对于具体的个体而言，其疗效往往不够 "精确"！据 2015 年美国研究者发表的一个统计，"排在美国药物销售收入前十名的药物的有效率并不理想，其中有效率高的药物是 4 个服药人中 1 个有效，而差的药物则是 25 个服药人中 1 个有效"（Schork，2015）。为了应对随机对照试验的非个体化研究特征带来的精确性低的挑战，国际上兴起了重视个体化诊疗的 "精确医学"，并为此发展出了许多新型的临床研究模式。

不久前，美国食品药品监督管理局（FDA）提出了一种称为 "主方案" 的新型临床试验。这种 "主方案" 试验包括了三种研究类型：篮型试验——针对多种疾病或疾病亚型的患者，研究单一的治疗方案；伞型试验——针对同样的疾病但分子变化不同的患者，研究多种治疗方案；平台试验（platform trial）——在单一疾病背景下以连续和动态的方式研究多种治疗方案，关键是要通过评估来动态地调整这些药物何时进入或退出试验平台（Woodcock and LaVange，2017）。

药物的篮型试验和伞型试验目前已广泛开展并获得了一定的研究成果。例如，在一项针对 *TRK* 基因抑制剂 Larotrectinib 的篮型试验中，按照一个共同的靶标——*TRK* 基因融合突变，总共纳入了 13 种不同类型实体瘤的 55 名患者；发现在这些具有不同肿瘤类型的患者中仅有 5 人对该药没有很好的响应，表明该药适用于所有含 *TRK* 基因融合突变的肿瘤病人；美国 FDA 据此在 2018 年批准了 Larotrectinib 上市，成为首个通过篮型试验获批的创新药物。2020 年 7 月，在英国 *Nature* 杂志上发表了一项目前世界上最大规模的针对非小细胞肺癌的伞型试验——英国国家肺癌矩阵试验（National Lung Matrix Trial，NLMT）；在这项伞型试验中，入组了 302 个非小细胞肺癌患者，并根据 22 种基因变异的生物标记物把这些患者分为 19 个靶向治疗单臂试验组，每一组靶向治疗单臂针对特定基因突变型的患者。与随机对照试验相比，NLMT 提供一种更加灵活的方法，可以有效保证一旦新药和药物组合的效果有变化，患者就可以立即加入或轻易退出试验。正如作者在文章结束时所说"希望能够从 NLMT 获取的最新数据中学习到如何更有效地开展新一轮的精确医学研究（Middleton et al.，2020）。

这些新型临床试验的一个重要特征是，其试验结果通常是基于不同患者之间的治疗效果比较，而不依赖于传统临床试验的统计显著性进行评判。随机对照试验是一个简单的"yes-or-no"的二分法世界，按照统计学中的 P 值作为判断标准，把试验结果分成"统计显著的"（$P \leqslant 0.05$ 或者 $P \leqslant 0.01$）——Yes，"统计不显著的"——No。显然，对于基于随机对照试验统计显著性评判的 I 级临床证据而言，如何界定不依赖于统计显著性的新型临床试验之临床证据等级是一个需要解决的问题。*Nature* 杂志编辑部不久前针对这种不依赖于统计显著性的问题发表了一个社论，并特别强调："在统计学意义之外进行判断可能会让科学变得困难，但是，这也许能够帮助避免假阳性，避免过分夸大的断言，避免对试验效果的忽视。"

在传统的临床指南中，基于随机对照试验获得的临床证据消除了个体之间的差别,把复杂的临床问题简单化,形成了清晰明确的医疗行为指导规范或临床路径。但是,精确医学面对种类繁多的个体化临床研究信息,在个体的临床实践中经常面临着超适应证或超说明书处方用药的情况,需要建立应对复杂多变的个体化临床证据的新策略。在 2020 年末国家卫生健康委员会发布的《抗肿瘤药物临床应用管理办法(试行)》中,我们可以看到在这个方向上的尝试措施。例如,第二十四条规定,"特殊情况下抗肿瘤药物使用采纳的循证医学证据,依次是其他国家或地区药品说明书中已注明的用法,国际权威学协会或组织发布的诊疗规范、临床诊疗指南,国家级学协会发布的诊疗规范、临床诊疗指南和临床路径等"。虽然在这个条文中没有明确什么是"特殊情况",但显然已经为医生给出了更为宽泛的"裁量权",以便其寻找支持超指南治疗方式的临床证据。

2 临床指征:从对症下药到看人施治

临床指征通常是指符合某种药物或手术治疗的适应证。临床指南的基本任务就是,针对各种临床指征确定与其相应的治疗方式。具体来说,医生在患者病理诊断的基础上首先要判断其临床指征,然后再根据临床指南选择或制定相应的操作或治疗方式。当然,很多临床指南也包括了如何进行诊断的内容,即临床指征的获取也往往是临床指南制定者需要考虑的内容。简而言之,循证医学的主要目的就是要依据临床指南进行规范的"对症下药"。

过去临床指征的主要依据来自临床组织/细胞或病理诊断结果,而今天用于精确医学的临床指征则主要依赖于基因检测等各种分子诊断。2017 年 5 月,美国 FDA 批准了美国默沙东公司的抗肿瘤药物"派姆单抗"(Pembrolizumab;一种 PD-1 抗体)用于新的肿瘤适应证;可以使用该药的依据是两个基因组水平的"生物标志物"——高度微卫星不稳定性(microsatellite instability-high,MSI-H)或错配修复缺陷(mismatch repair deficient, dMMR），而不用考虑肿瘤的类型。也就是说，只要患者的肿瘤上携带这两个分子标志物中的一个，不论罹患的是哪一种实体瘤，都可以采用该药进行治疗。这是美国 FDA 历史上第一次批准的以分子标志物作为肿瘤治疗药物的临床指征。就在同一年，美国 FDA 还首次批准了美国一家生物公司肿瘤基因检测盒上市，该试剂盒通过测定 324 个特定的肿瘤相关基因，能精准地早期确诊肺癌、乳腺癌、直肠癌和卵巢癌等四种恶性肿瘤。基因检测目前已成为肿瘤靶向治疗的标准操作。例如，《抗肿瘤药物临床应用管理办法（试行）》的第二十三条规定："国家卫生健康委发布的诊疗规范、临床诊疗指南、临床路径或药品说明书规定需进行基因靶点检测的靶向药物，使用前需经靶点基因检测，确认患者适用后方可开具。"

对分子层面的生物标志物的重视使得精确医学高度关注个体的健康需求而偏离了传统意义上的诊治疾病。最具象征性的一个例子是 2013 年美国影星朱莉（Jolie）的乳腺切除手术：她通过基因测序得知其 *BRCA1* 和 *BRCA2* 两个抑癌基因有突变，患上乳腺癌的概率超过 80%，同时她还有乳腺癌的家族史，所以她在没有任何乳腺癌手术指征的情况下就做了手术。2015 年朱莉因为担心罹患卵巢癌，又在没有任何手术指征的情况下将卵巢和输卵管进行了预防性切除。

以上这些情况表明，在精确医学的实践过程中，个体的生物学特征和临床诊断结果不是简单的一一对应关系，此外，个体的生物标志物指导治疗的重要性往往要超过传统的临床指征。因此，精确医学把发现个体的生物标志物作为确定临床指征的主要目标。例如，2014 年启动的欧盟"创新药物先导项目 2"（Innovative Medicines Initiative 2，IMI2）就明确提出，实行 IMI2 精确医学目标的任务就是要发现并确证可用于临床研究的生物标志物。2018 年美国 FDA 推出一个伴随诊断分类标签指南的征求意见稿，主要针对个体化抗癌药物伴随诊断的分类标签，即在特定情况下，如果试验证据足以证明某一伴随诊断的生物标记物产品适用于一类治疗药物，则该诊断产品的预期用途或适应证将涵盖这些药物，而不是单个药物。

由于人体的生理或病理活动涉及众多基因、蛋白质和代谢小分子之间的复杂相互作用，同时还受到在细胞、组织和器官等不同层次的多种因素的影响，因此个体之间以及个体内部的细胞之间通常具有高度的异质性，进而使得生物标志物要成为个体临床指征并非易事。例如，针对血液里"循环肿瘤DNA"（circulating tumor DNA，ctDNA）的检测技术目前在临床上已得到广泛的应用，但是该技术的临床有效性并没有得到很好的研究。2018 年发表的一项研究指出，目前发表的上千篇 ctDNA 临床检测的论文都是通过比较肿瘤组织和血浆中致病突变的一致性而得出结论，但实际上有很多生物学因素会影响到这种一致性。此外，虽然 ctDNA 检测到的阳性结果可以用于指导临床治疗，但阴性检测结果的患者仍然需要做常规的临床肿瘤组织诊断才能下结论（Merker et al.，2018）。

精确医学的理想目标是开展单个人的临床研究，即所谓的"N-of-1"临床研究，如有研究者就设想对单个患者进行药物研究，其中一种是试验用药，另一种则是对照药物；给药顺序可以在每次重复过程中进行随机的变换。为了更好地通过"N-of-1"的研究方式来指导个体用药，研究人员发展了许多新型的实验技术，例如，把患者肿瘤组织细胞种植到免疫缺陷小鼠形成"人源肿瘤异种移植"（patient-derived tumor xenograft，PDX）模型，或者把患者肿瘤组织细胞在体外培养形成三维的"肿瘤类器官"（tumor organoid），然后利用 PDX 模型或者类器官进行各种药物敏感性试验，寻找能够抑制患者肿瘤的药物。这类临床研究往往能够获得超适应证的用药指征。例如，笔者与合作者系统地分析了146例中国结直肠癌患者的480个临床组织样本的基因组和蛋白质组，通过大数据整合分析和 PDX 药敏试验，发现患者即使没有靶向药物相应的基因突变，我们的分析方法和数据也能够指导其靶向用药（Li et al.，2020）。

目前，要想把个体化研究得到的超适应证指征用于指导其具体的临床实践，面临着技术层面和法规层面的挑战。在欧洲，医生虽然在某些情况下可以超越"上市授权"规定的处方药使用范围进行超说明书处方用药，但仍然面临着法律风险和职业风险。关于如何管理超说明书处方用药的法规和制度目前各个国家还处在探索阶段。2020 年末，国家卫健委发布了《医疗卫生机构开展研究者发起的临床研究管理办法（征求意见稿）》，在第三条中明确指出："机构开展临床研究是为了探索医学科学规律、积累医学知识，不得以临床研究为名开展超范围的临床诊疗或群体性疾病预防控制活动。"显然，如何建立能够规范化指导个体化临床治疗的精确医学临床指征是未来亟待解决的问题。

3 临床风险：从规范化管控到多主体分担

医生在做治疗决策时通常都要考虑到治疗结果的不确定性，在制定用药方案或者手术方案时需要向患者解释清楚不良反应等各种临床风险。循证医学注重临床指南的一个主要目的就是，要合规地进行治疗决策的制定，通过循证医学证据和指南制定者的共识来规范化管控临床风险。也就是说，临床指南的一个重要功能是用来承担潜在的临床风险，一旦治疗决策付诸临床实践之后，只要医生的治疗决策过程和内容符合相应的临床指南，治疗结果的好与坏都是医者和患者必须接受的。这一点在当前中国这种医患关系下特别重要。中国医学界有一段时间曾经是举证倒置——出了事先问医生有没有责任，这种规定只能让医生通过临床指南来"保护"自己。2021 年初，武汉有一个眼科手术的医患纠纷成了网络的热点，因为涉及的患者是一位公众比较熟悉的医生。该患者指责医院的诊治不够规范，而实施手术的医院则在回应声明中表示：该患者有手术适应证，其术前检查、手术和术后复查等各环节均符合医疗规范。

随着精确医学的兴起，生物标志物已经成了确定个体临床指征的主要依据。因此，用于发现生物标志物的技术和产品，尤其是用于体外诊断的仪器、试剂或系统等"体外诊断产品"（*in vitro* diagnostic product，IVD）就成了当前一个重要的诊断手段。随着 IVD 的发展，专职 IVD 的检测机构和临床实验室等就成了患者和医生以外的第三方。国家明确规定，这类机构必须具有国家审核认证的临床检验资质。由于个体的异质性和疾病的复杂性，第三方在检测患者样本以及解读相应的检测数据方面往往扮演了关键的角色。由此引申出了一个重要的问题：第三方在决定个体精准治疗方案中的权重以及潜在的临床风险中的责任如何界定？

为了控制 IVD 的临床风险，国际上为其设立了专门的法规监管体系。中国医疗管理部门对于 IVD 的监管较国外更为严格；在 2007 年国家药监局颁布的《体外诊断试剂注册管理办法（试行）》中，体外诊断试剂根据产品风险程度分为三类，其中对第三类产品如基因检测和药物靶点检测所使用的试剂和仪器的监管最为严格。获得医疗监管部门批准的 IVD 称为"有证产品"，属于可以用于临床检验的合规产品。例如，国家药监局自 2018 年 8 月开始，陆续批准了 4 款 IVD 产品——基于高通量测序技术的国产肿瘤多基因检测试剂盒。然而，临床检验的"有证产品"开发是一项耗时耗力的工作，远不能满足精确医学所面临的各式各样个体化临床检验需求。针对这个问题，国家医疗管理部门曾在 2016 年 3 月发布了一个关于临床检验项目管理的通知，提出："对于未列入《医疗机构临床检验项目目录（2013 年版）》，但临床意义明确、特异性和敏感性较好、价格效益合理的临床检验项目，应当及时论证，满足临床需求。"医疗界普遍认为，这是在为临床检测机构自身开展"无证产品"检测工作——临床实验室自建项目（laboratory developed test，LDT）打开绿灯。不过，由于国家医疗管理部门目前在 LDT 的管理方面还没有更为详尽具体的操作细则，因此 LDT 的应用还不是很普遍。这些对 IVD 和 LDT 的监管工作表明，医疗管理部门在精确医学中也扮演着一个重要的角色。

在传统的临床指南中，疾病是主要的关注对象，如何诊治疾病则是中心任务，而患者通常是处于一个次要和被动的位置。随着精确医学对个体的重视，国际上已经开始提出要让患者参与临床指南的制定。正如唐金陵教授等人在一篇文章中所说，"让患者参与具有极大的挑战性。但如果我们牢记产生、搜集、综述、评估医学证据和制定临床指南的初心是为了患者，那么听取患者的意见就是十分必要的"。在 2020 年中国老年学与老年医学学会颁布的《膝骨关节炎运动治疗临床实践指南》中，制定者已经邀请患者参与。也就是说，患者在精确医学时代也成了制定临床指南的一个重要参与者。

患者还有一种特殊的参与治疗决策的方式，即患者在一定条件下具有选择使用尚未获批的临床试验药物或疗法的权利。2017 年 12 月，国家食品药品监督管理总局颁布了《拓展性同情使用临床试验用药物管理办法（征求意见稿）》，简称"同情用药法"；在 2019 年颁布的《中华人民共和国药品管理法》（修订版）中，第二十三条明确规定："对正在开展临床试验的用于治疗严重危及生命且尚无有效治疗手段的疾病的药物，经医学观察可能获益，并且符合伦理原则的，经审查、知情同意后可以在开展临床试验的机构内用于其他病情相同的患者。"2018 年，美国国会也通过了类似于中国"同情用药法"的一部法案——《尝试权法案》（Right to Try Act），允许那些用尽各种现有疗法但都未见效的晚期病患尝试未经 FDA 批准的试验性疗法。

2016 年发生的"魏则西事件"也许能够很好地体现精确医学时代个体化临床治疗的风险特点。大学生魏则西体检时发现罹患"滑膜肉瘤"晚期，据其自述，此病当时除了最新研发和正在做临床试验的技术，没有有效的治疗手段。该患者通过网络平台搜索，找到北京一家三甲医院，用一种仍处于临床试验阶段的细胞免疫疗法进行治疗，但不幸的是，这种治疗没有取得预期的效果。该患者在去世前把其求医经历发在网上，引发了全社会广泛的关注，并导致了一系列后果——提供医疗信息的网络平台被批评和整改，负责治疗该患者的医院被停诊，医疗监管部门也受到批评，并为此紧急叫停了全国各个医院正在开展的所有类型的细胞免疫疗法。这正是一个多主体承担个体化治疗风险的典型案例。而上文介绍的对 IVD、LDT 的监管，以及"同情用药法"等，可以说就是有关各方对精确医学的个体化临床风险管控的尝试。

4 结语

循证医学是"看病"，精确医学是"看人"。循证医学通过临床指南构造了一个规范化的疾病诊治框架，医者在框架内确定患者的临床指征并依据指南开展相应的临床实践。临床指南不仅保证了合规的医疗诊治活动，而且提供了临床风险的规范化管控。但是，精确医学针对的是个体多样化健康需求，而目前这种"封闭式"临床指南往往难以满足。未来的一个重要任务就是，找到规范化诊治框架和个体化临床实践之间的平衡点，进而构建一个符合精确医学的"开放式"医疗诊治模式。

本文原载于《医学与哲学》杂志 2021 年第 3 期，文字略有修改。

精确医学诞生 5 年来的回顾与思考

2015 年 1 月，美国前总统奥巴马宣布启动一个以个体化健康研究为特色的"精确医学"（precision medicine）计划。该计划随即在世界范围内得到广泛的关注，并逐渐发展成为当今国际生物医学领域的一个主要潮流。在精确医学诞生 5 年多来的发展历程中，新兴的精确医学不断地推动和实践着现代医学史上最重要的变革，形成了远不同于传统临床医学的研究模式和医疗实践路径。显然，回顾和分析这 5 年来精确医学所走过的路，将有助于我们更深入地认识医学史上的这个重大变革，进而更好地把握住维护人类健康的未来走向。

1 战略目标：重构生物医学研究和临床实践的新体系

早在 2011 年，美国科学院就提出了一份实施精确医学的战略研究报告：《迈向精确医学——构建生物医学研究的知识网络和新的疾病分类法》[①]。

① 见第 8 页脚注①

该报告的制定者认为，这种"精确医学"的战略目标不是为了解决某个疾病问题或发展某种技术，而是要构建全新的生物医学研究模式和临床实践体系，"不仅能将目前生物医学研究的能力提高到一个崭新的水平，而且在未来相当长的时间里，将给临床医学水平带来难以估量的改进"。这种变革目标甚至"溢出"了医疗卫生领域："本委员会提出的这些观点和建议其含义已经远远超出了疾病分类科学的范畴，对几乎所有从事生物医学研究和医疗卫生的企业及其利益相关者都有着极大的影响。"我们可以看到，随后的精确医学主要是围绕着以下三个方面进行医学研究和临床实践体系的重大变革。

1.1 制定疾病分类新标准

疾病分类标准是医学领域最重要的基石，目前世界各国采用的主要是由世界卫生组织（WHO）编制的《国际疾病分类》（International Classification of Diseases，简称 ICD）。该标准已经有 100 多年的历史，并仍在不停地修订完善中。WHO 于 2018 年 6 月发布了《国际疾病分类》第 11 版（ICD-11），同年 12 月国家卫生健康委员会发布《关于印发国际疾病分类第十一次修订本（ICD-11）中文版的通知》，明确要求"自 2019 年 3 月 1 日起，各级各类医疗机构应当全面使用 ICD-11 中文版进行疾病分类和编码"。尽管 ICD 是国际通用的权威标准，但是，撰写《迈向精确医学》报告的作者认为，该分类标准依然没有充分利用当前的生命科学知识，"今天的分类系统主要是基于可以检测的'体征和症状'，如乳房肿块或高血糖；以及对组织或细胞的描述；通常不能明确导致疾病的分子通路或给出治疗的靶标"。因此，《迈向精确医学》的战略目标就是要制定不同于 ICD 的新标准，即"一个基于分子生物学的人类疾病分类新标准"；从这个意义上说，"本报告建议的疾病知识网络和分类新标准带来的主要收益，就被称之为'精确医学'"①。

---

① 见第 8 页脚注①

在制定疾病分类新标准方面，基于分子层面的信息进行肿瘤分子分型（molecular classification）是最有代表性的。NIH 在 2006 年牵头启动了国际癌症基因组项目"癌症基因组图谱"（TCGA），涉及 11 000 名患者的 33 种不同类型肿瘤样本的基因组测序和其他种类生物分子数据的采集与分析。研究者利用生物信息学方法，将这些肿瘤样本的基因组、转录组和蛋白质组等多种组学数据进行整合后发现，基于病理性状和解剖位置等传统分类方法划分的 33 种肿瘤类型形成了 28 种整合分子群（Integrated Clusters，iClusters）（Hoadley et al.，2018）。这种分子分型方法不仅重新界定了肿瘤的类型，而且能够有助于揭示不同肿瘤类型在分子层面的共同特征。

研究者在肿瘤分子分型的基础上提出了一个新的肿瘤类型——"泛癌"（PanCancer），指的是把组织学或者解剖学相近的肿瘤类型集合在一起，在分子层面进行研究，从而找出这些肿瘤中表现出来的分子共性。例如，"泛肾癌"（pan-kidney cancer）或者"泛鳞癌"（pan-squamous cancer）。为此，在 TCGA 计划中专门衍生出一个"泛癌图谱计划"（PanCancer Atlas project）。这种"PanCancer"研究甚至可以把不同组织/解剖的肿瘤类型视为一个整体，例如，研究者利用 TCGA 计划获得的 RNA 测序数据，对 33 种肿瘤类型共 9000 个样本的"增强子表达"（Enhancer expression）情况进行了"PanCancer"分析，发现在这些肿瘤样本中存在这样一个共性："基因组整体水平的增强子活性与非整倍体（aneuploidy）正相关，而与基因突变的程度则没有相关性"（Chen et al.，2018）。不久前，荷兰研究者比较了 20 多种类型实体瘤的 2520 对转移性和非转移性肿瘤样本的全基因组序列，虽然在不同类型转移性肿瘤中的"全基因组倍增"（whole genome duplication，WGD）程度不一样，但从"泛转移癌"的角度来看则都要比各种非转移性癌高很多，其 WGD 平均值达到了 55.9%，表明 WGD 是各种实体转移癌的共同分子特征（Priestley et al.，2019）。

研究者认为，"泛癌图谱计划获得的结果将为下一阶段的工作打下坚实的基础，而后续这类更深入、更广泛和更复杂的工作将有助于实现个体化肿瘤治疗"。显然，"PanCancer" 概念的形成提示我们，精确医学不仅仅关注个体间的差异性，同时还关注个体间的同一性，这种分子层面的共性超越了基于以组织器官边界划定的分类标准。换句话说，基于生物分子信息的精确医学倡导的是分子层面上个性与共性的高度统一。

1.2 发展临床研究新模式

基于科学研究开展医学实践是现代医学的主要标志，而"随机对照试验"（RCT）就是最重要的研究模式。RCT 建立在严格设计的试验方案之上，其关键是要将受试者进行试验组和对照组的随机分配，从而在统计分析时消除个体差异对试验结果可能导致的统计偏倚。RCT 已经成为创新药物研发的主要工具，并被视为循证医学的"金标准"。可以说，RCT 的设计就是要让个体在试验中成为无差别的 "质点"；但这个特点对关注个体差异的精确医学而言则显然是一个缺点。此外，RCT 在设计试验方案和招募受试者时基本上是依据个体的宏观表型和临床特征，不能满足以分子分型为基础的精确医学临床研究的需求。也就是说，需要打造一个适用于个体化研究和基于分子层面信息开展临床实践之框架。

在精确医学兴起的过程中，临床研究新模式的建立是一个重要特征。早在 2015 年，研究者就已经系统地讨论了精确医学相关的各种临床研究模式，并介绍了基于分子生物标志物和分子分型基础的伞型试验和篮型试验。前者是一种类似于中国传统医学所说的"同病异治"模式，即针对单一疾病采用多种药物治疗并评估其效果，例如，对某个类型的肿瘤，选择具有不同分子标志物（如不同的基因突变）的患者，然后系统地对不同的治疗药物进行比较，如英国最大的一个"肺癌伞型试验"——国家肺癌矩阵试验，涉及具有 22 个分子标记物的 19 种非小细胞肺癌患者队列和 8 种治疗药物（Middleton et al.，2020）。后者则是中医所说的"异病同治"模式，即采用单一的分子标志物把不同类型的疾病集在一起，用来比较某一种治疗方法或者药物的效果，例如在 2017 年美国临床肿瘤学会年会上，公布了关于原肌球蛋白受体激酶（tropomyosin receptor kinase，TRK）的抑制剂 Larotrectinib 的篮型试验——该试验以 *TRK* 基因融合突变作为分子标志物（同时也是分子靶标），共纳入 13 种不同种类实体瘤的 55 名患者，然后用 Larotrectinib 对这些参试的患者进行治疗，在这些患者中仅有 5 人对该药没有很好的响应，表明该药可适用于所有含 *TRK* 基因融合突变的肿瘤患者。这个 TRK 抑制剂很快就在 2018 年被 FDA 批准，成为首个依据篮型试验结果获批的创新药物。

FDA 进一步提出了一种更为完整的新型临床试验模式，称为"主方案"；这种主方案不仅包括了伞型试验和篮型试验，而且还有一种"平台试验"，即在同一个研究平台上平行开展在多个不同分子标志物指导下的单臂药物试验，以便通过连续和动态的方式评估和确定这些药物何时进入或退出试验平台（Woodcock and LaVange，2017）。NCI 正在开展的"基于分子分析的治疗选择试验"（molecular analysis for therapy choice trial，MATCH）可能是当前规模最大的一项"主方案"；该方案从 6000 名肿瘤患者中选出了 1000 名分别进入到 30 项治疗单臂试验中；参与这些试验的患者涉及几乎所有肿瘤类型（Dickson et al.，2020）。

为了进一步促进精确医学的研究，不久前美国研究者在"主方案"基础上又发展出了一种新的临床研究模式——"主观察试验"（master observational trial，MOT），其特点是将"主方案"的研究与日常临床诊断和治疗的真实世界数据紧密整合起来。"MOT 将提供这样一种临床研究途径，能够迅速地推进分子医学，能够解答传统临床研究通常难以回答的问题，能够无缝地整合临床诊断试验与临床治疗试验。最终打造一个在精确医学领域更为广泛的数据收集生态系统"（Dickson et al.，2020）。

还有一种更能体现精确医学主旨的临床研究模式——"N=1"临床研究模式，即整个临床试验中只有一个研究对象。例如，研究者对单一患者进行不同的干预，如重复地给予两种不同的药物，其中一种是试验用药，另一种则是对照药物。随着生物学研究技术的迅速发展，研究者可以将某位患者的肿瘤样本拿到实验室迅速地进行各种生物学分析，寻找能够抑制患者肿瘤的药物，如把肿瘤组织细胞种植到免疫缺陷小鼠形成"人源肿瘤异种移植"（patient-derived tumor xenograft，PDX）模型，或者把肿瘤组织细胞在体外培养成"肿瘤类器官"，然后利用这些 PDX 模型或者类器官进行特定个体的各种药物敏感性试验。

可以看到，伞型试验和篮型试验以及其他类型的临床研究新模式，都是建立在疾病分子分型的基础上，都需要采用分子生物标志物对试验设计、参试者招募以及试验进程和结果评估进行指导。显然，这些临床研究新模式的提出离不开精确医学建立的疾病分类新标准。换句话说，基于生物分子信息的疾病分类新标准是临床研究新模式的理论基础，而临床研究新模式则是疾病分类新标准的推广应用。

1.3 提出临床证据新类型

不同于依靠"经验"的传统医学，作为现代医学主流的循证医学将临床诊治活动建立在更为科学的"证据"之上。换句话说，获取用于指导临床实践的"证据"是现代医学研究的主要目标。获取临床证据的研究主要有两大类，一类是干预性研究，以 RCT 为代表；另一类则是观察性研究，如队列研究和病例对照研究。不同类型的临床研究获得的证据之质量是不一样的，通常认为基于 RCT 获得的是高质量证据，而观察性研究获得的是低质量证据。目前国际医学界广泛采用 GRADE 系统将研究证据分为四个等级，并根据研究的特征，对其证据等级进行调整。例如，基于 RCT 的证据默认为 I 级，但如果具体的 RCT 中存在会导致证据质量降低的因素，则降为中等质量证据；反之，如果观察性研究中存在增加证据质量的因素，则可升为高质量证据。

为什么人们认为从 RCT 中获取的"证据"是高质量的？这不仅因为

RCT 有严格的试验条件控制，而且在于这类研究具有严格的统计学要求。从最初试验方案的设计到最后试验结果的分析，统计学贯穿于整个试验过程。可以说，RCT 的根本目的是要让其试验结果能够进行明确的统计学意义判定，其基本判断标准是统计学 P 值，$P \leq 0.05$ 或者 $P \leq 0.01$ 表示结果有统计显著性差异。因此，RCT 等经典临床试验基本上是一个"yes-or-no"的二分法世界，按照 P 值把试验结果分成"统计显著的"——Yes，"统计不显著的"——No。

这种以统计学 P 值作为判断标准的观点近年来受到了质疑。美国统计协会曾于 2019 年 3 月在《美国统计学家》杂志发表了主题为"21 世纪的统计推断：一个超越了 $P < 0.05$ 的世界"的专刊。与此同时，一封由 50 多个国家 800 多名研究者签名的公开信也明确建议停止用统计学 P 值作为终极判断标准。这封公开信指出，这并非要禁止使用统计学意义，而是要"停止采用基于 P 值的传统二分法来决定一项结果是否定还是肯定科学假设"（Amrhein et al., 2019）。*Nature* 杂志编辑部在发表这封公开信时专门写了一个社论，特别强调："在统计学意义之外进行判断可能会让科学变得困难，但是，这也许能够帮助避免假阳性，避免过分夸大的断言，避免对试验效果的忽视。"

最近在美国药物研究领域发生的一个事件可以说是对这种新观点的有力支持。2021 年 6 月 7 日，FDA 正式批准了一款由百健（Biogen）公司开发的治疗阿尔茨海默病（Alzheimer's disease，AD）的抗体药物 aducanumab。FDA 因批准此药而受到了该领域专家的强烈批评，参与评审此药的 FDA 专家咨询委员会的成员也相继辞职。哈佛大学凯斯勒海姆（Kesselheim）教授在辞职信中说："这可能是美国历史上最糟糕的药物批准决定。"专家抗议的主要理由是，该新药在Ⅲ期临床试验中疗效不显著；组成 FDA 专家委员会的 11 位成员在 2020 年 11 月开会讨论了该新药的临床试验结果，认为支持该药有效的证据不充分，全体投票不同意批准该药。但是，在 FDA 工作的定量药理学专家王亚宁则对这个批准决定给予了充分的肯定："FDA 没有选择是个人都可以选择的轻松决策，让企业再做一个大型的Ⅲ期临床试验，而是对已有数据抽丝剥茧，以最严谨的方法全方位分析，突破传统的只看统计 P 值的固有思维……这个经典案例对定量药理学在新药研发和审评中的作用将产生深远的影响。"[1]

告别统计学显著性不仅是对临床研究证据简单二分法判断标准的修正措施，而且是为精确医学倡导个体化研究提供重要的理论"武器"。对于精确医学提出的那些临床研究新模式，例如，伞型试验和篮型试验，既没有像 RCT 那样的随机对照组，也难于用统计 P 值去判断试验成果的有效性。而对于"N=1"的临床研究模式，那就更不可能用统计显著性去进行评价。显然，RCT 等经典临床研究秉承了还原论思维，尽可能把每个研究参与者"还原"为消除了个体差异的"质点"，进而利用统计学显著性分析去获取特定的试验证据。从这个意义上说，基于 RCT 证据的循证医学是看"病"而不是看"人"，即患者仅仅是一个"病例"，而不是一个"患者"。反之，精确医学从临床研究到临床实践，始终把人作为首要目标。正如 2021 年 7 月中国药监局药品审评中心在《以临床价值为导向的抗肿瘤药物临床研发指导原则（征求意见稿）》中提出的研发理念：以临床价值为导向，以患者为核心。人与人之间的个体差异不再是被刻意消除的"噪声"，而是必须找出来指导精确医学的"证据"。

在精确医学的推进过程中，最重要的一个新生事物是"真实世界证据"（RWE）的提出。美国国会在 2016 年 12 月通过的《21 世纪治疗法案》中明确提出 RWE："从 RCT 以外的其他来源获取的关于用药方式、药物潜在获益或者安全性方面的数据"，并要求 FDA 在其基本法规《联邦食品、药品和化妆品法案》的第 5 章中增加一条利用 RWE 的修正条款，以加快药品和医疗器械的审批。FDA 随后陆续颁布了《真实世界证据计划框架》和《使用真实世界证据以支持医疗器械监管决策》等多部法规。中国近年来也逐渐重视

---

[1] https://mp.weixin.qq.com/s/YAuxzXRQ7gsaZbI8dsi51w

RWE，国家药监局于 2020 年 1 月发布《真实世界证据支持药物研发与审评的指导原则（试行）》办法；其下属的药品审评中心也在 2021 年 4 月发布了《用于产生真实世界证据的真实世界数据指导原则（试行）》。

　　RWE 最主要的特点是，它源自日常真实环境下产生的真实数据，如患者电子病历或医保支付数据等，从而保证了收集到的证据能够反映出日常医疗实践场景的真实情况。正如 FDA 官员所说："在这种情况下，真实世界证据将成为加快利用那些用来确认药效和价值的数据的关键因子；因为这类药品要在药效还存在很大不确定性的情况下获得必要的批准"。基于这样的认识，FDA 在《真实世界证据计划框架》中提出了一种整合了传统临床试验和 RWE 的研究模式——单臂临床试验，即只建立一个试验组，不设立对照组，而以匹配的 RWE 作为合成对照臂（synthetic control arm）。这种单臂临床试验现在已经用于新药临床试验，并有多个基于该种试验的新药获得了 FDA 的批准，如 2017 年批准的治疗婴儿型神经元蜡样脂褐质沉积症的新药——"Brineura"，就是来自采用 RWE 作为"历史对照"的单臂临床试验。2020 年 7 月，FDA 基于 RWE 合成对照臂的 Ⅱ 期试验结果首次批准了一种治疗癌症的二线药物——CD19 靶向单克隆抗体（Monjuvi）与来那度胺联合治疗复发或难治性弥漫性大 B 细胞淋巴瘤。此外，RWE 也能单独用于药物临床研究，如 FDA 在 2019 年基于对肿瘤数据库和保险数据库等多种真实世界数据分析得到的 RWE，批准了 CDK4/6 抑制剂 Ibrance 可用于新的适应证男性乳腺癌的治疗。中国药监局在《以临床价值为导向的抗肿瘤药物临床研发指导原则（征求意见稿）》中，给出了临床研究进入"关键研究阶段"时的 3 种临床试验设计：①随机对照研究；②单臂临床试验；③真实世界研究。

2　基本策略：通过数据驱动的大科学研究迈向精确医学

　　2021 年是人类基因组序列草图发表 20 周年，美国 *Science* 周刊为此发表了题为"庆祝基因组"的社论："人类基因组测序的成功宣告了'大科学'的生物学时代到来，并且产生了一种全新的科研生态系统，以用于开展那些复杂的、技术驱动的、数据密集型的多学科研究项目，从而能够持续不断地改进我们对肿瘤、微生物、大脑，以及其他生物学领域的认识"。在人类基因组计划的推动下，生物医学进入了"大数据时代"。TCGA 计划在 2018 年结束时总共产生了 2.5 EB（1 EB = 10^{18} Byte）的数据；据数据科学家统计，世界范围内产生的医疗健康数据在 2013 年大约为 153 EB，而在 2020 年则增长到了 2314 EB。

精确医学的推动者显然把握住了大数据时代的脉络。《迈向精确医学》报告的作者明确指出："开展本项研究的动机在于，与人体有关的分子数据正在爆发性的增长，尤其是那些与患者个体相关的分子数据，由此带来了巨大的、尚未被开发的机会，即如何利用这些分子数据改善人类的健康状况。"可以说，精确医学不同于传统生物医学和循证医学的主要研究策略，正是体现在对生物医学大数据和其他与健康相关的大数据采集和利用；正如 NIH 在"精确医学先导队列项目"的实施报告中所说："为了成功实施 PMI-CP，需要采用成熟的以及全新的方法和技术来进行数据采集和管理。"[①]

2.1 基于系统生物学的个体大数据研究

传统生物医学建立在还原论的基础上，其研究策略表现出"碎片化"的特色。美国著名肿瘤生物学家温伯格（Weinberg）对此有过一个很好的总结："在 20 世纪，生物学从传统的描述性科学转变成为一门假设驱动的实验科学。与此紧密联系的是还原论占据了统治地位，即对复杂生命系统的理解可以通过将其拆解为组成的零部件并逐个地拿出来进行研究"（Weinberg，2010）。但是，精确医学的倡导者认为，生物体是由众多基因、蛋白质和代

---

① 见第 11 页脚注②

谢小分子之间广泛的相互作用,以及从分子到细胞再到组织等多个层次之间整合而构成的复杂系统,需要采用系统论观点从全局性角度进行整合性研究,才能够完整地认识生命的生理和病理活动。《迈向精确医学》报告明确提出:"要建立这样一种医学模式:将个体的临床信息和分子特征用来构建一个巨大的'疾病知识网络',并通过这种知识网络来支持精确诊断和个体化治疗。"该报告还详细讨论了在这个"知识网络"中所涉及的生物学数据和临床数据等不同层次的数据,不仅涉及了基因组、表观遗传组、蛋白质组等分子层次的多组学数据,而且还要考虑肠道菌群和电子健康档案,甚至还讨论了外部物理环境和居住条件等可能对其健康有影响的环境因素——"暴露组"。2015 年初,NIH 前主任柯林斯和 NCI 前所长瓦默斯(Varmus)撰文介绍美国精确医学计划时特别强调:"参与者将被要求同意对其进行全面的生物学分析(包括细胞种类、蛋白质、代谢分子、RNA 和 DNA;当经费允许时可进行全基因组测序)和行为分析,并与其电子健康档案相联"(Collins and Varmus,2015)。

斯坦福大学科学家施耐德是最早运用系统生物学策略进行个体生物医学知识网络的构建;他连续 14 个月在不同时间点采集自己的表型数据和血液样本,进而将这些表型数据与血液样本分析得到的基因组、转录组、蛋白质组和代谢组等多组学数据整合,形成了一个反映这段时间内个体生理病理变化的"知识网络",称为"整合的个体多组学谱"(Chen et al.,2012)。不久之后,美国系统生物学研究所胡德领导的团队也开展了类似的工作,在9 个月时间内分 3 次采集了 108 个人的多组学数据(包括了基因组、蛋白质组、代谢组和微生物组数据)和临床检测数据,并用智能可穿戴设备收集了日常运动数据;研究者进一步将这些海量大数据整合形成了反映个体生理和病理变化的"相关性网络"(correlation network),并利用这种个体相关性网络数据指导个体的健康管理(Price et al.,2017)。需要强调的是,美国PMI-CP 采用的是同样的思路,只是把要研究的人群样本扩大到了 100 万。

在精确医学推进的过程中,经常看到一种偏重基因组测序研究的观点,尤其是在肿瘤研究领域过于强调基因组分析的重要性，如 NCI 的莫斯克（Moscow）等专家就这样认为："精确肿瘤医学（precision cancer medicine）这个概念是指，肿瘤学家努力定制一个符合肿瘤基因组复杂性质的靶向治疗方案"（Moscow et al.，2018）。NCI 在 2006 年启动 TCGA 计划时强调的也正是"癌症基因组"。随着研究工作的深入，人们认识到，仅仅关注基因组是远远不够的。NCI 继 TCGA 计划之后很快又组建了"临床肿瘤蛋白质组分析协作组"（clinical proteomic tumor analysis consortium，CPTAC）。研究者为这种研究工作创造出了一个整合了蛋白质组和基因组的新词"proteogenomics"，并在 2014 年发表了第一篇关于 proteogenomics 的研究论文，揭示了人结直肠癌的基因组与蛋白质组之间的差异（Zhang et al.，2014）。NCI 的研究人员最近发表了一篇关于 proteogenomics 的综述，文章的标题就是"精确肿瘤医学的下一个地标：proteogenomics 指导肿瘤的诊断与治疗"（Rodriguez et al.，2021）。

越来越多的研究表明,基因组和蛋白质组的关系非常复杂,且 mRNA 表达水平和其相应的蛋白质丰度之间相关性并非人们想得那样高。不久前,一篇综述文章系统地分析了蛋白质丰度与 mRNA 表达水平的关系,指出这种关系受到细胞状态和胞内外环境变化等各种影响,在许多情况下转录水平本身不足以用来预测蛋白质丰度（Liu et al.，2016）。美国科学家最近用质谱技术定量分析了 32 个人类组织中 12 000 多个基因的蛋白质表达情况,并与相关的基因表达数据进行了比较,发现二者的一致性并不是很高,而且"组织特有的蛋白质信息能够解释遗传疾病的表型,而仅仅采用转录组信息则做不到这一点"（Jiang et al.，2020）。更重要的是,蛋白质组可以出现独立于基因组的变异。在 2014 年那篇 proteogenomics 研究论文中,研究者从 95 个结直肠癌样本的蛋白质组鉴定出 796 个单氨基酸变异（single amino acid variants，SAAVs）,其中对应于基因组单核苷酸多态性（single nucleotide polymorphism，SNP）的为 526 个,而全新的为 162 个,即肿瘤细胞中近 1/4 的氨基酸变异没有对应的基因组序列变异。

超越基因组测序思路的系统生物学研究策略不仅能够提供生命复杂系统更为完整的信息，而且在精确医学的临床实践中也发挥着重要的作用。例如，中国人民解放军军事科学院军事医学研究院研究人员和合作者利用系统生物学方法，将弥漫型胃癌分为三个亚型，并发现这三个亚型与生存预后和化疗敏感性密切相关（Ge et al.，2018）。他们的另一项对早期肝癌的研究还发现，目前临床上认为的早期肝癌可以进一步分成三种蛋白质组亚型，由此研究者还找到了肝癌精准治疗的新靶点（Jiang et al.，2019）。不久前，笔者与合作者的一项对中国转移性结直肠患者临床组织样本的研究发现，这些患者可以被分为 3 个具有显著不同分子特征和预后的分子亚型，其特定的激酶-底物分子相互作用网络能够为三种靶向药物的药效判别提供准确的预测（Li et al.，2020）。最近，中国科学院上海药物研究所的研究人员利用系统生物学手段对癌基因 KRAS 突变肿瘤进行了分子分型，并提出了基于"磷酸化信号通路互补"的联合用药策略（Liu et al.，2021）。

需要强调的是，系统生物学并不是仅仅停留在分子层面的各种生物分子数据的整合，而是需要构建从分子层面到细胞层面再到组织器官层面，乃至环境层面各种信息和数据之间的"知识网络"。美国 NCI 于 2016 年初启动了一项抗击肿瘤的新计划——"肿瘤登月计划"（Cancer Moonshot Initiative；https：//ccr.cancer.gov/research/cancer-moonshot）。作为该计划的一部分，NCI 最近又启动了一项名为"人类肿瘤图谱网络"（The Human Tumor Atlas Network，HTAN）的研究计划，拟从分子、细胞、组织器官等多个尺度获取各种类型肿瘤的数据，并与患者的临床数据进行整合形成"关系网"；"该计划构建的肿瘤图谱能够为肿瘤生物学提供深远的影响，并且能够改进肿瘤的检测、预防和治疗方法，从而为肿瘤患者和高危人群进行更好的精确医学干预"（Rozenblatt-Rosen et al.，2020）。

显然，研究者不仅要按照系统生物学思路进行个体生物学和其他种类数据的采集，而且要将所采集的数据构建为可用于系统生物学全局性整合分析的数据库。《迈向精确医学》报告就明确提出："知识网络的建立及其在研究和临床上的应用，都取决于是否有可供利用的大型数据库；这些数据库充分整合了人类疾病的各种知识，并以层级的形式组织起来"。该报告的作者认为，构建这种生物学数据库的核心是要形成以"个体为中心"的数据共享平台，将个体分子及其表型数据完整地收集到一起。传统的生物学数据库通常是按照数据类型进行构建，如"基因组数据库"或"蛋白质组数据库"。但是，从基于系统生物学的个体化研究来看，"如果在个体健康和疾病调查的一开始，就把其相关的分子组学数据、个体涉及环境和健康史等方面的数据从个体中分离出来，个体不可或缺的信息就会丢失"。因此，按照系统生物学思路构建以"个体为中心"的数据库就必然成为开展精确医学的基本策略。这种策略不仅有助于研究人员开展基于系统生物学的精确医学研究，而且还有助于患者及其他研究参与者完整地访问和使用他们自己各种类型的数据。PMI-CP 的组织者在其实施方案中就明确提出："参与者应该可以访问他们本人在精确医学先导队列项目中的数据……每个参与者还应该可以充分地下载其健康数据和临床实验室数据（包括组学数据）"①。

2.2 基于规模化人群的群体大数据研究

从美国前总统奥巴马 2015 年 1 月宣布之初，精确医学计划的基本策略就明确为大规模人群队列研究——收集百万美国志愿者样本与数据，并进行持续 5 年以上的随访。这一策略在随后发表的 PMI-CP 实施方案中有着明确的解释："PMI 队列的规模以及相配套的策略——对参与者进行随访并邀请他们参加后续的临床研究——将为省时省钱地开展此类研究提供一个非常好的机会"。最近，该项目负责人丹尼（Denny）和 NIH 前主任柯林斯撰文介绍了精确医学到 2030 年的 7 个发展路径，其中之一就是"庞大的前瞻性队列"（huge longitudinal cohorts）（Denny and Collins，2021）。不同于传

---

① 见第 11 页脚注②

统医学或者流行病学研究针对特定的疾病或者特定的人群，该 PMI 项目的百万目标群体是来自"自然人群"，任何 18 岁以上的美国本土居民都可以自愿参加这项科研计划。这种招募多元化不仅体现在没有性别和年龄的限制，允许具有不同健康状态的人成为项目参与者，而且少数族裔和低收入的美国人也有同样的机会参与该项目。这种招募多元化更深一层目的是，让所有参与者对自身健康和风险都获得更好的认识。与此同时，招募的志愿者不再被简单地视为研究对象，而是成为项目的合作伙伴，"PMI 项目的目标是要通过研究、技术，以及各种引导患者和研究者的政策推动一个新医学时代的到来，并提供机会让患者和研究者共同合作去努力发展个体化医疗"①。

需要指出的是，PMI 组织者把项目参与者的人数定为百万并非随意为之。在 PMI-CP 实施方案关于"采用 100 万或更多志愿者的理由"一节中，项目工作小组给出了多个理由，尤其是利用美国现有电子健康档案（EHR）数据库，对各种常见病的患病率和发病率进行了统计分析，认为只要人群数量达到或超过 100 万，在 5～10 年期间内检测到的每种美国人常见病（如糖尿病、中风、各种类型肿瘤）的平均发病数量将超过 2 万例，并将伴随着显著的致死致残率。此外，人群大样本的研究还可以获得从小样本研究中难以发现的生物学信息。例如，血压是人体的一个复杂性状，涉及众多遗传因子的调控；过去多个利用人群小样本的遗传相关性研究总共发现了 274 个遗传位点；而不久前研究者利用 100 万欧洲人样本进行遗传分析，一下就找到了影响血压的 535 个新位点（Evangelou et al.，2018）。中国科学院在 2020 年启动了一个为期 5 年的战略性先导科技专项"多维大数据驱动的中国人群精准健康研究"，其主要任务也是要采集百万中国自然人群的样本和数据，在此基础上开展中国人群的精准健康研究。可以看到，构建和利用大规模自然人群队列是精确医学的重要研究策略，正如英国 *Nature* 杂志编辑部 2018年在介绍 UK Biobank 的社论标题时所强调的："群体筛查——精确医学取

---

① 见第 11 页脚注②

决于对大规模人群的研究。"

当然，要建立这样一个由志愿者组成的百万自然人群队列并非易事，PMI 组织者预计要到 2023 年以后才有可能达到这个目标。不过，我们可以通过已经建成的 UK Biobank 认识一下大型人群队列在精确医学研究中的作用。英国研究者于 2006 年启动了 UK Biobank 项目，随后在 5 年时间里收集了 50 万 40~69 岁英国志愿者的血液、尿液和唾液等生物学样本，以及 EHR 数据等各种个人信息。由于这是包含了各式各样生理和病理情况的自然人群，又是这样大的人群规模，因此 UK Biobank 可以用来回答健康领域方方面面的问题。自 2012 年建成至今，英国及其国外数万名研究人员利用 UK Biobank 开展了大量的研究工作，仅 2018 年度利用它提供的样本和数据开展研究的科学家就有 4000 多人，发表的研究论文近 300 篇，其中就包括了上文提到那项关于影响血压的遗传位点的研究工作。最近，研究者通过分析 UK Biobank 里 27 万名欧洲血统参与者的外显子组序列数据，评估了基因变异与表型之间的关联，发现了许多常见疾病的罕见蛋白编码变异（Wang et al.，2021）。

RWE 作为支撑精确医学实践的重要临床证据，其主要来源是真实世界数据（RWD）。在国家药监局发布的《用于产生真实世界证据的真实世界数据指导原则（试行）》中，10 种类型的数据被认定为 RWD：①医院信息系统数据；②医保支付数据；③登记研究数据；④药品安全性主动监测数据；⑤自然人群队列数据；⑥组学数据；⑦死亡登记数据；⑧患者报告结局数据；⑨来自移动设备的个体健康监测数据；⑩其他特定功能数据（公共卫生监测数据、患者随访数据和患者用药数据）。该文特别强调："没有高质量的适用的真实世界数据支持，真实世界证据也就无从谈起"。

作为医疗大数据的真实世界数据，不仅被用于产生 RWE 以支持药物和医疗器械的研发与审评，而且还可以通过各种算法的分析去发现不同现象或者事物之间隐藏着的内在联系，进而产生全新的医学知识。例如，研究者分析了瑞典国家患者登记信息库半个多世纪收集的近 170 万名患者的医学档案，发现早期切除阑尾的患者明显降低了患帕金森病的风险，表明阑尾可能是帕金森病的危险因素（Killinger et al.，2018）。此外，研究者系统地研究了近 13 万个美国家庭 48 万多人的保险理赔数据，在此基础上进行了 29 种疾病之间的遗传和环境的相关性分析，从而构建立了一个与 ICD-9 标准差别很大的疾病分类关系；如被 ICD 归类为中枢神经系统疾病的偏头痛与肠易激综合征有着最强的遗传相关性；而 ICD 归类为循环系统疾病的高血压与 1 型糖尿病之间也有着很强的遗传相关性（Wang et al.，2017）。

健康领域的大数据研究面临着个人隐私保护和数据安全问题。早在 1996 年，美国政府就颁布了旨在保护个人健康隐私的《健康保险携带和责任法案》。我国政府也在 2021 年 8 月 20 日通过了《中华人民共和国个人信息保护法》（简称《个人信息保护法》）。需要指出的是，根据 2021 年 6 月 10 日通过的《中华人民共和国数据安全法》中对"数据"的定义："本法所称数据，是指任何以电子或者其他方式对信息的记录"，可以明确看到《个人信息保护法》所指的"信息"实际上就是"数据"——该法第四条规定："个人信息是以电子或者其他方式记录的与已识别或者可识别的自然人有关的各种信息"。

个人隐私保护和数据安全问题涉及生物医学大数据的有效利用，目前急需有关专家和管理部门在这些新法实施之际尽快完善个体健康数据的采集、管理、使用和共享等具体处理办法与实施细则。例如，《个人信息保护法》把"生物识别"和"医疗健康"等定义为"敏感个人信息"，规定"只有在具有特定的目的和充分的必要性，并采取严格保护措施的情形下，个人信息处理者方可处理敏感个人信息"。对于人群健康大数据的有关研究，如何去界定"充分的必要性"和"严格保护措施"？精确医学需要生物医学大数据的开放和共享，如何在满足个人信息保护和数据安全的法规下进行？国际科学理事会数据委员会（CODATA）2019 年 11 月发布了《科研数据北京宣言》，其原则之一就是鼓励国家间数据开放与共享。为了更好地分享各国人群队列研究及其相关的数据，NIH 等机构组建了一个"国际十万人队列联盟"（International Hundred Thousand Plus Cohort Consortium，IHCC），在 43 个国家汇集了 100 多个队列，参与者超过 5000 万。而《个人信息保护法》在第三章"个人信息跨境提供的规则"中则要求："个人信息处理者应当采取必要措施，保障境外接收方处理个人信息的活动达到本法规定的个人信息保护标准"。显然，有关部门应该为精确医学涉及的健康大数据的开放与共享制定确实可行的办法，以保障精确医学国家间合作研究的顺利进行。

3 主要任务：开展个体差异的研究并整合健康维护与临床医学

尽管当前突如其来的新冠疫情给人类社会带来了巨大的冲击，但是肿瘤和糖尿病等慢性非传染性疾病（慢性病）仍然是危害人类健康的主要威胁。这些慢性病的发生和发展通常涉及众多遗传因素和环境因素，以及这些因素之间复杂的相互作用，表现为患者之间存在明显的个体差异，肿瘤患者甚至在其体内同一肿瘤组织的不同细胞之间也存在差异。个体之间广泛存在的差异导致了患者之间对同样的药物治疗往往表现出不同的敏感性或者耐受性。由于循证医学实践活动对个体差异重视不够，往往治疗效果不尽人意，因此它被称之为"不精确"医学。显然，精确医学的一个主要任务就是要揭示个体之间的差异，在此基础上开展个体化的慢性病治疗。

慢性病的发生需要时间，往往是一个漫长的过程，在出现临床症状之前，通常会先出现亚健康状态或疾病前期状态等各种过渡态。值得指出的是，慢性病的高危人群数量远大于其患病人群，如国内目前糖尿病患者为 1 亿，而处于糖尿病前期的高危人群则估计近 5 亿（Xu et al.，2013）。慢性病的这种疾病演化特点表明，人们不仅仅要关注患者的诊断和治疗，而且要对个体发病之前的健康状态进行早期监测，一旦发现亚健康状态或前疾病状态时就应该及时进行早期干预，从而尽可能地防止或延缓疾病的发生。换句话说，精确医学并不是局限于疾病的个体化诊治，而是要实现对个体健康状态的全程管理和维护。

3.1 生物标志物的发现与应用

世界上找不到两片一模一样的树叶，更不可能找到两个完全一样的个体。即使是同卵孪生的双胞胎，二者之间的遗传信息也不是完全一样的。不久前的一项研究发现，同卵双胞胎的两个个体的基因组上不仅有"拷贝数变异"（copy-number-variation，CNV）的差别，而且还存在着少量的 SNP 的差别；对这些双胞胎的研究还发现，每对双胞胎中只有一个患有精神分裂症（Maiti et al.，2011）。从目前在分子层面的研究结果来看，不仅仅是基因组层面存在广泛的个体差异，在转录组和蛋白质组等也存在着广泛的个体差异，而且这些不同种类之间的分子差异还表现为复杂的非线性关系。

个体间的这些分子差异通常会导致不同的疾病易感性或者药物响应性。一般认为，高密度脂蛋白胆固醇（high-density lipoprotein cholesterol，HDL-C）是"好"的胆固醇，可以降低心脏病风险。不久前的一项研究表明，某些人携带的 HDL-C 受体基因 *SCARB1* 出现了突变，其后果是 HDL-C 不能到肝脏进行分解，从而使得体内 HDL-C 增加；因此，携带这种基因突变的个体会由于 HDL-C 在动脉中累积而增加心脏病的风险（Zanoni et al.，2016）。另一项研究发现，不同的 SNP 能够决定脂肪代谢通路里的关键转录因子 PPARγ 与其基因调控位点的结合，从而导致抗 2 型糖尿病药物对携带不同 SNP 的个体产生不同的药物响应，以及个体代谢性疾病发生的易感性；该文的作者特别强调其研究成果正是代表了精确医学（Soccio et al.，2015）。

由此可见，个体化医疗的前提就是要认识清楚个体间的遗传差异和表型差异，尤其是分子层面存在的各种差异。标识个体特征的遗传因子或者表型因子一般被称为"生物标志物"（biomarker）。因此，精确医学的首要任务就是要发现不同个体所特有的生物标志物，然后利用这些生物标志物来指导临床实践。例如，欧盟在 2014 年启动了"创新药物先导项目 2"（Innovative

Medicines Initiative 2，IMI2），明确提出了"生物标志物的发现和验证"就是精确医学的主要任务。*Science* 杂志在 2021 年发表的"庆祝基因组"社论中对此也给出了很好的阐述："基因组草图的完成为一种新的精确医学范式奠定了基础，这种精确医学的目标就是要利用个体独特的基因序列信息去指导治疗和预防疾病的决策"。

随着测序技术的迅速发展和性价比的显著提升，基因测序成了检测个体差异和发现生物标志物的主要手段。由于肿瘤患者的基因组具有高度的个体差异，因此基因测序在肿瘤诊治中得到了广泛的应用。美国 NCI 在 2017 年的"全国癌症治疗的精确医学问卷调查"（National Survey of Precision Medicine in Cancer Treatment）中发现，参加调查的肿瘤医生有 75.6% 都采用了基因测序技术"Next-Generation Sequencing"（NGS）指导肿瘤患者的治疗，其中 34.0% 的医生经常使用 NGS 检测来指导晚期难治性肿瘤患者的治疗，29.1% 的医生通过 NGS 检测决定肿瘤患者是否有资格进行临床试验，17.5% 的医生用 NGS 检测来决定能否给患者进行超适应证用药（Freedman et al.，2018）。肿瘤靶向治疗是目前治疗肿瘤的主要方法，尤其是肺癌一类具有大量基因突变的疾病已经开发出了许多针对特定突变的靶向药物。显然，基因检测就必然是指导用药的主要基础。正如国家卫生健康委员会在 2020 年发布的《抗肿瘤药物临床应用管理办法（试行）》第二十三条中的规定："国家卫生健康委发布的诊疗规范、临床诊疗指南、临床路径或药品说明书规定需进行基因靶点检测的靶向药物，使用前需经靶点基因检测，确认患者适用后方可开具"。测序技术未来依然是精确医学的关键技术，在那篇介绍精确医学到 2030 年的 7 个主要发展路径中的一个——"常规的医疗基因组学"（routine clinical genomics），也明确提出"随着时间的推移，全基因组测序方法将变成一种常规的早期检测步骤，用来理解、预防、检测和治疗常见病和罕见病"（Denny and Collins，2021）。

由于慢性病及个体差异的高度复杂性，从基因组层面获取的生物标志物往往具有一定的局限性，并不能完全满足精确医学的需求。例如，"循环肿瘤

DNA"（circulating tumor DNA，ctDNA）被广泛作为肿瘤患者临床检测的一种生物标志物，通常用来帮助诊断和治疗用药的选择。但是，美国临床肿瘤学会和美国病理学院的一项联合分析表明，ctDNA 临床分析是基于比较它与肿瘤组织中致病突变的一致性，由于很多生物学因素都会影响到这种一致性结果，从而导致结果有可能出现假阴性，因此，ctDNA 阴性检测结果的患者还需要做其他临床诊断才能下结论（Merker et al.，2018）。换句话说，用多个生物标志物组合来指导个体化治疗显然会比用单个生物标志物的效果更好。例如，涉及 22 种类型肿瘤的 4 个临床试验的结果表明，当肿瘤突变负荷（tumor mutational burden，TMB）和 T 细胞炎症基因表达谱分别作为独立的生物标志物去预测患者对免疫检查点抑制剂 PD-1 抗体药物的响应时并不准，但是如果把这两种生物标志物联合起来去预测时则准确程度显著提高（Cristescu et al.，2018）。在当前的生物医学研究中，从核酸序列与修饰、蛋白质分子与修饰到代谢小分子等各种类型的生物分子中均发现了许多分子标志物；它们在临床实践中得到了广泛的运用，其中也包括了这些分子标志物之间各种组合的运用。需要指出的是，不仅各种类型的生物分子可以用做生物标志物，而且细胞和细胞外囊泡（extracellular vesicle），甚至肠道菌群也可以用做生物标志物。

生物标志物在精确医学领域的一个独特之处是它可以同时用于临床研究和临床实践。美国默沙东公司的 PD-1 抗体药物"派姆单抗"最初的适应证只是黑色素瘤。公司随后利用两个生物标志物——高度微卫星不稳定性（microsatellite instability-high，MSI-H）和错配修复缺陷（mismatch repair deficient，dMMR）作为用药指导开展了新的肿瘤适应证研究，发现只要患者肿瘤上携带这两个分子标志物中的任一个，不论罹患的是哪一种实体瘤，都对该药有所响应。2017 年 5 月，FDA 根据这个研究结果批准了该药的新适应证，这是 FDA 历史上第一次批准了以生物标志物而非肿瘤类型作为肿瘤药物的临床指征。临床终点是评估药效的临床指标。由于肿瘤药物的总生存期（overall survival，OS）等很多临床终点往往在现实中可操作性不强，因此研究者在现实中往往采用生物标志物等作为替代终点（surrogate endpoint）来评估临床研究或者治疗效果有效性。不久前，FDA 和 NIH 联合成立了一个生物标志物工作小组，并在 2016 年初发布了"生物标志物、终点和其他工具"（biomarkers，endpoints，and other tools，BEST）的术语表，进一步明确了生物标志物与替代终点之间的关系①。

3.2 健康状态的全过程维护

以抗击慢性病为主要目标的精确医学要完成的任务不仅仅是疾病的诊治，而且要开展疾病的预防和健康促进等，即健康全过程的维护。换句话说，传统临床医学的关键词是"疾病"，而精确医学的关键词则是"健康"。这种围绕着健康维护任务的精确医学同样把具有独特价值的个体作为主要研究对象。例如，在美国研究人员 2017 年发表的一项研究报告中，他们在 9 个月时间里对 108 个健康个体进行生物学数据采集以及日常活动的监测，这些数据经过分析形成了用于维护个体健康的"个体化数据云"（personal data cloud）（Price et al.，2017）。在最近发表的一项以"精确健康"（precision health）为主题的研究报告中，美国斯坦福大学研究人员招募了 109 名具有代谢性疾病风险的个体，进行了多年的监测，包括定期采集参与者的多组学数据和生理生化指标，共发现了超过 67 项临床可诉性健康问题；研究人员还利用可穿戴技术与生物学数据整合在一起，为每位参与者绘制了不同的健康特征谱，并对其变化进行了追踪（Rose et al.，2019）。

这种健康全过程维护导致了精确医学研究任务的一个主要特点：全人群的健康维护。奥巴马 2015 年初在宣布美国的精确医学计划时是这样说的："这一计划将使我们向着治愈诸如癌症和糖尿病这些顽症的目标迈进一步，并使我们所有人，都能获得自己的个体化信息。我们需要这些信息，使我们自己、我们的家人更加健康"。也就是说，过去的临床医学主要关注患病人群，而今天的精确医学则拓展到所有个体，正如 2019 年第 72 届世界卫生大

---

① http://www.ncbi.nlm.nih.gov/books/NBK326791/pdf/Bookshelf_NBK326791.pdf

会之主题："全民健康覆盖：不遗漏任何一人"。当前最具有代表性的研究项目是美国 NIH 正在进行中的"全民健康研究项目"（All of Us Research Program）。该项目的前身就是 2015 年提出的招募美国百万志愿者的"精确医学先导队列项目"（PMI-CP）。由于"精确医学"容易让人联想到疾病，没有体现该项目的本质特征——健康，所以 NIH 在 2016 年将该项目名称更改为"全民健康研究项目"，明确表示其主要任务是，获取美国百万志愿者提供的各种个体健康信息，形成健康大数据，从而让广大的研究人员和参与者分享。在 2021 年发布的"NIH 拓展战略规划 2021-2025 财年"（NIH-Wide Strategic Plan for Fiscal Years 2021-2025）中特别强调：这个项目不关注疾病（disease agnostic），"它不聚焦在某一种疾病，某一种风险因子，或者是某一类人群；反之，它使得研究者可以评估涉及各种疾病的多种风险因子"[①]。因此，该项目特别重视参与者的多样性，包括过去不受重视的族群，正如 NIH 前院长柯林斯在该项目一周年研讨会上所强调的：我们有信心在未来 5～6 年内完成招募百万志愿者，并且覆盖全美各地区、各民族和族群等。

需要指出的是，"健康"的内涵实际上远比"疾病"复杂。按照世界卫生组织的定义，健康有三个要素，即身体、心理和社会适应性都要处在良好的状态。Cell 杂志最近登载了一篇综述文章，题为《健康的标志》（Hallmarks of Health）。该文从分子、细胞、组织器官等不同层次讨论了涉及机体健康的相关因素，以及这些因素之间的复杂相互作用；进而从生物学三个方面（空间的区域化、内稳态的维持和对压力的响应）提出了八个健康要素，并指出这些要素相互影响并交织在一起，其中任何一个要素受到破坏时将导致病理性的改变（López-Otín and Kroemer，2021）。由此可以看出，如何精确检测和恰当评估个体的健康状态并不是一件容易的事。可以说，适用于目前健康研究的"健康"基本标准也还需要落实。为此，谷歌公司和美国的两所大学在 2017 年联合启动了一项称为"基线计划"（Project Baseline）的研究项目，要

---

① https://www.nih.gov/sites/default/files/about-nih/strategic-plan-fy2021-2025-508.pdf

在 4 年时间里收集万人左右的健康大数据，并据此确定人类健康的"基准"。

个体健康的精确监测不容易，其精确干预同样不容易。健康的干预依然存在明显的个体差异。例如，过去人们认为，每一种食物使血糖水平升高的相对能力——"血糖指数"（glycemic index，GI）是固定不变的，即不同个体对于同一种食物引起的血糖水平升高的响应是一样的。但是，以色列科学家通过对 800 个健康个体的研究发现，食物的"血糖指数"值存在着个体间差异，即不同个体对同一种食物可以表现出不同的血糖指数（Zeevi et al.，2015）。显然，这类差异有可能源自个体之间不同的遗传背景，从而导致机体在对特定种类食物的摄入、吸收和利用时出现个体差异。例如，尽管格陵兰岛因纽特人的主要食物是脂肪含量非常高的海洋鱼类和哺乳动物，但他们并没有出现高脂饮食常见的健康问题。研究发现，因纽特人的第 11 号染色体上控制脂肪酸代谢的基因与欧洲人和中国汉人的基因之间存在着变异，使得因纽特人能够更有效地利用食物中的脂肪酸（Zanoni et al.，2016）。

可以明显地看到，精确医学正在走向内涵更为丰富的精确健康，临床研究和临床实践相关的任务只不过是其中的一个部分。过去的生物医学主要是围绕着疾病开展研究，相比之下，对健康的相关研究则比较薄弱。研究者今后面临更为根本性的挑战，正如 NIH 在 2021 年的"NIH 拓展战略规划"中所说："理解影响人类健康的基本过程是关键的一步，由此才能确定如何促进和重塑健康，以及识别、预防和治疗疾病"[①]。未来的精确医学显然是要在一个更为宏大的生命健康"舞台"上展开。

本文原载于《医学与哲学》杂志 2021 年第 20 期（上）和 21 期（下），文字略有修改。

---

① 见第 90 页脚注①

主要参考文献

高晨燕, 冯毅, 陈峰,等. 1999. 临床试验的统计学指导原则（I）. 中国临床药理学杂志. 15(3):228-235.

国际医学科学组织理事会, 世界卫生组. 2019. 涉及人的健康相关研究国际伦理准则. 朱伟译. 胡庆澧校. 上海: 上海交通大学出版社.

王吉耀. 2006. 循证医学与临床实践 2 版. 北京: 科学出版社.

王婧, 齐玲. 2017. 医疗决策与数学运算能力研究. 医学与哲学. 38(2B):15-18.

吴家睿. 2004. 通向生命科学未来的路线图.科学. 56(1):24-26.

袁冰. 2015.复杂性科学视野下的精准医学. 医学与哲学. 36(12A):3-6.

All of Us Research Program Investigators, Denny J C, Rutter J L, et al. 2019. The "All of Us" research program. N Engl. J. Med. 381(7):668-676.

Amrhein V, Greenland S, McShane B. 2019. Scientists rise up against statistical significance. Nature. 567(7748): 305-307.

Biankin AV, Piantadosi S, Hollingsworth SJ.2015. Patient-centric trials for therapeutic development in precision oncology. Nature. 526(7573):361-370.

Buisson R, Langenbucher A, Bowen D, et al. 2019. Passenger hotspot mutations in cancer driven by APOBEC3A and mesoscale genomic features. Science. 364(6447):eaaw2872.

Chen H, Li CY, Peng XX, et al. 2018. A pan-cancer analysis of enhancer expression in nearly 9000 patient samples. Cell. 173(2):386-399.

Chen R, Mias GI, Li-Pook-Than J, et al. 2012. Personal omics profiling reveals dynamic molecular and medical phenotypes. Cell. 148(6):1293-1307.

Chen YL, Wang C, Shang HC, et al. 2018. Clinical practice guidelines in China. BMJ. 360: j5158.

Collette L, Tombal B. 2015. N-of-1 trials in oncology. The Lancet Oncology.

16(8):885-886.

Collins FS, Varmus H. 2015. A new initiative on precision medicine. N Engl. J. Med. 372(9):793-795.

Cristescu R, Mogg R, Ayers M, et al. 2018. Pan-tumor genomic biomarkers for PD-1 checkpoint blockade-based immunotherapy. Science. 362(6411):eaar3593.

Denny JC, Collins FS. 2021. Precision medicine in 2030—seven ways to transform healthcare. Cell. 184(6):1415-1419.

Dickson D, Johnson J, Bergan R, et al. 2020. The master observational trial: a new class of master protocol to advance precision medicine. Cell. 180(1):9-14.

Evangelou E, Warren HR, Mosen-Ansorena D, et al. 2018. Genetic analysis of over 1 million people identifies 535 new loci associated with blood pressure traits. Nature Genetics. 50(10):1412-1425.

Flatau L, Reitt M, Duttge G, et al. 2018. Genomic information and a person's right not to know: A closer look at variations in hypothetical informational preferences in a German sample. PLoS One. 13(6): e0198249.

Freedman AN, Klabunde CN, Wiant K, et al. 2018. Use of next-generation sequencing tests to guide cancer treatment: Results from a nationally representative survey of oncologists in the United States. JCO Precis Oncol. 2(1):1-13.

Fumagalli M, Moltke I, Grarup N, et al. 2015. Greenlandic Inuit show genetic signatures of diet and climate adaptation. Science. 349 (6254): 1343-1347.

Ge S, Xia X, Ding C, et al. 2018. A proteomic landscape of diffuse-type gastric cancer. Nature Communications. 9(1):1012.

Ginsberg J, Mohebbi MH, Patel RS, et al. 2009. Detecting influenza epidemics using search engine query data. Nature. 457(7232):1012-1014.

Hoadley KA, Yau C, Hinoue T, et al. 2018. Cell-of-origin patterns dominate the molecular classification of 10,000 tumors from 33 types of cancer. Cell. 173(2):291-304.

Hood L, Price ND. 2014. Demystifying disease, democratizing health care. Sci Transl Med. 6(225): 225ed5.

Jiang LH, Wang M, Lin S, et al. 2020. A quantitative proteome map of the human body. Cell. 183(1): 269-283.e19..

Jiang Y, Sun AH, Zhao Y, et al. 2019. Proteomics identifies new therapeutic targets of early-stage hepatocellular carcinoma. Nature. 567(7747):257-261.

Killinger BA, Madaj Z, Sikora JW, et al. 2018. The vermiform appendix impacts the risk of developing Parkinson's disease. Sci Transl Med. 10(465): eaar5280.

Li C, Sun YD, Yu GY, et al. 2020. Integrated omics of metastatic colorectal cancer. Cancer Cell. 38(5):734-747.

Ling SP, Hu Z, Yang ZY, et al. 2015. Extremely high genetic diversity in a single tumor points to prevalence of non-Darwinian cell evolution. Proc. Natl. Acad. Sci. USA. 112(47):E6496-E6505.

Liu YS, Beyer A, Aebersold R. 2016. On the dependency of cellular protein levels on mRNA abundance. Cell. 165(3): 535-550.

Liu ZW, Liu YL, Qian LL, et al. 2021. A proteomic and phosphoproteomic landscape of KRAS mutant cancers identifies combination therapies. Mol. Cell. 81(19):4076-4090.

López-Otín C, Kroemer G. 2021. Hallmarks of health. Cell. 184(1):33-63.

Maiti S, Kumar K H B G, Castellani C A, et al. 2011. Ontogenetic de novo copy number variations (CNVs) as a source of genetic individuality: studies on two families with MZD twins for schizophrenia. PLoS One. 6(3): e17125.

Merker JD, Oxnard GR, Compton C, et al. 2018. Circulating tumor DNA analysis in patients with cancer: American Society of Clinical Oncology and College of American Pathologists joint review. J Clin Oncol. 36(16):1631-1641.

Middleton G, Fletcher P, Popat S, et al. 2020. The National Lung Matrix Trial of personalized therapy in lung cancer. Nature. 583(7818):807-812.

Morrissy AS, Garzia L, Shih DJH, et al. 2016. Divergent clonal selection dominates medulloblastoma at recurrence. Nature. 529(7586):351-357.

Moscow JA, Fojo T, Schilsky RL. 2018. The evidence framework for precision cancer medicine. Nat Rev Clinic Oncol.15(3):183-192.

Price ND, Magis AT, Earls JC, et al. 2017. A wellness study of 108 individuals using personal, dense, dynamic data clouds. Nat Biotech. 35(8):747-756.

Price WN, Cohen IG. 2019. Privacy in the age of medical big data. Nat Med. 25(1):37-43.

Priestley P, Baber J, Lolkema MP, et al. 2019. Pan-cancer whole-genome analyses of metastatic solid tumours. Nature. 575(7781):210-216.

Rodriguez H, Zenklusen JC, Staudt LM, et al. 2021. The next horizon in precision oncology: Proteogenomics to inform cancer diagnosis and treatment. Cell. 184(7):1661-1670.

Rose SMS, Contrepois K, Moneghetti KJ, et al. 2019. A longitudinal big data approach for precision health. Nat Med. 25(5):792-804.

Rozenblatt-Rosen O, Regev A, Oberdoerffer P, et al. 2020. The human tumor atlas network: charting tumor transitions across space and time at single-cell resolution. Cell. 181(2):236-249.

Schork NJ. 2015. Personalized medicine: Time for one-person trials. Nature. 520(7549):609-611.

Sheridan C. 2015. Omics-driven startups challenge healthcare model. Nat Biot. 33(9):887-889.

Soccio RE, Chen ER, Rajapurkar SR, et al. 2015. Genetic variation determines PPARγ function and anti-diabetic drug response *in vivo*. Cell, 162(1):33-44.

Song W, Wang JG, Yang Y, et al. 2012. Rewiring drug-activated p53-regulatory network from suppressing to promoting tumorigenesis. J Mol Cell Bio. 4(4):197-206.

Tirosh I, Izar B, Prakadan SM, et al. 2016. Dissecting the multicellular ecosystem of metastatic melanoma by single-cell RNA-seq. Science. 352(6282):189-196.

Wang K, Gaitsch H, Poon H, et al. 2017. Classification of common human diseases derived from shared genetic and environmental determinants. Nat Genet. 49(9):1319-1325.

Wang QL, Dhindsa RS, Carss K, et al. 2021. Rare variant contribution to human disease in 281,104 UK Biobank exomes. Nature. 597(7877):527-532.

Wang Y, Waters J, Leung ML, et al. 2014. Clonal evolution in breast cancer revealed by single nucleus genome sequencing. Nature. 512(7513):155-160.

Weinberg R. 2010. Point: Hypotheses first. Nature. 464(7289):678.

Wilhelm M, Schlegl J, Hahne H, et al. 2014. Mass-spectrometry-based draft of the human proteome. Nature. 509(7502):582-587.

Woodcock J, LaVange, LM. 2017. Master protocols to study multiple therapies, multiple diseases, or both. N Engl. J. Med. 377(1):62-70.

Wu S, Powers S, Zhu W, et al. 2016. Substantial contribution of extrinsic risk factors to cancer development. Nature. 529(7584):43-47.

Xu Y, Wang LM, He J, et al. 2013. Prevalence and control of diabetes in Chinese adults. JAMA. 310(9):948-958.

Zanoni P, Khetarpal SA, Larach DB, et al. 2016. Rare variant in scavenger receptor BI raises HDL cholesterol and increases risk of coronary heart disease. Science. 351 (6278): 1166-1171.

Zeevi D, Korem T, Zmora N, et al. 2015. Personalized nutrition by prediction of glycemic responses. Cell. 163(5):1079-1094.

Zhang B, Wang J, Wang XJ, et al. 2014. Proteogenomic characterization of human colon and rectal cancer. Nature. 513(7518):382-387.

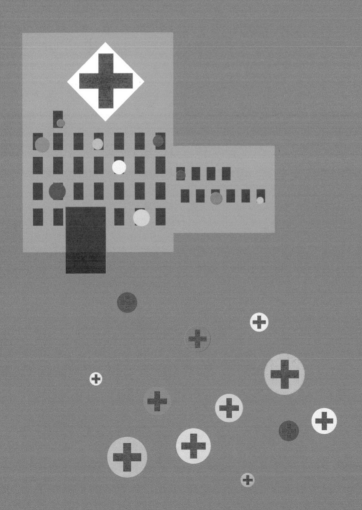

第 2 部分

健康医学

全人群和全生命周期

21 世纪生物医学的三个主要发展趋势

随着科学技术的发展和社会的进步，人类的预期寿命在 20 世纪有了显著的增长，各发达国家陆续进入老龄化社会。中国社会在改革开放的 30 年时间里取得了突出的成就，在 20 世纪末也进入了老龄化社会。老龄化社会带来了疾病谱的重大转变，即慢性非传染性疾病（慢性病）显著增加，年龄是慢性病发生的主要风险因素。世界银行在 2015 年一份题为《长寿与繁荣：东亚和太平洋地区的老龄化社会》的报告中指出，全球 65 岁以上的老年人中的 36% 目前居住在东北亚地区；预计到 2030 年，癌症、心脏病和糖尿病等与高龄相关的慢性病患者将占这个地区全部疾病患者的 85%。

随着 20 世纪中叶 DNA 双螺旋的提出和遗传信息传递的中心法则的建立，诞生了分子生物学，开启了在分子水平上研究生命及其活动的生命科学时代。那种依靠经验的传统西方医学在现代生命科学的推动下成功转型，成为一门依靠实验科学理论和技术进行疾病诊疗的现代生物医学（biomedicine）；其间不断涌现的"高技术"在抗击疾病的过程中扮演了重要的角色，尤其是抗生素、疫苗及化学小分子药物的研发和利用，使人类在全球范围内基本控制了传染病,甚至消灭了天花等恶性传染病。跨入新世纪,为了满足不断提升的维护公众健康需求,以及抗击慢性病日益增大的威胁,现代生物医学在人类基因组计划的推动下正在进入一个新的转型时期,其中有三种主要的发展趋势值得我们关注。

1 从简单性思维的分子生物医学转变到复杂性思维的系统生物医学

20 世纪中叶诞生的分子生物学为科研人员提供了这样一种基本的研究范式:利用生物学实验方法及物理和化学技术等各种研究手段,通过在分子层次上揭示单个基因或蛋白质的结构与功能来阐明生物体的生理或病理活动。美国著名的肿瘤生物学家温伯格(Weinberg)对此有很好的总结:"在 20 世纪,生物学从传统的描述性科学转变成为一门假设驱动的实验科学。与此紧密联系的是还原论占据了统治地位,即对复杂生命系统的理解可以通过将其拆解为组成的零部件并逐个地拿出来进行研究"(Weinberg, 2010)。

生命科学的进步推动了人类对自身健康和疾病的认识,使依靠经验的传统西方医学转变成为以分子生物学知识和实验方法为基础的分子生物医学(molecular biomedicine)。在生命科学的还原论思维指导下,广为流行着"一个基因一种疾病"的"分子病"观点,即疾病意味着某个基因或蛋白质出了问题,而治疗就是用物理、化学方法去找到并修复这种有问题的分子零件。换句话说,分子生物医学将复杂的病理现象还原为分子层次的个别生物分子的物理或化学功能异常,进而以简单化思维方式去理解疾病并给予诊治。

虽然分子生物医学在抗击传染病方面取得了显著的成绩,但是在抗击肿瘤、代谢性疾病和神经退行性疾病等慢性病方面却面临巨大的挑战,人们最初认为,分子生物医学能够在抗击慢性病的"战场"取得如抗击传染病那样的胜利,为此,美国政府在 1971 年专门启动了消灭肿瘤的"战争";可结果远不是人们所预期的，被评为是一场失败的"越南战争"。究其失败的根本原因在于，肿瘤属于复杂疾病，其发生发展过程涉及机体众多的内部因素和环境因素，以及这些因素之间复杂的相互作用。显然，在简单化思维指导下的分子生物医学难以认识和处理这类复杂疾病。美国肿瘤生物学家温伯格曾经以"一个完整的循环：从无尽的复杂性变为简单性然后又重回复杂性"为题回顾了这场失败的"肿瘤战争"，并明确指出"从事肿瘤研究的科学家见证了这个时期的疯狂转变：从最初面对无数难以理解的病理现象的困惑，到树立了还原论必胜的信念，最近几年再回到重新面对肿瘤这个疾病无尽的复杂性"（Weinberg，2014）。

世纪之交的"人类基因组计划"通过"组学"（omics）整体研究策略从根本上颠覆了这种"碎片化"的科研范式。英国 Nature 杂志 2008 年曾为此发表了一篇题为"阻止疾病，现在开始"的社论："似乎在一夜之间就从一个基因、一个蛋白质、一个分子、一次研究一个，转变为所有基因、所有蛋白质、所有分子、一次研究所有。一切都按组学的规模进行"。这种转变不仅仅是将生命体内的研究对象从局部转变为全局，更重要的是对生命的认知从简单性思维转变为复杂性思维。

这种复杂性思维转变之代表是，2000 年初在生命科学领域兴起了一门交叉学科——系统生物学，即通过整合经典的分子细胞生物学、新兴的各种组学，以及信息科学和数学等非生物学科的研究策略和方法，对生命复杂系统及其生理病理活动进行系统性和整体性的检测和分析。这门新兴学科很快得到研究人员的接受和重视；Cell 杂志在 2011 年 3 月发表了整整一期介绍系统生物学的评论文章，其中一篇文章的标题就是"系统生物学：进化成为主流"。

系统生物学因其研究生命复杂系统的能力，很快就被引入到医学领域，形成了系统生物医学（systems biomedicine）。美国国立卫生研究院（National Institutes of Health，NIH）在 2003 年发布的 NIH 路线图中，把采用系统生物学的方法和策略开展慢性病研究列为主要任务。此外，欧盟委员会

（European Commission）也专门成立了一个"系统生物医学行动协调组织"（Coordinating Action Systems Medicine Consortium，CASyM），并在 2014 年 6 月发布了系统生物医学的研究规划——《CASyM 路线图》。该路线图指出，"系统生物医学就是将系统生物学的方法策略应用到医学概念、研究和实践之中……这些活动的开展需要整合不同的学科，包括数学、计算机科学、数据分析、生物学，以及临床医学、伦理和社会实践"。

1.1 生命复杂系统的构成：从分子到细胞到组织器官的相互作用网络

系统生物学最重要的特性之一就是关注生物体内各种元件之间的相互作用网络。最初的系统生物学研究主要是针对分子层面的相互作用网络，如基因转录调控网络、信号转导网络和代谢调控网络等。2005 年 3 月创立的国际上第一个系统生物学的学术刊物的名字就叫 *Molecular Systems Biology*。中国生物化学与分子生物学会在 2012 年 7 月成立"分子系统生物学专业委员会"也是基于这样的考虑：由于不同种类的生物分子之间的相互作用是形成生命复杂系统的基础，所以如何形成分子相互作用网络属于系统生物学的核心科学问题。

系统生物学的引入导致了人们对复杂疾病中有关生物分子作用的全新认识。例如，传统肿瘤生物学通常是"孤立"地看待基因或蛋白质产生的突变，认为单个突变可以改变其功能而导致肿瘤的发生发展。不久前，研究人员利用自动化蛋白相互作用检测新技术系统地分析了肿瘤细胞中数以百万计的蛋白质相互作用，发现携带突变的蛋白分子会改变原来蛋白之间的相互作用，进而形成新的蛋白相互作用网络（Mo et al.，2022）。也就是说，一个氨基酸残基的改变不仅能影响突变蛋白本身的功能，还可能产生新的相互作用界面并与其他蛋白之间产生新的相互作用，进而形成了基于新的蛋白相互作用网络的功能变异或新功能。

生理或病理活动的复杂性不仅体现在分子层面，而且还表现在细胞层面和组织器官层面。初期的系统生物学研究技术在细胞层面存在很大的局限性。但随着单细胞 RNA 测序技术的出现，研究人员能够在细胞层面开展系统生物学方面的研究。例如，新加坡研究人员利用单细胞 RNA 测序技术，比较了胚胎发育过程中人类肝脏细胞及肝癌细胞的单细胞图谱，并在此基础上发现了一个既可以驱动胎肝发育又可以促进肝癌细胞免疫抑制的肿瘤-胚胎重编程生态系统（Sharma et al.，2020）。此外，美国研究人员应用单细胞 RNA 测序技术，对来自 20 名成人和 8 名儿童胶质母细胞瘤患者的近25 000 个肿瘤细胞进行了分析，发现胶质母细胞瘤存在分别具有独特基因表达谱的四种细胞形态，即神经祖细胞样细胞、少突细胞祖细胞样细胞、星形细胞样细胞和间充质细胞样细胞，并且这些肿瘤细胞可以在这四种细胞形态中进行转换（Neftel et al.，2019）。这些发现解释了为什么现有的靶向药物治疗方法难以阻止胶质母细胞瘤的生长，因为该肿瘤中含有多种类型并可以相互转变的癌细胞。

高分辨空间组学技术的建立和发展则使研究人员更进一步，能够对三维空间里的组织器官进行系统性的研究。例如，耶鲁大学研究人员 2020 年 11 月在 Cell 发表论文，报告了他们发展的一种空间组学技术"DBiT-seq"——将微流控芯片（microfluidic chip）和条形码技术（barcoding）与单细胞 RNA 测序技术相结合，可以同时完成组织切片的空间转录组和蛋白质组的测序，其空间分辨率接近单细胞分辨率。此外，深圳华大生命科学研究院联合全球多家研究机构组成的时空组学联盟（The Spatio Temporal Omics Consortium，STOC），2022 年 5 月在 Cell 报告了一项全新的时空组学技术"Stereo-seq"，其分辨率可达 500 纳米，视野也可达 13 厘米×13 厘米；研究人员利用 Stereo-seq 技术分析了小鼠第 9.5～16.5 天之间的早期胚胎发育过程，获得了单细胞分辨率水平的小鼠器官形成的时空图谱。

由此可见，当前的系统生物医学不仅有能力揭示基因和蛋白质等生物大分子之间的相互作用和功能，而且可以整合生物体不同层次的数据和信息，从而能够更完整地认识人体复杂系统的运行和变化。美国国家癌症研究所

（National Cancer Institute，NCI）最近启动了一个名为"人类肿瘤图谱网络"（The Human Tumor Atlas Network，HTAN）的研究计划，拟从分子、细胞、组织器官等多个层次开展肿瘤发生发展机制的研究，并将肿瘤的这些多层次生物学数据与患者的临床数据进行整合形成完整的肿瘤知识网络。

1.2 生命复杂系统的运行：基于非线性与动力学的控制

在简单性思维指导下，生物体内部的运行关系通常被视为线性的，如许多研究人员认为 mRNA 表达水平和其翻译产生的蛋白质丰度之间呈现正相关性，前者高则后者高，反之亦然。而越来越多的证据表明，在真实的生命复杂系统中，这二者之间存在着复杂的非线性关系。美国研究者不久前对各种人类组织中 12 000 多个基因的表达水平与相应的蛋白质表达水平进行了定量的比较，发现二者的一致性并不是很高，且"组织特有的蛋白质信息能够解释遗传疾病的表型，而仅仅采用转录组信息则做不到这一点"（Jiang et al.，2020）。有研究者对影响 mRNA 表达水平与蛋白质表达水平的关系进行了系统的总结，认为二者间的数量关系是非线性的，受到细胞内外环境变化、细胞稳态和状态变化，以及 mRNA 胞内时空分布等各种因素的影响，"转录水平本身在许多情况下不足以用来预测蛋白质表达水平以及解释基因型与表型的关系。因此，获取在不同层次的基因表达水平相关的高质量数据是完全理解生物学过程所必不可少的"（Liu et al.，2016）。

研究者发现，生物体内不仅各类生物分子的浓度之间存在着非线性关系，而且这些生物分子的行为和功能也有着复杂的表现形态。例如，比利时鲁汶大学的研究者发现，催化 3-磷酸甘油酸合成丝氨酸的磷酸甘油酸脱氢酶（PHGDH）在原发性乳腺癌细胞中通常表现为高表达，从而促进肿瘤细胞的增殖；但位于高度肿瘤血管化区域的肿瘤细胞则往往表现出较低的 PHGDH 表达水平，而低表达 PHGDH 能够促进整合素（integrin）αvβ3 的糖基化，进而导致这类乳腺癌细胞具有较强的转移能力（Rossi et al.，2022）。

也就是说,不同的肿瘤微环境能够使得同一个酶具有不同的表达水平,导致肿瘤细胞形成代谢异质性,进而造成肿瘤细胞的不同行为。

P53 蛋白是目前已知最重要的肿瘤抑制因子,在人类 50% 以上的肿瘤中都发现过 *p53* 基因的各种突变。P53 能够通过复杂的调控网络影响众多生理活动,如 DNA 损伤、细胞周期增殖和细胞凋亡等。南京大学王炜教授运用系统生物学的研究方法,分析了 p53 网络中调控基因表达调控和信号转导等的动力学机制,发现 p53 蛋白存在浓度周期性振荡的回路机制,当 DNA 损伤程度较轻时,p53 浓度的周期性变化可诱导短暂的细胞周期阻断,促进 DNA 修复,并使细胞在完成修复后继续存活,而当 DNA 损伤较为严重时,持续的 p53 脉冲则诱发细胞凋亡(Zhang et al.,2011)。

复杂生理病理过程普遍存在着一种临界现象,即从一个相对稳定状态,经过一个临界期后在很短的时间内快速地进入另一个稳定状态。例如,肿瘤或糖尿病等复杂疾病的发生过程中存在一个临界期,在疾病发生前的临界期为可逆阶段,适当的干预可以转归到“正常状态”;但当病变的进展一旦越过临界期,就迅速到达不可逆的“疾病状态”。显然,临界期就是复杂疾病早期监测和干预的关键时间节点。为了预测这种临界期及其关键驱动因子,中国科学院生物化学与细胞生物学研究所的陈洛南研究员及其合作者建立了基于“动态网络标志物”(dynamical network biomarker,DNB)的临界预测方法,即在复杂生物动态演化或疾病发生发展过程中,存在一个可观测的 DNB,它在临界期形成一个分子之间具有强相关并强震荡的奇异分子网络。DNB 不仅可直接用于各种动态生物过程或复杂疾病发生发展的早期诊断,而且可用作复杂疾病发生发展过程的“驱动网络”和关键节点的检测标准(Chen et al.,2012)。

1.3 生命复杂系统的研究:定性分析与定量检测的紧密结合

20 世纪中叶诞生的分子生物学是一门依靠物理和化学方法的实验科

学。那个时代的生命科学研究者大多关注定性研究,以发现新基因或新蛋白质及其结构和功能为主要目标。正如曾担任过美国科学院院长的分子生物学家阿尔伯特(Albert)所说,"在一个基因克隆占主要地位的时代,许多优秀的科学家在不具备任何定量研究的能力下仍然取得了巨大的成果"。但阿尔伯特教授同时指出,随着后基因组时代的到来,生命科学研究者的定量研究能力和知识已不再是可有可无的;"对一种蛋白质机器功能的任何一种真正的认识,不仅需要了解它在原子精度的静态结构,而且需要有关它的每个反应中间体的动力学和热力学知识"。而系统生物学正是一门注重定量研究的学科,它不仅注重分子细胞生物学和组学等"湿实验",而且同样注重生物信息学和计算生物学等"干实验"。成功的系统生物学研究一定是"干实验"与"湿实验"的紧密结合。

　　传统的肿瘤靶向治疗是直接针对肿瘤细胞中出现突变且功能异常的靶蛋白。但是,美国哥伦比亚大学系统生物学家卡里法纳(Califano)和其合作者认为,这类突变蛋白通常处于一个调控网络之中,可以找出该网络的关键调控因子来进行靶向治疗。他们采用调控网络的逆向工程思路,建立了一种算法——VIPER(virtual inference of protein activity by enriched regulon analysis),通过对肿瘤细胞的转录组数据分析去寻找肿瘤异常调控网络中的"瓶颈因子",并提出相应的靶向治疗方案(Califano and Alvarez,2017)。为此,哥伦比亚大学计划投入 1500 万美元的经费,应用 VIPER 算法对其医院中的 3000 名癌症患者进行分析,并开展相应的临床试验。卡里法纳等人在前期工作的基础上进一步发展了基于网络的新方法——"多组学的主调控因子分析"(multi-omics master-regulator analysis,MOMA),并从不同肿瘤近 10 000 个样本的多组学数据分析中找到了 407 个主调控因子(Paull et al.,2021)。

　　系统生物医学通常要面对海量生物分子数据的处理与分析之挑战。但这还不是最难解决的问题,更难的是如何把不同种类生物分子的大数据与生物影像以及健康医疗档案等整合起来指导临床实践。不久前,瑞士科学家提出了一种用来指导肿瘤临床治疗决策的数据整合方案——"TuPro"(tumor profiling);其工作流程大致为:通过不同的分析技术从肿瘤患者样本中获取各种类型的生物分子大数据,然后将这些数据与临床数据进行整合,进而为每位患者生成一份分子研究报告,并提交给多学科医师小组进行讨论,最终制定出一份具体的治疗方案(Irmisch et al., 2021)。可以说,系统生物医学的大数据整合工作不过是刚刚开始,其临床运用的可行性和可操作性还有待发展和完善。

2 从基于统计研究证据的循证医学转变到关注个体分子特征的精确医学

现代医学的主流是"循证医学"(evidence-based medicine,EBM),其诊治方案形成的主要依据是按照各种类型临床研究证据制定的临床指南,以此开展基于统一标准的规范化临床实践活动。临床研究证据的金标准是"随机对照试验"(randomized controlled trial,RCT)。这是一种尽可能排除个体差异对研究结果的统计性影响的临床试验,一方面基于临床试验统计学的要求进行试验设计和招募参试者;另一方面对参试者进行试验组和对照组的随机分配,以减少个体差异可能导致的统计学试验偏倚,从而得到具有普遍意义的统计学规律。

由此可见,基于 RCT 等各种临床统计学证据的循证医学的主要特征可以说是看"病"而不是看"人",即患者仅仅是一个"病例",而不是一个"病人"。循证医学超越了传统医学那种依靠个人经验的医疗实践模式,能够在科学证据的指导下进行更为客观的医疗实践活动。但是,这种排除个体差异的统计学方式同时导致了循证医学在治疗慢性病患者时的实际疗效往往因人而异,因为这类患者之间广泛存在着由不同的遗传背景和不同的生活环境而产生的个体差异。显然,循证医学的优点——排除了个体差异并具有统计显著性的治疗方案,对具体的慢性病患者治疗来说却成了缺点——不够精确!

人类基因组计划在改变循证医学这种"不精确"问题方面同样发挥了重要的作用;正如 Science 杂志在"庆祝基因组"社论中所说:"基因组草图的完成为一种新的精确医学范式奠定了基础,这种精确医学的目标就是要利用个体独特的基因序列信息去指导治疗和预防疾病的决策"。事实上,美国研究者对此很早就有清晰的认识:"与人体有关的分子数据正在暴发性的增长,尤其是那些与患者个体相关的分子数据;由此带来了巨大的、尚未被开发的机会,即如何利用这些分子数据改善人类的健康状况"①。基于这样的认识,美国政府在 2015 年初正式宣布实施"精确医学";此后,包括中国在内的各国迅速跟进,形成了世界范围的精确医学新潮流。

2.1 精确医学的底层逻辑:分子层面的个性与共性之统一

精确医学把主要目标定位在从分子层面认识清楚个体间的遗传差异和表型差异,并相应地把基本任务放在寻找和确定标识个体特征的遗传因子或者表型因子等各种 "生物标志物"。例如,欧盟在 2014 年启动的"创新药物先导项目 2"(Innovative Medicines Initiative 2,IMI2)中明确指出,精确医学的主要任务就是"生物标志物的发现和验证"。此外,NIH 牵头启动的国际癌症基因组项目"癌症基因组图谱"(The Cancer Genome Atlas,TCGA)的目标也正是要获取分子层面的信息以进行肿瘤分子分型;该项目目前已经进行了 33 种不同癌症类型 11 000 名患者的基因组测序和其他种类生物分子数据的采集与分析。不久前,英国研究人员报道了肿瘤患者样本规模最大的一项全基因组测序研究;他们通过比较 19 种癌症类型 12 222 名患者的全基因组序列,揭示出了 58 种过去未知的肿瘤基因组序列的突变特征,

---

① http://www.nap.edu/catalog/13284/

进而为每种癌症类型确定了常见突变特征与罕见突变特征（Degasperi et al.，2022）。显然，这些分子层面的数据将为未来的个体化精确医疗提供重要的指导信息。

越来越多的研究表明，不同个体在分子层面广泛存在着个体间异质性。即使是同卵孪生的双胞胎，也有多项研究发现二者之间的基因组序列不是完全一样的。更具有挑战性的是细胞之间的内在异质性，即个体内同一种组织的同一类型细胞群体的不同细胞也可能存在基因或蛋白质等分子之间的差异。例如，研究人员利用专一结合人体 β 细胞的膜表面蛋白的抗体技术发现，正常成人胰岛组织中的 β 细胞群体中存在 4 种亚型，这些不同亚型的 β 细胞对葡萄糖的响应有着明显的差别；研究人员还发现，2 型糖尿病患者体内的这 4 种 β 细胞亚型的数量关系发生了明显的改变（Dorrell et al.，2016）。

在肿瘤的发生发展过程中，肿瘤细胞的内在异质性更是扮演了重要角色。中国研究人员曾经通过基因测序等技术分析了一个直径大约为 3.5 厘米的肝癌组织上基因突变情况，推断出这一肝癌组织拥有上亿个突变，且不同肝癌细胞拥有的突变类型和数量是不一样的（Ling et al.，2015）。不久前，一支国际研究团队在 *Cell* 上发表了目前最大规模的肿瘤细胞间异质性的研究工作——通过分析 38 种癌症的 2658 个肿瘤样本的全基因组测序数据，系统地阐释了肿瘤的异质性图谱；研究数据揭示，超过 95%的肿瘤里都存在代表肿瘤细胞间异质性的亚克隆扩张（subclonal expansion），这些具有不同突变特征的亚克隆扩张驱动着肿瘤的演化（Dentro et al.，2021）。需要强调的是，这种肿瘤细胞间异质性不仅表现在基因组序列的差异上，也表现在基因转录调控和蛋白质表达等各种分子层面上，如在不同微环境下乳腺癌细胞具有不同的代谢异质性，其中高表达磷酸甘油酸脱氢酶的癌细胞具有很强增殖能力，而低表达该酶的癌细胞则具有较强的转移能力（Rossi et al.，2022）。

研究者在关注研究"个性"的同时通常也需要关注"共性"，这二者就好像一个钱币的两面是不可分割的。人类基因组计划最初的目标是建立一个代表全人类的"人类基因组参考图谱"；在 2004 年该计划的目标达到之后，研究者就开始关注个体基因组的检测，如 2008 年启动的"国际千人基因组计划"。目前国际学术界上采用的"人类基因组参考图谱"是用 20 多个人的基因组序列拼接成的，其中有大约 70%的碱基序列是来自同一个人。不久前，中、美等多个国家的研究者组建了人类泛基因组参考联盟（Human Pangenome Reference Consortium，HPRC）；"人类泛基因组"（human pangenome）的概念，不仅是指一个更高质量和更完整的人类参考基因组，而且是指一个更完整的人类基因组变异框架，涵盖包括重复序列以及单核苷酸多态性等整个基因组范围内的变异信息（Wang et al.，2022）。换句话说，"人类泛基因组"的提出就是要在分子层面实现个性与共性的整合。

精确医学延续着同样的思路，它并不把其研究工作局限于寻找和鉴定个体之间的分子差异，而是拓展到对不同个体在分子层面的共性研究，其中最具代表性的就是新的肿瘤类型"泛癌"（PanCancer）概念的提出。为此，在 TCGA 计划中专门衍生出一个"泛癌图谱计划"（PanCancer Atlas Project），"泛癌图谱计划获得的结果将为下一阶段的工作打下坚实的基础，而后续这类更深入、更广泛和更复杂的工作将有助于实现个体化肿瘤治疗"。这种"PanCancer"研究可以超越基于病理特征和解剖形态等传统的宏观疾病分类标准，把不同组织/解剖的肿瘤类型视为一个整体。例如，研究者利用 TCGA 计划获得的 RNA 转录组数据，对 33 种肿瘤类型共 9000 个样本进行了"增强子表达"（enhancer expression）的共性分析，发现在这些"PanCancer"肿瘤样本中，"基因组整体水平的增强子活性与非整倍体（aneuploidy）正相关，而与基因突变的程度则没有相关性"（Chen et al.，2018）。不久前，荷兰研究者从"泛转移瘤"的角度比较了 20 多种实体瘤的 2520 对转移性和原发性肿瘤样本的全基因组序列；发现这些实体转移瘤中的"全基因组倍增"（whole genome duplication，WGD）程度比非转移性瘤的要高很多，前者的 WGD 平均值达到了 55.9%，因此 WGD 是这些不同类型的转移性肿瘤的共同分子特征（Priestley et al.，2019）。

最近，美国研究者在 *Cell* 杂志上发表了关于不同人脑转移瘤（brain

metastase）的细胞组成与基因调控模式的研究论文。他们从黑色素瘤和乳腺癌等 8 种类型的原发性肿瘤的 15 个患者体内获得了相应的脑转移瘤样本，然后对这些样本进行了单细胞转录组测序等各种分析，一方面发现了不同患者的脑转移肿瘤细胞具有高度的异质性；另一方面也在这些人脑转移肿瘤细胞里鉴定出了 8 种基因调控模式。此外，他们通过对脑转移肿瘤血液-肿瘤界面的研究，发现可以把这些人脑转移肿瘤细胞分为两种基本类型：一种是增殖型（proliferative），另一种是炎症型 （inflammatory）（Gonzalez et al., 2022）。这一工作很好地反映了精确医学是如何整合对肿瘤的个性与共性研究。

2.2 精确医学的技术路径：理想试验设计与真实世界研究

为了克服 RCT 研究过程中刻意消除个体差异导致的不精确缺点，精确医学发展出了各种理想化的基于个性差异和共性特征的新型临床研究模式。首先是基于"同病异治"思路的伞型试验，即针对单一疾病采用多种药物治疗并评估其效果（Woodcock and LaVange, 2017），如英国目前正在进行一个"肺癌伞型试验"——国家肺癌矩阵试验（National Lung Matrix Trial, NLMT），涉及具有 22 个分子标记物的 19 种非小细胞肺癌患者队列和 8 种治疗药物。其次是基于"异病同治"思路的篮型试验，即按照统一的某个分子标志物把不同类型的疾病患者集中在一起，用来评估某一种药物对这些不同类型疾病的治疗效果（Woodcock and LaVange, 2017），如在 2018 年被美国食品药品监督管理局（Food and Drug Administration，FDA）批准的 TRK 抑制剂 Larotrectinib，就是首个依据篮型试验结果获批的抗肿瘤药物，不论哪种类型的实体瘤，只要有 *TRK* 基因融合突变就可以用此药治疗。

对精确医学而言，理想化的临床研究应该在分子层面实现个性与共性的整合。为此，FDA 提出了一种 "主方案"，不仅同时包括了伞型试验和篮型试验，而且包括了一种"平台试验"，即在同一个研究平台上平行开展在多个不同分子标志物指导下的单臂药物试验（Woodcock and LaVange，2017）。NIH 目前正在开展的"基于分子分析的治疗选择试验"（Molecular Analysis for Therapy Choice Trial，MATCH）是当前规模最大的一项"主方案"；该方案从 6000 名肿瘤患者中选出了 1000 名分别进入 30 项治疗单臂试验中；参与这些试验的患者涉及几乎所有肿瘤类型。

随着大数据时代的到来，生物医学大数据也成为了实现精确医学的重要手段。美国国会在 2016 年通过的《21 世纪治疗法案》中提出，日常临床实践中产生的丰富多样的真实世界数据，如电子健康档案和医保数据等构成的"真实世界证据"（real world evidence，RWE）可以作为临床试验证据之外的补充证据。美国 FDA 在 2018 年公布了《真实世界证据方案框架》，并明确提出 RWE 可以作为合成对照臂整合到传统的单臂临床试验。中国近年来也逐渐重视 RWE，国家药监局于 2020 年发布了《真实世界证据支持药物研发与审评的指导原则（试行）》办法；其下属的药品审评中心也在 2021 年 4 月发布了《用于产生真实世界证据的真实世界数据指导原则（试行）》。

获得 RWE 的一个主要途径是真实世界研究（real world study，RWS）。RWS 过去通常是一种研究者不对受试对象进行主动干预的观察型研究，如新药上市以后考察其治疗效果和安全性的Ⅳ期临床试验。人们认识到，由于 RWS 源于实际医疗场地或家庭社区等场景，可以避免 RCT 那样严格受控实验条件带来的局限性，因此 RWS 也成了临床试验中新的干预型研究手段，如中国药监局药品审评中心在 2021 年发布的《以临床价值为导向的抗肿瘤药物临床研发指导原则（征求意见稿）》中，就明确给出了临床研究进入"关键研究阶段"时的 3 种临床试验设计：①随机对照研究；②单臂临床试验；③真实世界研究。

3 从以治病为中心的临床医学转变到以健康为中心的健康医学

随着当今人类疾病谱从传染病为主转变为慢性病为主,医学的理念和形态正在发生着巨大的变化。首先是医学的关注点从"治疗疾病"转变为"维护健康"。慢性病的发生发展通常都要有一个较长的时间;在出现临床症状之前,会先出现亚健康状态或疾病前期状态等各种过渡态,其高危人群数量往往比患病人群要大很多;如国内目前糖尿病患者为 1 亿,但处于糖尿病前期的高危人群可能已达到 5 亿了。这种疾病演化的"窗口期"给抗击慢性病提供了一个不同于抗击传染病的思路,即将抗击疾病的"关口前移",加强对人群健康状态的早期监测,并在发现亚健康或疾病前期状态时进行早期干预。

这种"大健康"的思路今天已经上升为中国政府的基本国策,在 2016 年国家颁布的《"健康中国 2030"规划纲要》中,明确提出其指导思想是:把健康摆在优先发展的战略地位;实现从胎儿到生命终点的全程健康服务和健康保障。需要指出的是,"关口前移"并非说要忽略对患者的临床诊断和治疗,而是要把维护健康和临床诊治整合为一体,形成大健康时代的"健康医学"。也就是说,过去的临床医学主要关注患病人群,而今天的健康医学则拓展到所有个体,正如 2019 年召开的第 72 届世界卫生大会倡导的主题——全民健康覆盖:不遗漏任何一人。

3.1 健康状态的全过程认识:全人群与全数据

健康医学面对的挑战显然要大于临床医学,不仅要处理临床诊治方面的问题,而且还要解决健康促进和维护方面的问题。此外,对亚健康或者疾病前期的评估也同样充满挑战。例如,国际上通行的高血压诊断标准是

≥140/90 mmHg；但是，美国心脏协会（American Heart Association，AHA）2017 年单方面将高血压的确诊标准调整为≥130/80 mmHg，使得美国的高血压患者一下就增加了 3000 万。这个调整后的新标准导致了各国专家学者的许多争议。由此可见，健康医学不能按照传统的医学研究模式来选择研究对象，而是要采用把所有个体都纳入到研究范围的"全人群"策略。目前 NIH 正在实施的"全民健康研究项目"（All of Us Research Program），就是这种健康医学"全人群"理念的代表。NIH 的负责人特别强调：这个项目不关注疾病，"它不聚焦在某一种疾病，某一种风险因子，或者是某一类人群；反之，它使得研究者可以评估涉及各种疾病的多种风险因子"[1]。因此，该项目特别重视参与者的广泛性和多样性，计划招募的全美百万志愿者不限性别、民族和健康状态等，并且要覆盖全美各地区和各阶层，包括过去不受重视的族群。

需要指出的是，这种健康医学的"全人群"策略是要在一个"长时程"的维度上展开的。首先，要想有效地统计和分析非特定表型构成的自然人群中各种常见病的患病率和发病率，不仅需要人群的数量足够大，而且需要连续地对人群进行观察。其次，对自然人群进行观察和数据收集的时间越长对健康医学就越有价值。例如，在"全民健康研究项目"中，至少要有 3 年的人群数据才能用于疾病的分类或支撑临床研究，如果是 5 年的人群数据则用来做这两件事的效果将更好。

显然，"全人群"研究的目标是获得尽可能完整的人群的健康医学大数据，可以称之为"全数据"，即人群的健康数据越完整、越全面，对健康医学就越有价值。目前在健康医学"全数据"方面最成功的是英国的 UK Biobank。英国研究者于 2006 年启动了 UK Biobank 项目，随后在 5 年时间里收集了 50 万 40～69 岁英国志愿者的血液、尿液和唾液等生物学样本，以及 EHR 数据等各种个人信息。要强调的是，UK Biobank 追求的目标正是健

---

① https://www.nih.gov/sites/default/files/about-nih/strategic-plan-fy2021-2025-508.pdf

康领域的"全数据"。自 2012 年建成至今，UK Biobank 一直在完善其数据的收集工作，如初期对 50 万志愿者进行了全外显子测序，2021 年则在政府和公司的资助下完成了这些志愿者中 20 万人的全基因组测序，未来将完成其余 30 万人的全基因组测序；此外，在 2022 年 1 月完成了 5 万人的器官成像，下一步将扩大到 10 万人。UK Biobank 的数据量预计在 2025 年将达到40PB。由于 UK Biobank 具有这样的健康医学"全数据"，所以被全世界的研究者用于健康医学领域各种各样问题的研究，目前其拥有包括中国和其他国家在内的全球注册用户 28 000 多名，基于这些数据已发表了近 6000 篇研究论文。例如，研究者不久前利用 UK Biobank 里 27 万名欧洲血统参与者的外显子组序列数据，分析了基因变异与表型之间的关联，发现了许多常见疾病的罕见蛋白编码变异（Wang et al.，2021）。

3.2　健康状态的全过程管理：全方位的生活方式干预

健康医学的基本形态不同于临床医学，前者是人人参与的"主动健康"，后者则主要是依靠医生的"被动健康"。对临床医学而言，大众把诊治自身疾病的职责交给了医生。但是，健康医学面对维护和管理公众全程健康的需求，依靠医生是远远不够的，需要每一个人的参与。这种"主动健康"理念已经被纳入 2020 年实施的《中华人民共和国基本医疗卫生与健康促进法》；该法第六十九条清楚地写道："公民是自己健康的第一责任人，树立和践行对自己健康负责的健康管理理念，主动学习健康知识，提高健康素养，加强健康管理。"

实施健康医学"关口前移"战略的主要举措是早期干预；最常用又最简便的是全方位的生活方式干预，包括营养干预、运动干预、心理干预和睡眠调理等。例如美国癌症协会（American Cancer Society，ACS）不久前提出了未来 10 年的 10 项预防肿瘤的措施，其中 6 项都是生活方式干预，包括戒烟、限酒、健康饮食、防晒、加强运动和控制体重。中国政府在 2019 年 6

月颁布的《国务院关于实施健康中国行动的意见》中也提出了多项具体的生活方式干预行动，如合理膳食行动、全民健身行动、控烟行动和心理健康促进行动等。

饮食对健康的影响从古至今都受到高度重视，中国传统医学很早就提出"药食同源"的观点。美国癌症协会 2016 年 2 月在其网站上推荐了一份用于预防肿瘤的"彩虹食谱"：把蔬果按颜色分成 5 个种类，不同颜色代表不同的植物营养素；人们每天要将不同颜色的蔬果按一定比例搭配进食。此外，许多国家也很重视发布官方的膳食指南，用于指导民众健康饮食，如中国政府于 2017 年 6 月颁布了《国民营养计划（2017—2030 年）》。

随着健康医学的形成和发展，运动干预近年来越来越受到重视。2018年第 71 届世界卫生大会通过《2018—2030 年促进身体活动全球行动计划》，希望到 2030 年时将缺乏身体活动现象减少 15%。2020 年世界卫生组织发布了《关于身体活动和久坐行为指南》，建议所有成年人每周至少进行 150～300 分钟中等到剧烈的有氧运动。中国国家体育总局在 2017 年也发布了《全民健身指南》，明确指出："体育活动已经成为增强国民体质、提高健康水平最积极、最有效、最经济的生活方式"。

生活方式干预不仅被用于预防慢性病的发生，而且还正在被视为治疗疾病的重要手段。不久前，美国心脏协会发布一个声明，建议把运动锻炼作为降低血压和血脂的首选干预措施。2022 年初，美国纽约市政府宣布，把生活方式干预纳入大纽约地区的医疗卫生系统，作为针对代谢性疾病等慢性病的一线治疗手段。我国政府和医学界同样很重视生活方式干预的治疗价值，如《中国 2 型糖尿病防治指南（2017 年版）》明确规定，运动和饮食等单纯生活方式干预是血糖控制的首选方法，"生活方式干预是 2 型糖尿病的基础治疗措施，应贯穿于糖尿病治疗的始终"。由此可以看到，健康医学在疾病治疗手段上形成了"三足鼎立"——药物、手术刀、生活方式干预。

4 小结：凡是过往，皆为序章

随着 20 世纪中叶分子生物学的诞生，传统医学进入了基于分子层面实验科学的现代生物医学时代。而 21 世纪之交人类基因组计划的实施则将生命科学导入一个"后基因组时代"，并使得现代生物医学出现新的转变。从以上的分析可以看到，这种转变主要表现在三个方面。首先，系统生物学的形成和发展改变了基于还原论的"碎片化"和"简单化"的生命观，使得人们从生命复杂系统的角度去重新认识生命的生理和病理活动。其次，在系统生物学和生物医学大数据的共同推动下，人们从关注疾病发生发展的分子细胞机制转变成关注个体在分子层面的差异和共性。最重要的是，对健康的维护不再局限于临床诊断和治疗，而是对生命从正常到异常到临床的全过程监测，以及从营养到运动到治疗的全方位干预。人类社会迎来了一个全新的"大健康"时代（图 1）。

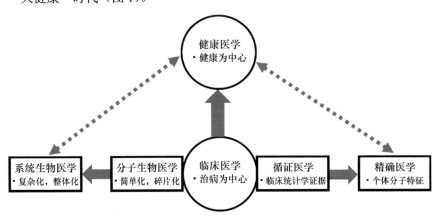

图 1 21 世纪生物医学发展的三个主要趋势

本文原载于《生命科学》杂志 2022 年第 11 期，文字略有修改。

健康领域的"因果论"误区

关注健康是当今社会的大趋势，人们为此忙于研究各种对健康有利或不利的因素，提出诸多维护健康和防止疾病的"规定动作"。在做这些事情的背后，人们常常自觉或不自觉地采用"因果论"假设：一些事情一定有利于健康，而另一些事情则一定有害于健康。例如，锻炼一定有利健康，抽烟一定有害健康。在新闻媒体的科学报道中，经常可以看到类似这样的标题："高脂饮食致大脑'挨饿'"，"国人冠心病死亡率升高超七成归因于胆固醇异常"。然而，随着人们对生命复杂性的逐渐了解，以及对肿瘤和糖尿病等各种慢性病的深入研究，"因果论"假设已经被证明过于简单化；而基于这个假设在健康领域采取的"决定论"行为模式是不合适的。

1 捉摸不定的内因和外因

人们通常认为，个体的遗传物质决定其健康状态，例如，镰刀型贫血是由单个基因突变引起，而肿瘤的形成则涉及多个基因突变。不久前，美国科学家挑选了 500 多名 80 岁或以上的健康长寿老人,他们没有罹患肿瘤、糖尿病和阿尔茨海默病等老年常见慢性病的;研究者将这组健康老人的全基因组序列进行测定,并与普通人群的基因组序列进行比较;发现这些健康老人携带有特定的基因变异;这些基因变异可能利于他们抵抗疾病(Erikson et al.,2016)。格陵兰岛因纽特人的食物十分匮乏。主要食物是脂肪含量都非常高的海洋鱼类和哺乳动物;但他们并没有因为高脂饮食而出现在我们中常见的健康问题;基因组序列分析表明,因纽特人在第 11 号染色体上代谢脂肪酸的相关基因与欧洲人和中国汉人存在很大差异,因纽特人携带的这些变异基因帮助他们更有效地利用食物中的脂肪酸(Fumagalli et al.,2015)。

但情况并非如此简单。2016 年美国 *Nature* 杂志报道了一项关于 3000 多人的编码蛋白质的外显子序列分析结果:研究者发现了 1000 多种涉及 781 个基因缺失的基因型,即每一个成年人拥有平均 1.6 个相当于隐性致死突变的功能缺失变异(recessive-lethal-equivalent loss-of-function);让研究者诧异的是,这些基因缺失和临床表现之间并没有明显的相关性,意味着基因的缺失并不一定导致疾病的发生(Narasimhan et al.,2016)。随后的另外一项工作进一步支持了这个结论。在对 6 万多人编码蛋白质的外显子序列分析中,研究者发现了 3230 个几乎全部缺失或部分缺失蛋白质编码序列的突变基因;但是,这些突变基因中的 72%并没有表现出目前已知的人类疾病表型(Lek et al.,2016)。由此可见,体内遗传因素有的时候并不能够决定身体的表型,其基因变异不一定引起身体的变化。

造成遗传因素在决定表型方面的不确定性主要源于环境。经典的遗传学教科书中有这样一个公式:表型=基因型+环境。也就是说,同样的基因型在不同的环境条件下可能出现不同的表型。人们熟知的苯丙酮尿症就是一个很好的例子。苯丙酮尿症属于常染色体隐性遗传病,通常是由位于 12 号染色体长臂的苯丙氨酸羟化酶基因突变引起;苯丙氨酸在体内长期累积将损伤中枢神经并导致严重智力障碍。该病的治疗方式主要是采用低苯丙氨酸饮食,使苯丙氨酸的摄入量既能保证生长的最低需要,又能避免血中含量过高。

只要饮食控制得当，患者的表型与正常人的没有太大差别。

人们通常认为，肿瘤的形成源于癌基因和抑癌基因等多个基因突变。研究者通过理论分析，发现肿瘤发生的风险与干细胞的分裂能力紧密相关，干细胞的分裂次数多，积累的随机基因突变就多，导致肿瘤发生的风险就高。拥有干细胞分裂能力强的组织产生肿瘤的风险就高，因此肿瘤的发生是由不可避免的内在因素所决定（Tomasetti and Vogelstein，2015）。但是，也有相反的观点认为，干细胞分裂能力等内在风险因素只占整个癌症风险的10%～30%，而紫外线照射和抽烟等外部环境因素则在癌症形成中起到主要作用（Wu et al.，2016）。由此可见，作为遗传因素的内因与环境等外因之间具有复杂的相互作用，其结果的出现往往具有很大的随机性。

2 量变到质变的复杂过程

2015年10月26日，世界卫生组织下属的国际癌症研究机构发布了一份关于致癌因素的研究报告。在这份报告中，经过盐渍、风干和熏制等处理过的加工肉制品被定为1级致癌物，意味着该类物质致癌的证据很充分；同属这一类的致癌物包括烟草、酒精饮料和石棉等。而牛肉、羊肉和猪肉等定义为"红肉"的食物则被归入2A级致癌物，意味着这类食物的致癌证据有限。报告一出，国际社会一片哗然；世界各地的肉类协会反应最激烈。例如，美国肉类协会就明确表示反对，认为吃肉和癌症之间没有关联。有报道称，在报告发布第二天，意大利的红肉销量骤减两成。为此，世界卫生组织在10月29日发表声明，强调该报告并不要让人们停止吃加工肉或者红肉，而是要少吃以减少患癌症的风险。

在这些争吵的声音中可以明显感觉到"因果论"的影响，有媒体这样表达："根据全球疾病负担项目的最新估计，全世界每年大约有3.4万例癌症死亡病例可能与大量食用加工肉制品有关。尽管食用红肉的风险性不如加工肉制品那么大,但据全球疾病负担项目估计,如果报告中所提及的相关性被证明为因果关系,全世界每年有 5 万例癌症死亡病例可能与大量食用红肉有关"。这样的文字显然容易使人从"决定论"的角度来看待影响癌症等复杂性疾病发生发展的因素。其实人们如果仔细阅读报告和思考,就会看到吃肉和癌症之间并不存在确定性关系,只是一种建立在数量关系上的可能性。正如该报告所说:"如果每天食用 50 克加工肉制品,患结直肠癌的风险会提高 18%。如果每天食用 100 克红肉,患结直肠癌的风险会提高 17%"。

肿瘤等疾病属于慢性病,其疾病的发生与发展通常需要一个漫长的过程。在这样一个过程中,不仅涉及多种内在的和外在的因素,而且涉及这些因素对机体的长期作用。不论是有利健康还是危害健康的因素,通常都有一个从量变到质变的过程。例如,肉食要真正成为致癌的风险,需要每天都吃够一定数量的肉,还要长期坚持下去。不满足这两个条件谈肉食的致癌风险是没有意义的。最近一项英国和中国科学家的合作研究揭示,吃水果可能有利于中国人的心血管健康。研究者通过对 51 万中国人在 2004~2008 年间的饮食方式和疾病相关性的分析发现,每天食用水果的人与那些从不食用或不经常食用水果的人相比,患心血管疾病的比例明显降低,并在心脑血管疾病相关的死亡比例也有明显降低(Du et al., 2016)。需要注意的是,即使获得了这样统计上有显著差异结果,该项研究的负责人仍然谨慎地表示,这项流行病学研究结果"并不能用于确立水果摄入与心血管病风险之间的因果关系"。

在身体健康状态通过量变出现质变的缓慢过程中,不仅涉及饮食种类和锻炼方式等众多广为人知的影响因素,而且还涉及许多尚未被关注或者认识清楚的影响因素。例如,美国科学家通过改变老鼠进食时间的实验首次发现,在错误的时间进食可能损伤学习能力和记忆力(Loh et al., 2015)。抗生素滥用是当前对人类健康的一大威胁;2013 年中国抗生素的使用达 16.2 万吨,约占全世界用量的一半,其中 52% 为兽用,48% 为人用,超过 5 万吨抗生素被排放进入水土环境中。中国研究人员通过三年多的流行病学研究分析发现,儿童肥胖发生风险与儿童长期暴露在来自食品或饮用水等环境中的低剂量兽用抗生素之间高度相关,而与短时间服用医用抗生素没有明显的相关性(Wang et al., 2016)。可以看到,在这种健康状态发生量变到质变过程中也充满了各种不确定性。

3 从统计意义的群体健康到真实的个体健康

当今社会谈到的健康行为或不健康行为通常都源于众多个体的统计性结果。但是,具体落实到单一个体时,不同个体之间结果常常是不一样的。例如,长期吸烟容易引起肺癌,但在实际生活中,可以看到长期吸烟没有患肺癌的个体,也可以看到从不吸烟而患肺癌的人。虽然我们在统计上可以看到明显的差别,如我国男性肺癌中 70%~80%与吸烟有关,女性肺癌中约30%归于吸烟与被动吸烟,但对单一个体而言,其健康状态的好坏仍然只是一个概率事件。

我们知道,个体差异的主要来源是遗传差异。首先,不同人种之间具有明显的遗传变异,例如,前面提到的因组特人的第 11 号染色体上代谢脂肪酸的基因与欧洲人和中国汉族人是不一样的。2016 年 10 月,英国 *Nature* 杂志登载了国际人类基因组变异协作项目 "Simons Genome Diversity Project" 的研究结果。在这项工作中,研究人员根据遗传背景、语言和文化差异在全世界确定了 142 类人群,从这些人群中选择了 300 个个体进行了高质量的全基因组测序,从而系统地揭示了现代人类广泛存在的基因组变异特征(Mallick et al., 2016)。

即使在同一人群中,不同的个体之间也存在着各种遗传变异,从而可能导致个体的表型差异。高密度脂蛋白胆固醇(high-density lipoprotein cholesterol,HDL-C)被普遍认为可降低心脏病风险,因而被称为 "好" 胆固醇。但是,最近发表的一项研究表明,有些人携带的 HDL-C 受体基因 *SCARB1* 出现突变,导致高密度脂蛋白丧失运送胆固醇到肝脏进行代谢的功能，从而使得体内 HDL-C 增加；这种基因突变引起的 HDL-C 升高不仅没有发挥"好"的作用，还会因其在动脉中累积而增加心脏病的风险（Zanoni et al.，2016）。过去曾有几项利用药物来增加 HDL-C 的临床试验，但结果发现对心脏很少或几乎没有保护作用。SCARB1 基因突变的发现有可能解释为什么这些药物没有取得预期的效果。

个体差异不仅源于遗传变异，而且也与环境有着密切的关系。每个个体都生活在一个特定环境中，如前所言，即使是同一基因型，在不同的环境条件下也可能出现不同的表型。环境条件的变化远比基因组变异复杂。以我们身体内的肠道菌群为例，细菌的种类是 1000 多种，其总基因数大约是人类基因数的 150 倍。美国科学家不久前分析了 100 多人的肠道菌群的基因组序列，不仅发现在菌种类型上广泛存在着个体差异，而且同一种细菌也存在亚型的个体差异；其中有几十个菌种的 5000 多个基因存在着拷贝数的显著差异，这些拷贝数变异与不同个体发生肥胖症和肠炎等疾病风险有着密切的关系（Greenblum et al.，2015）。

肥胖症和糖尿病患者除了服用药物外还需要进行特定的膳食控制。一般认为，不同的食物对人们的餐后血糖水平有着不同的影响，称为"血糖指数"（glycemic index，GI），即含有碳水化合物的食物在一定时间内使血糖水平升高的相对能力。人们认为，每种食物有着特定的 GI 值；食物的 GI 值越高对血糖控制越不利。因此，选择 GI 值低的食物通常是医生指导患者饮食的基本原则。GI 值建立在这样一个假设上：同一种食物对不同个体的效应是一样的。不久前，以色列科学家通过对 800 个健康个体的研究发现，不同的人对同一种食物的血糖水平响应是不一样的。也就是说，食物的 GI 值不是确定的，存在着个体差异；而这种差异与个体的肠道菌群是有关系的（Zeevi et al.，2015）。包括中国在内的许多国家都发布过针对本国民众的膳食指南。这种指南显然没有考虑个体差异，只是关注统计意义上的群体健康。从以上的讨论来看，在实际生活中，每个人首先应该考虑自己的个性化健康需求。

4 小结

健康的维护和疾病的预防不是单一因素能够决定的，也不是一天时间就可以完成的。更重要的是，我们要明白，这些"正确"的措施是通过对人群统计分析而得到的，对不同的个体来说实际效果可能是不一样的。我们要明白，即使我们做了所有被公认是"正确"的事情，也不能确保无恙。

本文原载于《科学》杂志 2017 年第 1 期，文字略有修改。

慢性病预防的梦想与现实

　　"运气"一词对应的科学术语应该是"概率",即不确定性。当说到某个人的"坏运气"时,是指不希望出现的一种可能性变成了现实。其实,在一件事还没发生之前,讨论这件事出现的"坏运气"和讨论这件事不出现的"好运气"完全是一回事,都是讨论这件事发生的概率问题。前些天,"坏运气"这个词因一篇题为"66%的癌症发生是因为'运气不好'"的科普文章,成为大众关注的热点。

　　这篇科普文章针对的是 2017 年 3 月在 *Science* 杂志发表的肿瘤突变研究论文(以下简称突变论文;Tomasetti et al., 2017)。那么,人们为什么对这项研究工作这样地关注?关注点源于这个关键词——"预防"。该科普文章作者写道:"这一发现最大的影响除了要改写教科书之外,还包括那些从事癌症预防和癌症基因研究的科学家,可能得考虑换个方向了"。与此同时,国内的一位研究者在网络杂志《知识分子》上发表了一篇明显针对该科普文章的评论,题目就叫"癌症的可预防性:66%不应该让我们灰心"。换句话说,人们关心的是,"肿瘤是否可以预防"?推而广之,"慢性病是否可以预防"?

1　从预防传染病到预防慢性病

"预防"（prevention）一词简单来说，指通过人为的干预来防止某种事件的发生。在卫生健康领域，预防传染病做得最为成功，天花等多种烈性传染病都是由于人们采取的一系列有效的预防措施而被消灭或控制。由于人们在预防传染病方面取得了巨大成功，当今国际社会的人口预期寿命比过去传染病肆虐时期要长得多；各发达国家以及中国等已进入老龄化社会阶段。在老龄化社会，威胁人们健康的主要疾病不再是传染病，而是肿瘤和糖尿病等非传染性慢性病。

人们认为，既然传染病可以预防，那么慢性病也应该可以预防，例如，1994 年第 15 届国际糖尿病大会就提出了"预防糖尿病——21 世纪卫生保健的主题"的口号。预防慢性病的思路也基本是来自预防传染病的。人们目前把慢性病的预防分为三级。以糖尿病的预防为例，一级预防目的是预防糖尿病的发生；二级预防目的是预防糖尿病慢性并发症的发生；三级预防目的是预防糖尿病并发症导致的致残和致死。由此可以看到，二级和三级预防其实不是真正意义上的预防，属于治疗疾病的范畴。真正像预防传染病那样的是一级预防（也称为"初级预防"），即预防某种特定疾病的发生。

慢性病不同于传染病。慢性病通常是由于身体内部的紊乱和异常所引起，而传染病则是由于外部的病毒或者细菌等病原体入侵人体引起的。显然，预防因外部入侵者引起的疾病与预防因自身缺陷产生的疾病的难易程度有着巨大的差别。我们都知道，疫苗在预防传染病方面发挥着重要的作用，一旦人们针对某种病原体找到一种有效的疫苗，基本就能够预防该病原体引起的疾病。例如，人们就是通过接种由牛痘病毒制备的疫苗而预防了天花病毒的侵袭，并最终把天花病毒从地球上彻底消灭。但是，肿瘤或者糖尿病等慢性病产生的原因多种多样，既有先天的遗传因素和后天的环境因素，还有许多随机因素，包括那篇突变论文揭示出的细胞 DNA 复制过程中的随机错误——R-突变（replication mutation），以及这些因素间复杂的相互作用。显然，要找到有效预防慢性病的方法不是一件容易的事情。

2 如何预防肿瘤等慢性病

肿瘤研究者通常认为,癌症的发生至少需要两个关键基因的突变。突变论文的作者据此提出,"一种需要两个突变的肿瘤仍然是可预防的,只要其中一个突变来自复制(R),而另一个来自可控的环境因素"·也就是说,即使一个"准"肿瘤已经拥有许多在 DNA 复制过程中产生的随机突变(R-突变),但只要有一个肿瘤发生所需要突变是来源于环境,人们就有可能通过改变环境来防止该突变的出现,从而使得肿瘤最终无法形成。姑且不论是否能够按照这个观点来进行肿瘤的预防,这个观点本身告诉我们,因为慢性病的发生涉及多个因素,所以慢性病的预防效果只能是一种统计意义上的结果。换句话说,慢性病的发生是一个概率事件,而"预防"只是在一定程度上改变了在人群中该疾病的发生率。例如,一个人不抽烟不能保证其一定不患肺癌;而在人群中通过大规模地禁烟则确实能够降低人群中肺癌发生的概率。反之,传染病的预防则是一个确定性事件,每一个接种了牛痘疫苗的人就一定能够预防天花的发生。

既然慢性病的发生涉及多种不同的内因和外因,那么不同的因素在慢性病发生中起的作用就很有可能是不一样的,针对这些因素的预防措施及其效果也就可能有差别。突变论文的作者将肿瘤基因突变分为三种类型:来自亲代生殖细胞的遗传突变、来自 DNA 复制的随机突变和来自环境的诱发突变。遗传突变与生俱来,不可改变;复制错误是细胞分裂的随机产物,不可控制;只有环境诱发的突变在一定程度上有可能进行人为的干预。最近一项大规模人群基因组序列比较研究揭示,与不抽烟人群的基因组相比,抽烟能够显著增加抽烟人群的基因组序列上各种类型的突变,从而导致至少 17 种人类肿瘤发生率的提高,尤其是肺癌、喉癌、肝癌和肾癌的发病率(Alexandrov et al.,

2016）。因此，人们可以通过控制抽烟来控制人群中抽烟引发的突变概率。

如何应对与生俱来的遗传突变？在慢性病预防领域，那些携带已知与某种疾病相关遗传变异的人群被称为该疾病的易感人群。对这些易感人群的预防措施，通常是增加体检的频次或者进行营养和运动等生活方式的干预。严格意义上说，体检不能算预防；例如，针对肿瘤进行早期筛查的目的不是要防止肿瘤的发生，而是要尽早发现刚刚形成的肿瘤，以便及时治疗。生活方式的干预则是从环境因素的角度去降低疾病发生的概率，对遗传风险并没有直接的影响。2017 年 4 月初，美国食品药品监督管理局（FDA）批准了一家美国公司"23andMe"研发的预测帕金森病等 10 种疾病风险的个体基因组遗传风险因子检测进入市场。但 FDA 的一位官员强调说，"重要的是，人们需要了解，遗传风险只是很小的一部分，这不意味着他们最终会或不会得那种病"。

这里有一个极端案例可供讨论。2013 年，美国影星朱莉（Jolie）通过基因测序得知自己的抑癌基因 *BRCA1* 携带遗传缺陷，患上乳腺癌的概率高达 80%，所以在没有任何临床征兆的情况下毅然接受了预防性乳腺切除手术；2015 年她因为担心罹患卵巢癌（概率为 50%），又将卵巢和输卵管进行了预防性切除。像这样把遗传突变的潜在风险采用极端的方法进行"预防"是很不容易的，毕竟是在身体尚在正常状态下用手术把正常器官切除。但严格地说，这种策略也许不能称为真正的"预防"。例如，预防卵巢癌是指防止卵巢出现肿瘤，如果没了卵巢，那就不需要讨论卵巢癌的预防了，就好像我们不会去讨论如何预防男性的卵巢癌发生。再说，假设这个 *BRCA1* 突变基因引起肺癌的可能性是 90%，难道也要把肺给切除了？

突变论文作者发现，细胞 DNA 在复制过程中会随机地产生突变（R-突变）。在正常的人类干细胞 DNA 复制过程中，平均每次复制会产生 3 个 R-突变。通过对 69 个国家肿瘤发病率的分析，突变论文的作者提出，人类肿瘤中三分之二的突变来源于 R-突变。该论文作者关于 R-突变的两个观点值得重视。首先，由于 R-突变是复制过程中随机错误导致的，因此 R-突变是不可避免的。其次，因为每次细胞分裂传代都需要一次 DNA 复制，所以细胞分裂次数越多，R-突变就越多。该论文作者发现，人体不同组织干细胞的分裂次数与肿瘤发生呈正相关，即干细胞分裂次数越多的组织，肿瘤发生率越高。据此，该论文作者提出，在不同肿瘤组织中 R-突变数量是不一样的。例如，在肺腺癌中，R-突变占全部突变的三分之一，其余的突变来自抽烟等环境因素的诱导；而在很少与外部环境接触的胰腺癌、脑癌等肿瘤组织中，R-突变则是主要的突变来源。

既然不同的肿瘤组织拥有的突变类型不一样，那么预防肿瘤发生的效果就会有很大差别。例如，肺癌的发生受到环境的影响比较大，可以通过禁烟等环境干预措施，来降低肺癌发生率。而那些以不可控的随机突变为主的疾病，例如，胰腺癌和脑癌，要想通过控制环境来改变疾病发生率就不那么容易了。突变论文作者在其文章最后一段话里这样写道："认识到癌的第三种类型的突变——R-突变的存在，并不意味着初级预防就不重要了，而是强调这样一点：并非所有类型的癌都可以通过避免环境危险因子来预防"。这句话隐含的意思是，有些类型的肿瘤是难以预防的。也就是说，与预防传染病的情况相比，人类在预防慢性病方面的效果是很有限的。

3 慢性病是不可避免的

慢性病已成为当前危害人类健康与生命的主要威胁。世界卫生组织（WHO）的统计数据显示，全球有 63% 的死亡源于慢性病。在过去 10 年，中国平均每年新增慢性病病例近 2 倍，其中恶性肿瘤每年新发病 310 万例。人们也许要问，人类为什么在预防慢性病方面没有取得像预防传染病方面那样的巨大成就？

传染病是由病毒或者细菌等病原体入侵人体引起的。因此，利用合适的疫苗就能够防止病原体的侵袭；有时甚至采用简单的物理隔离都能够实现对传染病的预防。非传染性的慢性病则是因机体自身的缺陷所引发，例如，癌症的病因主要是各种体细胞内的基因突变；2 型糖尿病的病因是肝脏和肌肉等外周组织细胞对胰岛素不敏感以及胰岛细胞损伤；阿尔茨海默病的病因是淀粉样蛋白在大脑神经元的沉积等。显然，要想预防因自身体内缺陷所引起的慢性病是一个相当艰巨的任务。

顾名思义，慢性病的特点就是一个字"慢"，即疾病的发生发展通常需要很长的时间。因此，大多数慢性病发生的最主要风险因素就是"年龄"，年纪越大，患病的概率越大。在美国，70 岁男人患结直肠癌的风险要比 10 岁儿童的高 1000 倍。世界银行在 2015 年底一份关于老龄化的报告《长寿与繁荣：东亚和太平洋地区的老龄化社会》中指出，目前全球 65 岁以上的老年人中的 36%居住在东北亚地区；预计到 2030 年，癌症、心脏病、糖尿病、阿尔茨海默病等与高龄相关的慢性病患者将占这个地区全部疾病患者的85%。而"年龄"这个慢性病最主要的风险因素恰恰是人们不能去预防的，更何况，人类追求的目标之一就是"长寿"。

为什么年龄越大，慢性病发生的概率越高？这其实是一个自然界的必然规律。假设身体是一辆车，大约由 40 万亿个细胞组成，每个细胞都含有成千上万的基因和蛋白质。显然，身体这辆车用的时间越久，车上的细胞和基因等各种零部件出问题的可能性就越高。人体在其一生中需要用各种组织干细胞来不停地修复相应的组织损伤。为了执行这一修复任务，组织干细胞首先要不停地通过细胞分裂来扩增其数量。突变论文作者在其文章中设计了一个理想案例：假设一群完全没有遗传变异的人移民到某星球上，这些人体内 90%的肿瘤都只由一种环境因素诱发，从而可以通过避免这种环境因素来预防体内 90%肿瘤的发生；突变论文作者计算出，即使在这个极端情况下，仍有 40%的肿瘤驱动基因突变是来源于复制过程中的随机错误；组织干细胞分裂的次数越多，肿瘤驱动基因突变出现的概率就越大。身体衰老引发的问题不仅源于突变等异常事件，也涉及细胞等零部件的功能衰退。不久前一项单细胞转录组测序工作揭示，老年小鼠与年轻小鼠相比，前者体内同类型免疫细胞中单个细胞间的基因表达差异明显增加，导致这些细胞彼此之间的协调性明显降低，从而不能有效地执行免疫保护功能（Martinez-Jimenez et al.，2017）。

我们不得不面对这样一个客观事实：慢性病是人类不可避免的。也许我们现在或者将来可以有效地预防某一种癌症，但不可能去预防所有类型的癌症。这个道理可以推广到其他类型的慢性病。许多有识之士显然已认识到了这一事实。例如，国际肿瘤研究权威温伯格在其名著《癌生物学》（*The Biology of Cancer*）中就明确指出："肿瘤的产生是不可避免的事件。即使我们成功地避免了各种疾病带来的死亡，也迟早将成为癌症的牺牲品"（Weinberg，2009）。我们要明白，想拥有一辆（个）不论使用多久其每个零部件都不会坏的车（身体），如同想拥有一台违背热力学定律的永动机一样，都是不切实际的幻想。

4　小结：尽人事，听天命

当前有两种极端的观点，一种是把慢性病的发生归咎于不可控的运气，因而对自身的健康管理可以不作为或乱作为，如同那篇引起极大争论的科普文章作者形容的那样："我们以后再听说谁谁得了癌症，就不要再去指责他们抽烟、喝酒、熬夜吃泡面，以及雾霾天不带口罩了，也许他们是真的不幸和倒霉"。反之，另一种则认为人定胜天，只要投入足够的人力物力去研究、去防治，就能控制乃至消灭慢性病；如同美国前总统奥巴马 2016 年 1 月在国会上宣布启动一项旨在治愈癌症的"登月计划"时所说的那样："让美国成为一个彻底治愈癌症的国家"（Let's make America the country that cures cancer once and for all）。笔者认为，第一种观点不可取，第二种观点不现实。我国古人有过很多深刻的思想，其中"尽人事，听天命"就可以用做指导当前人们预防慢性病的最佳策略。

本文原载于《科学》杂志 2017 年第 4 期，文字略有修改。

为什么医学需要信任

　　世界已经进入老龄化社会，人类今天的预期寿命比过去有了明显的增加。这充分表明人类对自身健康状态的控制和维护能力有了长足的提升；科学和医学的进步显然在其中起到了极大的作用。但是，我们在对科学和医学控制疾病的能力充满信心的同时，也要认识到临床实践中依然存在着不确定性这样的"诸葛亮困境"。

　　诸葛亮是古典名著《三国演义》中决策能力最强的智者，上知天文下知地理，运筹于帷幄之中，决胜于千里之外。但也还是这样一位智者，错误决定起用马谡做主帅，导致了街亭之战的失败，只能在事后"挥泪斩马谡"；民间还为此引申出一个成语"事后诸葛亮"，描写那些用最终结果来表现自己"正确决策"的伪智者。显然，人们都希望做一个能够在行动之前"神机妙算"的诸葛亮，而非只会放"马后炮"的事后诸葛亮。这一点在医学领域尤为重要，"人命关天"。在每一次临床实践中，医生和患者双方都要面临一个抉择治疗方案的过程。由于目前威胁人类的主要疾病是肿瘤、糖尿病和神经退行性疾病等复杂疾病，因此，在现实世界中，常常看到的是治疗决策与治疗结果之间的不一致性。也就是说，人们在临床实践中总认为自己是一个能按照预期治疗效果提出正确治疗方案的"诸葛亮"，但有时事与愿违，只能做一个面对实际治疗结果进行评价的"事后诸葛亮"。笔者称之为"诸葛亮困境"。

在当今的临床领域，充满了各种成功或者失败的案例，各种专业或者非专业的经验和建议。这些往往成了患者或者患者家属做治疗决策的基础。例如，美国研究人员通过对大约 20 年汇集的乳腺癌和前列腺癌临床数据的分析揭示，有些肿瘤患者可以不治而愈。于是乎人们相信，某些情况下即使体内有了肿瘤，也可以不用治疗。显然，采用这样的决策方式实际上是用患者本人的生命去冒险；美国苹果公司的创始人乔布斯（Jobs）就是这样一个典型。虽然乔布斯知道自己患的是一种生长较慢，容易通过手术治愈的胰腺肿瘤，但他却拒绝医生、家人和朋友要他立刻进行肿瘤切除手术建议，而是采用了另类治疗方案，如实行严格的素食，尝试针刺疗法和草药。乔布斯就这样拖了 9 个月才决定做手术，但为时已晚，医生在手术过程中发现癌细胞已经转移。

医生作为专业人士，有理由期望他们能够成为真正的诸葛亮，药到病除，妙手回春。早期的医学属于经验医学，治疗决策主要取决于医生的个人经验，存在明显的主观性和局限性；临床经验按照现行医学的循证等级被定为第 4 级，仅仅比第 5 级"细胞试验或者动物试验"略高。随着 20 世纪"循证医学"的出现，医生的治疗决策主要依靠"临床诊疗指南"；这类指南往往建立在"随机对照试验"获得的临床证据之上，其客观性和科学性显然有了很大的提高；因此，随机对照试验的循证等级为第 1 级。但是，这种基于大样本和统计分析的临床指南在临床实践中却往往表现得不够精确，于是又有了当前流行的强调个体化的精确医学。

然而，不论是什么类型的医学，有一点很难改变，那就是医生依然逃脱不了"诸葛亮困境"，即医生在做临床治疗决策时，对疗效并不总是有绝对的把握；因此治疗决策是否正确是一个概率问题。人们也许都听到过医生在临床实践中常常采用的术语："一线治疗"和"二线治疗"等；例如，2017

年6月在美国芝加哥召开的美国临床肿瘤学会（ASCO）年会，公布了关于肝癌Ⅲ期临床研究成果：索拉非尼仍是中晚期肝癌的一线治疗药物，但是，针对 MET 基因抑制剂 Tivantinib 作为索拉非尼治疗失败后治疗肝癌的二线治疗药物，并没有表现出很好的疗效。也就是说，我们可以从概率的角度来看医生的治疗决策，一线治疗是指针对某种疾病产生疗效的可能性最大，因此是首选的治疗方案；而二线治疗则是指一线治疗失败之后的预备治疗方案，其产生药效的概率小于一线治疗；显然，如果被称为三线治疗甚至四线治疗，其药物响应率肯定比二线治疗还要小。

人们常常提及美国医生特鲁多（Trudeau）的墓志铭，"偶尔去治愈，常常去缓解，总是去安慰"（To cure sometimes，To relieve often，To comfort always）。笔者认为，这句话很好地反映了医生在治疗肿瘤、糖尿病等复杂疾病所面临的"诸葛亮困境"：去安慰患者是医生最有把握做到的；为患者缓解病痛对医生而言也有较大的把握；但是，治愈疾病的概率则要小得多；医生在治疗时不论采用什么样的治疗方案，并不能确保一定能够治好患者。可以这样说，人们面临两座难以逾越的生物学"大山"：慢性病发生和发展的高度复杂性，以及个体之间和个体内部的高度异质性。因此，不论采用什么样的方法，随机对照研究，真实世界研究，转化型研究；不论遵循什么样的医学，循证医学，精确医学，转化医学，我们都不能彻底消除治疗决策中的不确定性及其潜在风险。

1 慢性病是复杂性疾病

20世纪中叶，随着遗传信息载体 DNA 双螺旋的发现，以及对生物功能执行者蛋白质的结构和功能的揭示，诞生了一门新学科——分子生物学，把生命活动还原到分子层次上进行研究和解释。这种还原论模式还延伸到疾病研究领域，把危害人类的肿瘤和糖尿病等慢性非传染性疾病都称为"分子病"(molecular disease),认为这些疾病的发生发展基本上源于机体内个别基因或个别蛋白的功能异常;形象地称为"一个基因一种疾病"(one gene, one disease)。

还原论指导下的研究者普遍认为,不论是什么样的疾病,只要找到了特定的致病基因或者蛋白质,就能够针对这些分子靶标开发出相应的诊治方法,从而有望治愈该疾病。正是基于这种乐观的预期,美国政府 1971 年启动了世界级抗击肿瘤的"战争"。遗憾的是,疾病并不是人们想的那样简单!44 年后,美国著名肿瘤研究专家温伯格在 *Cell* 杂志上用 "一个完整的循环:从无尽的复杂性变为简单性然后又重回复杂性"为题,回顾了这场失败的"肿瘤战争"。他在文章摘要中这样写道,"从事肿瘤研究的科学家见证了这个时期的疯狂转变:从最初面对无数难以理解的病理现象的困惑,到树立了还原论必胜的信念,最近几年再回到重新面对肿瘤这个疾病无尽的复杂性"(Weinberg,2014)。

肿瘤这潭"浑水"究竟深到什么程度,使得专家们研究了几十年后依然望"瘤"兴叹?可以这样说,生命有多复杂,肿瘤就有多复杂。涉及肿瘤复杂性的文章不计其数,笔者在这里介绍 2017 年 3 项有代表性的工作,"以窥一斑"。

肿瘤细胞染色体上 DNA 序列变异被公认为是肿瘤发生和发展的关键。2017 年 3 月,*Nature* 杂志报道了一项美国科学家的发现:在 17 种不同肿瘤类型的肿瘤细胞系、患者来源的肿瘤模型和肿瘤组织中,近一半肿瘤类型的肿瘤细胞里存在着许许多多"非染色体 DNA"(extra-chromosomal DNA, ecDNA)的小碎片;在患者来源的异种移植脑瘤模型中,出现 ecDNA 的概率高达 90%。与之相反,ecDNA 在正常细胞中几乎检测不到。这些 ecDNA 往往以环状的形式出现,并带有多个癌基因拷贝,可能在加速肿瘤演化和耐药性方面扮演着重要的角色(Turner et al.,2017)。因此,研究者不能忽视肿瘤细胞内的 DNA 小碎片;它们的存在不仅增加了肿瘤的遗传复杂性,而且还明显地增加了肿瘤研究的难度。

肺癌或肝癌等实体瘤的肿瘤细胞远端转移是肿瘤恶性程度增加的标志。经典的肿瘤转移模型认为,当原位肿瘤组织发展到一定程度后,一些肿瘤细胞浸润(invasion)到肿瘤边缘相邻的正常组织并进入这些组织的血管。美国科学家最近发现,大多数肿瘤细胞在转移时可能走的是一条出人意料的捷径,即直接渗透到肿瘤组织核心区的新生血管。也就是说,原发性肿瘤可以通过肿瘤边缘浸润和肿瘤核心区内渗两种相互独立的方式实现肿瘤细胞转移。更重要的是,这种新的肿瘤转移模式表明,原发性肿瘤能够在肿瘤细胞浸润相邻组织之前就发生转移;因此,即便是早期肿瘤患者,同样也存在肿瘤转移的风险(Deryugina and Kiosses,2017)。不仅肿瘤血行转移理论受到挑战,而且肿瘤组织周边的淋巴结是肿瘤细胞远端转移的重要途径的观点也受到了挑战。最近发表在 Science 上的一项关于结肠癌肿瘤细胞远端转移的研究揭示,高达 65%患者的肿瘤细胞转移不需要经过淋巴结,直接从原位肿瘤转移到其他组织(Naxerova et al.,2017)。这两项工作表明,虽然人们观察到肿瘤转移这一现象已经 150 多年,但至今肿瘤转移的基本机制仍不是很清楚。

除了肿瘤之外,糖尿病和神经退行性疾病等慢性病同样也是复杂性疾病。目前我国糖尿病患者已经超过 1 亿,并且患病人数还有继续增加的趋势。糖尿病对人的危害是巨大的,通过对中国 50 万人大数据的分析显示,中国成年糖尿病患者平均减寿 9 年。虽然研究人员在糖尿病方面已经进行了长期的研究,但是其结果并不理想。Nature 杂志在 2012 年 5 月刊发了一期糖尿病专辑,其中一篇文章这样写道:"对糖尿病的病因研究已有数十年,仍未得到明确答案"。阿尔茨海默病(Alzheimer's disease,AD)是威胁老年人健康的主要疾病,2016 年全球 AD 患者约 4700 万人,预计 2030 年全球将有超过 7400 万 AD 患者。AD 的病因迄今未明;一种得到广泛认可的观点是,β 淀粉样蛋白在脑内的沉积导致大脑神经元损伤和死亡。基于这一观点,自 2010 年以来,礼来、辉瑞、强生、罗氏、默沙东等跨国药企投入数十亿美元研发治疗 AD 的药物,但多以失败告终。今天的医生对 AD 依然束手无策。

机体的大部分性状如体重和血压等都属于复杂性状,受到多个基因的控制。显然,慢性病的各种病理症状也基本上属于复杂性状。为了解释遗传因子与复杂性状之间的关系,研究者过去提出了一个得到广泛接受的 "多基因模型" (polygenic model);其要点是,每一个特定的复杂性状通常涉及数十个基因的直接作用;这些基因称为核心基因 (core gene)。显然,多基因模型使得研究者关注决定性状的核心基因。但是,生物体内的情况并非这样简单,从系统生物学的角度来看,基因组内的每个基因通常都与若干基因相互关联,形成一个所谓的 "小世界网络" (small world network)。基于系统生物学理论和大数据分析,美国科学家最近提出了一个新的模型——"全基因模型" (omnigenic model)来解释基因是如何控制复杂性状:在细胞内不仅存在对某个特定性状有直接作用的核心基因,而且存在着数量更大的与核心基因有相互作用的外围基因 (peripheral gene),这些外围基因对该性状具有间接的影响;尽管单个外围基因相比核心基因而言对复杂性状的作用是微小的,但由于这些外围基因的总数远远超过核心基因,因此复杂性状的遗传特性不能简单地归因于少数核心基因,而需要整体地考虑来自众多外围基因的微小贡献 (Boyle et al.,2017)。也就是说,由于各个基因间存在着广泛的关联和相互作用,因此基因组内每一个基因或多或少都参与到了疾病的发生与发展。

2　个体间和个体内存在高度异质性

个体与个体之间在基因型和表型方面有着很大的差别,这已经是一个广为人知的事实。人们曾经认为,同卵孪生双胞胎的遗传信息应该是完全一致的,但现在的研究却证明,二者之间存在不同程度的遗传差异。通过 19 对同卵双胞胎的基因组序列的比较,研究者发现双胞胎两个个体的基因组具有的 "拷贝数变异" (copy-number-variation,CNV)彼此间存在着程度和分布的不一致性。另外一项关于两对同卵双胞胎家庭的基因组序列分析工作发现，双胞胎两个个体的基因组上不仅有 CNV 的差别，而且还存在着 0.12%的单核苷酸多态性（SNP）的差别；这些序列差异涉及多个精神分裂症相关的基因。重要的是，在这两对同卵双胞胎家庭中，每对双胞胎中只有一个患有精神分裂症（Maiti et al.，2011）。也就是说，同卵双胞胎不仅在基因组序列上存在差异，而且在表型上也有明显差异。

肿瘤细胞具有逃脱体内免疫系统攻击的能力。近年来，阻断肿瘤免疫逃逸能力的免疫治疗方法已经成了抗击肿瘤最有效的手段；例如，免疫检查点抑制剂 PD-1 抗体可以将转移性黑色素瘤患者的 5 年生存率从 17%提高到34%，将非小细胞肺癌患者的 5 年生存率从 4%提高到 16%。但是，这个药物并非对每个患者都有效，例如，转移性黑色素瘤患者中仍有一半以上的患者没有获得疗效。研究人员发现，该抗体药物能够重新激活患者体内衰竭的T 细胞，患者对这种药物的免疫响应率可以达到 74%；但是，这些存在免疫响应的患者中，却只有 38%的患者能够表现出临床疗效；究其原因是与不同患者的肿瘤大小有关系，即肿瘤负荷大到一定程度的患者难以在 PD-1 抗体的作用下重新活化其体内的衰竭型 T 细胞（Huang et al.，2017）。最近有多项研究指出，有些患者在接受了 PD-1 抑制剂的治疗后，不仅没有表现出临床获益，反而加速了肿瘤生长；而且这种加速现象在 65 岁以上的患者更为常见。

随着核酸测序技术和分子影像技术等分析能力的提升，人们能够在个体组织水平上开展单细胞和单分子等更为精细的研究，进而看到了机体广泛存在着内部异质性。过去的肿瘤克隆理论认为，一个肿瘤通常是从一个具有特定的基因突变的异常细胞扩增而来；因此，这个肿瘤组织中的每一个肿瘤细胞应该具有相同的基因组变异。*Nature* 杂志 2014 年发表的一项乳腺癌单细胞基因组测序工作表明，一个肿瘤组织上的各个肿瘤细胞之间有着不同的基因突变。中国研究人员随后发表在《美国科学院院刊》（*PNAS*）的一篇文章指出，肿瘤组织内部的遗传突变数量可能远远大于人们的想象：在一个直径大约为 3.5 厘米的肝癌组织上可能有上亿个遗传突变，而且这些突变在这个肝癌组织上不同肝癌细胞中的分布是不一样的（Ling et al., 2015）。此外，非染色体 DNA（ecDNA）的存在为肿瘤细胞异质性的产生提供一种全新的机制：由于 ecDNA 没有着丝粒，因此它们在细胞分裂的过程中被随机地分配到两个子细胞中，导致不同的肿瘤细胞带有不同拷贝数的 ecDNA。

机体内的异质性不仅表现为单个细胞之间的基因组序列差异，而且也存在于基因表达等功能活动以及相关的微环境中。Science 杂志 2016 年刊发的一篇文章报道了 19 个黑色素瘤患者 4600 多个细胞的单细胞 RNA 测序结果，不仅在每个肿瘤组织内的各个肿瘤细胞之间的 RNA 表达谱有着很大的差异，而且在肿瘤微环境中的免疫细胞，基质细胞和内皮细胞等每种细胞类型中都表现出明显的细胞间基因表达谱差异。不久前，中国科学家通过对肝癌微环境中 5000 多个肿瘤浸润 T 淋巴细胞的单细胞测序分析，揭示出肿瘤特异的各种 T 细胞亚群以及初始 T 细胞向衰竭（exhaustion）状态的发展轨迹，并在衰竭的杀伤性 T 细胞亚群中发现了一类抑制性 T 细胞的存在（Zheng et al., 2017）。这些工作表明，个体内部的肿瘤微环境存在着高度的异质性。

个体的内部异质性不仅表现在病理性状中，而且与机体的生理状态也有密切的关系。不久前，美国研究人员利用单细胞转录组测序技术，系统地比较了老年小鼠与年轻小鼠各种类型的免疫细胞的基因表达谱；研究者发现，在年轻老鼠同一类型的免疫细胞中，各个细胞之间的基因表达谱没有明显的差异；各个细胞能够很好地协同工作，完成机体需要的免疫功能。但是，在老年老鼠体内的同类型免疫细胞中，各个细胞之间的基因表达差异明显增加，导致这些细胞彼此的协调性明显降低，从而降低了对老年老鼠的免疫保护功能（Martinez-Jimenez et al., 2017）。显然，随着分析精度的提高，研究者将会越来越多地揭示出体内组织细胞之间存在的差异，以及这些内在差异导致的个体间生理表型或病理性状的异质性。这种个体的内在异质性已经成为当今研究人员和医生必须面对的全新挑战。

3　小结：医学需要信任

假如本文中提到的乔布斯的故事是另外一种版本：他不治而愈；我们是否就有理由去否定医学，放弃治疗？从上面的讨论可以看到，不论是患者还是医者，在做治疗决策时都不能排除潜在的风险。虽然医学界有时发生过德国著名记者布莱克（Blech）的畅销书《无效的医疗》中描写的"手术刀下的谎言和药瓶里的欺骗"那样的个案，但更多时候医疗的无效是源于疾病的复杂性和医学能力的有限性。如果普通人要代替医生进行治疗决策，无疑是要让人们把治疗有效概率最大化的专业决策放在小概率的非专业决策之下。显然，专业人士排除不了的治疗决策风险一般人更难以排除。换句话说，正因为治疗决策有风险，我们更需要信任医生。

本文原载于《科学》杂志 2017 年第 5 期，文字略有修改。

慢性病防治的新思维

人类已进入一个老龄化社会。20 世纪以后，美国和日本等发达国家的人均预期寿命都有了明显增长，而且这个趋势还会继续下去。从这个意义上来说，人们对自身健康的掌控和维护能力有了非常大的提高。长寿是人类追求的核心目标之一。中国从秦始皇时代起，历代君王都会费尽心思去找什么长生不老之药。不管是真实的还是虚构的，长生不老之药的追求反映了人们都希望自己在这个世界上能够活得更久一些。中国在改革开放 30 年的时间里，经济发展取得巨大成功，同时而来的是人口年龄也全面进入老龄化阶段。据联合国 2015 年的一份报告预测，中国人口老龄化程度将在 2035 年超过美国。

1 老龄化社会的两面："长寿"与"慢性病"

长寿是一个国家文明进步的标志。在中国的政府工作报告里面，通常都会提到一项内容——我国人均预期寿命又有所增加。在《"健康中国 2030"

规划纲要》里，提高人均预期寿命是一个重要的指标：从 2015 年的 76 岁增至 2030 年的 79 岁。但是，世界上的大部分事情往往具有两面性：活得长是好的一面，但同时也会伴随有坏的一面——慢性非传染性疾病（慢性病）的增加。2015 年底，世界银行在一份关于老龄化问题的报告《长寿与繁荣：东亚和太平洋地区的老龄化社会》中指出，目前全球 65 岁以上的老年人中的 36%居住在东北亚地区，预计到 2030 年，癌症、心脏病、糖尿病、阿尔茨海默病等与高龄相关的慢性病患者将占这个地区全部疾病患者的 85%。过去导致人类死亡的疾病主要是传染病，而今天慢性病则取代了传染病，成为人类死亡的主要原因。

慢性病不仅危害个人健康，它对社会也有很大的危害。慢性病通常需要进行长期的治疗，这对整个社会、对每个家庭来说，经济上的负担是非常沉重的。据统计，2015 年我国在阿尔茨海默病上的花费就超过 3000 亿人民币。看病需要钱，慢性病治疗需要更多的钱。据世界卫生组织预测，2018 年全球由阿尔茨海默病引发的疾病花费将超 1 万亿美元，2030 年将达到 2 万亿美元。这表明慢性病对社会和个人都是一种巨大的经济压力。

为什么活得长与慢性病有关？因为导致慢性病发生最主要的危险因素就是年龄：年龄越大，慢性病发生的风险就越高。例如，神经退行性疾病关系到人的认知能力的下降，中美等国科学家的分析发现，中老年人随着年龄的增加，不论男女，其认知能力都呈现线性下降的趋势（Hvistendahl，2013）。总之，随着年龄增加，肿瘤、糖尿病、心脑血管疾病和阿尔茨海默病等各种慢性病发生的可能性都会随之增大。

文明社会数千年来，对人类健康的主要威胁一直是传染病。在中世纪有一种被称为"黑死病"的烈性传染病——鼠疫，仅在 14 世纪中叶短短三年时间内，欧洲就有近 3000 万人因黑死病失去生命。因感染天花病毒而死亡的人也相当多，据统计，整个 18 世纪欧洲死于天花的总人数高达 1.5 亿多。随着科学和医学的进步，人类抗击传染病的能力也在不断提高。就抗击天花病来说，众所周知最有效的办法就是种牛痘。早在 16 世纪，我国就有了关于种痘的文献记载；18 世纪 70 年代，英国医生詹纳（Jenner）发现了牛痘，英国研究人员随后把牛痘疫苗技术进一步完善，并广泛应用于天花病的预防。由于这些抗击传染病的技术非常成功，人们甚至能够把一种传染病从地球上彻底消灭掉。1979 年 10 月 26 日，世界卫生组织在肯尼亚首都内罗毕宣布，人类已经消灭了天花病，并把每年 10 月 25 日定为"人类天花绝迹日"。

正因为过去在抗击传染病方面如此成功，所以人们有时会认为我们也能像消灭传染病那样把慢性病消灭，让人类彻底摆脱慢性病的威胁。我们时不时会从报刊上看到要消灭肿瘤或者某种慢性病的说法。例如，美国前总统奥巴马 2016 年 1 月在国会宣布，政府将启动一项旨在消灭癌症的"登月计划"，目标是"让美国成为一个彻底治愈癌症的国家"。那么，我们能否像消灭传染病那样消灭肿瘤和糖尿病等各种慢性病？

我们必须认识到，慢性病和传染病有着本质性的区别。传染病无一例外，都是由外来生物体对人体的攻击而造成的，如天花病毒或者鼠疫杆菌。我们可以把这些外源的病原体彻底消灭。但是，像肿瘤、肥胖病和阿尔茨海默病，都是因为机体内部产生的问题。肿瘤是因为体内某个或某些细胞的基因突变而形成的，肥胖病是因为负责调控能量代谢的组织或者器官出了问题产生的，阿尔茨海默病是因为脑神经细胞死亡引发的。因此，我们不可能把慢性病像传染病那样从地球上消灭掉。

把身体看作一辆车，这辆"车"拥有约 40 万亿个细胞，每个细胞又拥有成千上万种类型的基因和蛋白质。可以说，身体这辆"车"用的时间越久，车上的细胞，或者基因、蛋白质等各种零部件出问题的可能性就越高。为什么过去慢性病的危害没有像今天这样大？因为过去的"路况"不好——到处都是病菌，身体这辆"车"没开多久就被传染病"弄翻"了。而现在身体这辆"车"是在路况很好的道路上跑，开个八万、十万公里也不会"翻"。这样，由于长时间使用，身体这辆"车"里面的零件就会出现各种各样问题。显然，即使未来的科学技术或医学再发达，年龄这个慢性病最主要的危险因子也没有办法消除。需要强调的是，"长寿"依然是人类的主要追求目标。因此，面对慢性病的挑战和面对传染病的挑战，我们的应对措施是不一样的。

2 疾病观的演化：从看"病"到看"人"

在抗击传染病的年代，首要任务是确定病因，一种传染病一定对应一种特定的病原体。例如，天花病源于天花病毒，黑死病则由鼠疫杆菌导致。换句话说，传染病的病因通常是单一的、确定的。由此形成了现代医学的"疾病观"：疾病的发生有明确的原因，同样的病具有同样的病因。显然，根据这样的疾病观，患者之间的差异并不重要，需要关注的是疾病本身而非患者个人。

"循证医学"是当前治疗疾病的主要医学模式，其理论基础正是这种非个体化的疾病观。循证医学强调诊断和治疗疾病的依据是具有科学证据的临床指南，而这种科学证据主要来自"随机对照试验"。这个术语可能听起来比较复杂，其实理解起来很简单。第一要有很多的试验样本，比方说要试验一个药的治疗效果，需要找成百上千的患者来参与试验。第二要尽量排除这些患者之间的个体差异，即按照特定的标准选择尽可能一致的受试人群，并对受试人群进行试验组和对照组的随机分配。通过这样的研究方案去检验药物治疗效果的概率大小。例如，通过试验统计 100 位患者对某种药物的反应，如果 90 人有反应，就说明该药有效性很高；如果这 100 位患者里只有 10 人对这个药有反应，则说明该药对这种病不能很好地起效。因此，循证医学就是典型的非个体化医学，它关注的依然是疾病本身而不是患者个人；它通常不去考虑患者之间有什么样的个体差异，而是按照这种病的临床指南进行相应的治疗。

虽然循证医学作为现代医学的主流，在当前抗击慢性病中发挥着重要作用，但是，其统计性特征反映出明显的"非精确性"问题，据 2015 年 4 月

发表在英国 *Nature* 杂志上的一篇文章指出，排在美国药物销售收入前十名的药都是用于治疗慢性病的，但有效率并不是很高，只有 3 种药物的有效率达到 25%，其余 7 种的有效率则更低。例如，一种常用于治疗高胆固醇血症的他汀类药 rosuvastatin 的有效率只有 5%，即服用该药的 20 个人中仅仅 1 个人有效（Schork，2015）。换句话说，尽管通过随机对照试验能够找到一种药物或者诊治方案对相应病症有最大有效概率，但落实到个体就不一样了，它并不能确保药物用到一位具体患者身上能够真正有效。然而，对于每一位患者个人而言，总是希望吃的药是完全有效的。

现代医学为什么在面对慢性病时，会出现这种非精确性问题？因为慢性病是非常复杂的疾病。首先从病因来看，涉及的通常不只是一种因素，而是众多的内部身体因素和外部环境因素，以及这些内因和外因之间的相互作用。例如，肿瘤的形成源于大量的基因变异。不久前，研究者通过先进的测序技术分析了 30 种不同类型肿瘤患者的 7000 多个样本，发现了总计为近 500 万个体细胞突变，每种肿瘤平均拥有 16 万多个序列变异（Alexandrov et al.，2013）。与此同时，环境也在肿瘤形成过程中起着重要作用，例如，抽香烟能够诱发基因突变，从而显著促进肺癌发生；而过度晒太阳则常常导致皮肤癌的发生。有文章指出，外部环境因素在许多类型的肿瘤发生中所起到的作用超过基因变异等内部因素（Wu et al.，2016）。显然，这种病因的复杂性导致了同样类型的疾病有着不一样的发病机制。

人们已充分认识到，慢性病患者之间具有明显的个体差异，不同个体即使得了同样的疾病，个体之间的表现以及对药物的响应往往是不一样的。这一方面可能是源于个体间不同的发病机制，另一方面则可以归结于个体间不同的遗传背景和不同的生活环境。更重要的是，研究者现在发现，肿瘤等疾病不仅有个体间差异，还有明显的个体内差异。通过单细胞测序技术发现，在同一个患者体内的乳腺癌肿瘤上，不同肿瘤细胞的基因变异是不一样的。这样就很麻烦，一种药物只能杀死对其敏感的肿瘤细胞，而不能消灭不敏感的肿瘤细胞。例如，有一种治疗肺癌的靶向药物，叫作易瑞沙（gefitinib），专门针对肺癌细胞里一个特定基因上的一个特定突变。这个药很有效，只要是具有这个突变的细胞都能够被杀死。但是，医生都知道，三个月以后，这个药往往就没效了。这是因为患者体内还存在着没有这种突变的肿瘤细胞，它们对这个药物不敏感，过段时间肿瘤又重新生长起来。

为了解决循证医学在抗击慢性病时出现的这种非精确性问题，当前国际上出现了一种新型医学模式——精确医学。2011 年，美国科学院发布了一个关于未来的医学应该怎么发展的战略报告《迈向精确医学——构建生物医学研究的知识网络和新的疾病分类法》。"迈向"两字把现在医学的状态和未来医学的走向很清楚地描述出来：第一，当前医学所处的位置是"不精确"的；第二，未来的医学要朝着"精确"的方向迈进。

精确医学的核心是以"个体为中心"，它需要完整地获取个体从基因组、蛋白质组等分子层次到生理病理性状、肠道菌群等表型层次的数据，以及行为和环境等宏观层次的数据，用来构造个体的疾病知识网络，并在此基础上实现个体的健康维护和精确诊疗①。尽管精确医学的概念和理论还有待完善，但有一点很清楚：精确医学是典型的个体化医学。面对复杂的慢性病，不能像对付传染病那样简单地去看"病"，而要从机体和疾病的复杂性角度去看"人"。

这里举一个膳食控制的例子来帮助大家理解精确医学的研究策略。肥胖症和糖尿病患者除了服用药物外，还需要进行特定的膳食控制。过去认为，不同的食物对餐后体内血液葡萄糖浓度变化有着不同的影响，但同一种食物对不同个体的血糖效应则是一样的。因此，医生在指导患者饮食控制时，不关注个体间的差异，主要考虑的是食物之间的差别，比如说不要吃会使血糖显著增高的食物。不久前，以色列科学家对 800 个志愿者在 4.6 万多餐次后的血糖变化进行了测量，同时还收集了这些受试者的肠道菌群和生活方式等信息，然后对这些大数据进行了统计分析，发现同一种食物在人与人之间的

---

① 见第 108 页脚注①

血糖效应实际上存在着很大的差别（Zeevi et al.，2015）。由此可以想见，有时某个糖尿病患者的血糖控制没有达标，可能不是他对医生的饮食控制要求执行得不到位，而是个体差异导致他的身体对医生的饮食控制要求没有得到预期的响应。理想的做法应该是，找到个体间的饮食差异，然后针对特定的个体差异提出相应的个体化饮食控制方案。

3　卫生领域的关键词转换：从"疾病"到"健康"

我国当前进入了一个"大健康"时代。2016 年，政府召开了第一次全国卫生与健康大会，会上提出了建设健康中国的目标——为人民群众提供全生命周期的卫生与健康服务。请注意"全生命周期"这个词的提出，即维护人民健康的任务不再像过去那样，把医疗卫生服务的重点放在疾病的诊断和治疗方面。这种新观点在《"健康中国 2030"规划纲要》里表述得更为清楚："加快转变健康领域发展方式，全方位、全周期维护和保障人民健康"，"实现从胎儿到生命终点的全程健康服务和健康保障"。

这个转变的关键点就是要将抗击疾病的"关口前移"，实行"健康优先"。这一点充分反映在《"健康中国 2030"规划纲要》提出的第一个原则："把健康摆在优先发展的战略地位，立足国情，将促进健康的理念融入公共政策制定实施的全过程，加快形成有利于健康的生活方式、生态环境和经济社会发展模式，实现健康与经济社会良性协调发展"。

可以说，这一转变针对的主要是慢性病。慢性病与传染病的一个主要区别就是，传染病通常起病快，而慢性病的发生则需要较长时间。以 2 型糖尿病的发生为例，机体从正常的糖代谢阶段进入到对胰岛素敏感性降低的亚健康阶段，称为胰岛素抵抗，这个时候机体尚能通过增加胰岛素的分泌进行代谢补偿，并没有表现出临床异常；但是如果机体失去了代偿能力，就进入到称为"糖尿病前期（prediabetes）"的高危期，此时血糖浓度增高到一个临界点；如果这种代谢异常状态进一步发展，机体就进入糖尿病的临床阶段。我国研究人员在 2013 年发表的一项糖尿病流行病调查报告指出，我国目前糖尿病患者大约有 1 亿人，而处于糖尿病前期的高危人群则有可能接近 5 亿（Xu et al., 2013）。

由此可见，慢性病的形成是一个由健康状态逐渐向疾病状态转换的过程，在出现临床症状之前，会先出现亚健康状态或前疾病状态等各种过渡态。显然，这样一个发病前的亚健康"窗口期"给人们提供了抗击慢性病的重要机会，所以人们不应像过去那样，等到疾病出现了才去诊断和治疗。例如，我们应该把抗击糖尿病的关口前移至 5 亿糖尿病前期的高危人群，对他们进行早期监测和早期干预，让他们慢一点进入到糖尿病临床阶段，甚至让他们从疾病前期转归到正常状态。用汽车打个比方，汽车使用期间，如果你经常定期维护保养，那么车子出大毛病的时间就会推迟；反之，如果不及时维护，只是一味地使用，它就坏得很快。中医有一个经典的说法，叫"上医治未病"，就是说高明的医生在疾病发生之前就已有所察觉，就要进行干预了。这个传统观点与今天提出要把抗击疾病的关口前移的理念非常一致。

抗击慢性病的关口前移，不仅从防治疾病的角度来说是"上策"，而且从社会经济的角度来看，也同样是"上策"。大部分慢性病一旦进入临床阶段，常常难以治愈，需要终身服药；更麻烦的是，这些慢性病的预后往往很差，其发展期或并发症危害大，疾病后期的致死致残率高。因此，慢性病的治疗往往"性价比"很低，投入多，获益少。而"关口前移"的策略则能明显提升抗击慢性病的"性价比"。一个流行的看法是，政府和社会在慢性病预防方面投入一块钱，相当于在治疗方面投入六块钱。

从个体的角度来看，也可以得到同样的结论。不妨把享受生活视为"产出"，把健康的维护称为"投入"，进行一下"投入产出比"分析：当我们身体处于健康状态的时候，维护健康的投入不多，还可以尽情享受生活，"投入产出比"非常理想；一旦得了慢性病，例如，糖尿病，维护健康的投入就明显增加了，看病吃药，生活受到各种限制，比如饮食要有所控制，"投入产出比"明显变差；如果疾病继续发展，例如，糖尿病并发症发生，更多费用投入到治疗中，生活质量变得更差，如糖尿病眼病会导致失明，这时在个体健康方面的"投入产出比"就可想而知该有多糟。所以，不论是对国家与社会，还是对家庭和个人来说，把抗击慢性病的"战场"移至医院之外，都是一个更为经济合理的选择。

美国政府在 2015 年提出要开展精确医学，其主要内容是启动一个 100万美国志愿者的队列研究，计划把这些人在 10 年左右的生物医学数据收集起来，分析其生理和病理变化过程及其规律，进而为健康管理和抗击慢性病提供指导。美国人提出的这个精确医学项目并非去关心疾病怎么诊断、如何治疗，而是去关注个体如何从健康状态演化到疾病状态。由此可见，美国人发起的精确医学的主要目标也是要将抗击慢性病的关口前移。美国国立卫生研究院在 2015 年 9 月发布了有关这个 100 万美国志愿者队列研究的详细计划，称为"精确医学先导队列项目"。值得注意的是，时隔一年，美国国立卫生研究院决定将该项目的名称改为"全民健康研究项目"（All of Us Research Program），以此进一步强调这个项目的"大健康"特色。

2000 多年来，人类社会在抗击传染病的基础上建立了典型的临床医学，人们形成了一种以"疾病为中心"的思维习惯，"治病救人"是医学的首要任务，可以说"疾病"是这个临床医学时代的关键词。围绕着"疾病"，人们发展了从简单的听诊器到复杂的影像仪等各种诊断技术和设备，以及手术、疫苗和药物等各种治疗方法，建立了专门用于患者诊治的医院等就诊场所，创造了帮助患者和社会支付医疗费用的医保系统。

到了 21 世纪，人类进入了一个全新的"大健康时代"。对人类健康的主要威胁已从传染病转变为慢性病，"关口前移"和"健康优先"是抗击慢性病更为合理、更为经济的策略。因此，在这样一个全新的健康医学时代，关键词应改为"健康"。围绕着"健康"，我们需要发展能够对机体病理变化进行早期监测的新技术，发展能维护健康和预防疾病的早期干预方法，建立对个体全生命周期进行健康管理的社区系统，创造出能够支撑全社会及个体对健康维护费用需求的健康保障系统（图2）。

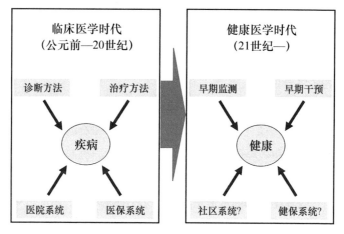

图 2　健康领域的"重心"转换

本文原载于《科学》杂志 2018 年第 2 期，文字略有修改。

健康医学领域的超级工程——"我们未来的健康"

　　世界进入了一个面向全人群健康维护的大健康时代，正如 2019 年举行的第 72 届世界卫生大会的主题所说："全民健康覆盖：不遗漏任何一人"。中国社会也同样进入了这样的新时代——在 2016 年国家颁布的《"健康中国 2030"规划纲要》中明确提出："全民健康是建设健康中国的根本目的。立足全人群和全生命周期两个着力点"。在大健康时代，以诊治疾病为中心的临床医学正在转变为以维护健康和预防疾病为中心的健康医学，不仅要"治已病"，而且要"治未病"。

　　显然，传统的那种假设驱动的研究范式不足以让健康医学实现其维护"全人群"和"全生命周期"两大宏伟目标，研究者需要另寻他路，即健康大数据密集型研究范式。前者的研究目标是检验有限的、具体的科学假设，而后者的研究目标则是获取完整的、海量的科学数据；前者是收敛的，后者是开放的。

　　为此，英国研究者于 2006 年启动了一个"英国生物银行"（UK

Biobank）项目，通过 5 年时间收集了 50 万 40～69 岁英国志愿者的血液、尿液和唾液等生物学样本，以及电子健康档案等各种个人信息。而美国国立卫生研究院（NIH）也在 2018 年正式启动了"全民健康研究项目"（All of Us Research Program），计划在 10 年的时间里收集 100 万美国志愿者的生物学样本和相关的生物学和医学数据。NIH 的负责人明确表示，这种项目不关注疾病（disease agnostic），"它不聚焦在某一种疾病，某一种风险因子，或者是某一类人群；反之，它将使得研究者可以评估涉及不同疾病的各种风险因子"①。这一特点在 UK Biobank 得到了很好的体现：在项目结束后的 20 年里，世界各国有 3 万多研究人员对该数据库进行了分析，并在这些大数据的基础上发表了 6000 多篇研究论文，涉及健康和疾病的方方面面。

然而，英国政界、科技界和产业界的有识之士并不满足 UK Biobank 所取得的成绩，又在 2022 年 10 月启动了一个新的研究项目——"我们未来的健康"（Our Future Health，以下简称 OFH 项目）。该项目计划招募 500 万英国志愿者，相当于 10 个 UK Biobank 规模，或英国人口总数的 10%；这将是目前世界上生命健康领域最大规模的队列研究项目。笔者根据 OFH 项目的研究方案、官网（https://ourfuturehealth.org.uk/）和一篇采访项目首席执行官罗达姆（Roddam）的文章（Mullard，2023），对该项目进行了分析，认为它主要有三个不同于 UK Biobank 项目的特点。

1　开展全方位的个体健康维护研究

随着世界各国进入了老龄化社会，肿瘤、代谢性疾病和神经退行性疾病等重大慢性非传染性疾病（慢性病）成了威胁民众健康的主要威胁，如 2023 年的美国仅肿瘤一种疾病就预计有近 200 万的新发病例及 60 多万的死亡病

① 见第 114 页脚注①

例。OFH 官网也明确指出了英国的老龄化与慢性病之关系："目前 65 岁以上的人群中有 54%患有两种或两种以上的严重疾病,如癌症、阿尔茨海默病、心脏病、糖尿病和中风。到 2035 年,这一数字预计将上升到 68%"。因此,在大健康时代形成的健康医学之主要任务就是要抗击这些重大慢性病。

慢性病与传染病的一个主要区别是,传染病通常起病快,而慢性病的发生则需要较长时间,在出现临床症状之前,通常会先出现亚健康状态或前疾病状态等各种过渡态。显然,这样一个发病前的亚健康"窗口期"给人们提供了抗击慢性病的重要机会;所以健康医学提倡"关口前移",要对个体的健康状态进行早期监测,争取在其发病之前能够及时地进行早期干预。

这种"关口前移"策略正是 OFH 项目所注重的——"要发展新的方法来识别疾病的最早期并进行干预"。而要想实现这样的目标就要有相当大规模的研究对象,能够覆盖各种疾病形成过程中的不同阶段。罗达姆在回答"为什么需要这样大规模队列"问题时正是这样解释的:"要想进行疾病的早期监测和干预,面临的真正难题是如何知道谁应该被关注或检测。你必须找出那些有患病风险但没有明确临床症状的人。我们正试图在常见慢性病的背景下这样做,包括心血管疾病、精神疾病、精神错乱、阿尔茨海默病等,每一种疾病都会涉及患病风险和临床症状之间的人群"(Mullard,2023)。

由于这个项目涉及不同的疾病之各个阶段及各种相关的问题,把这些研究内容集合在一起涉及的人群总数自然也就不是一个小数字。罗达姆指出:"500 万(人)听起来的确很大。但是,当你开始按照你真正感兴趣的某个特定的干预研究来把人群进行分解……你可以很快就得到一个合理的小数目";"可以肯定的是,人们对更好地了解谁属于疾病的高风险人群,如何更早地诊断疾病,以及是否可以通过早期治疗和干预来获得更有效的结果,都有很大的兴趣。这对我们所有人来说都是一个真正的机会"(Mullard,2023)。

此外,该项目在招募研究参与者时并不进行特定的筛选,而是采用"多样化"(diversity)策略:年满 18 岁并住在英国就有资格报名参加。OFH

官网对此给予明确的解释："Our Future Health 致力于建立一个真实反映英国人群构成的资源库，这样我们就可以确定不同背景的人在疾病开始和发展方面的差异"。注重个体差异正是该项目的特色，罗达姆在采访中明确指出："每个制药公司的终极目标就是：如何在正确的时间对正确的人进行正确的干预。而这正是该项目最终要做的"。显然，这种宽泛的招募方式使得参试人群的年龄分布和健康状态分布的范围都比较大。因此，要想有效地研究包容性和多样化如此之大的人群，需要参试者的数量足够大。

在 OFH 官网上醒目地写着其研究愿景："它被设计来发现和测试用以预防、早期监测和治疗疾病的各种有效方法，从而帮助人们保持着健康地活下去"。换句话说，该项目正是按照健康医学的理念开展研究——不仅关注亚健康或前疾病状态的早期监测和干预，而且关注疾病的治疗。这样的愿景也许就是吸引著名制药公司"葛兰素史克"（GSK）的副总裁罗达姆成为该项目首席执行官的理由。他认为："该领域想要在人群中测试的研究内容太多了，这些研究内容以前从未如此大规模地做过"。

2 构建最广泛的自然人群队列平台

研究人群疾病的演化过程通常需要长时间的观测。传统的流行病学领域通常是采用"队列"（cohort）的方式进行研究，其中主要有两种类型：对一组特定人群从现在到未来进行连续的观测称为"前瞻性队列研究"，而对一组特定人群从现在回溯过去的信息或资料则称为"回顾性队列研究"。虽然 OFH 项目招募的参试人群属于没有严格入选标准、高度多样化的"自然人群"，但也是按照队列研究的方式来进行设计的；它既是一个对参试人群进行长期观测的"前瞻性队列研究"，又是一个可以对参试人群进行回溯的"回顾性队列研究"——OFH 项目在设计参试者的知情同意书时有这样的一个内容："我们还得到了（参试者）知情同意，可以在将来再回去向他们要有关资料"。

OFH 项目在构建其研究队列时,不仅参试者的规模远超 UK Biobank,而且参试者的入选策略也有明显的不同。在罗达姆看来,"UK Biobank 是一个深度表型(deeply phenotyped)的队列,来自一个特定的年龄组,且被观测了很长一段时间";而 OFH 项目的队列"在基线时属于浅层表型(light phenotyping),但具有通过回溯而形成深度表型的潜能,从而能够从参试者中再进行招募以用于未来的各种研究"(Mullard,2023)。换句话说,UK Biobank 仅仅是构建了一个具有深度表型的人群队列,而 OFH 项目则是构建了一个具有浅层表型的"队列平台"。OFH 项目的基本策略是:采用多种方式进行参试者的招募,并在最初招募 500 万参试者时对其表型的要求不高,注重的是包容性和多样性,形成一个浅层表型队列平台;一段时间之后则通过不同的回顾性队列研究,按照特定的研究目标和相关的表型要求,再从这个队列平台的参试者中进行招募,进而组建各种具有深度表型的新研究队列。

什么是 OFH 项目在构建基线队列时的"浅层表型"? OFH 项目的研究方案专门列出了 5 种类型:居住地、性别、年龄、种族和生活水平,并在这些表型中分别给出了拟招募的目标人群之比例。在"居住地"一栏,来自英格兰的占比高达 84%,苏格兰的为 8%,威尔士的为 5%,北爱尔兰的为 3%;而人群的性别占比则差不多,女性为 51%,男性为 49%;年龄分布方面主要关注 30~79 岁之间,其中每 10 岁期间的人口占比在 15%左右,而 18~29 岁之间和 80 岁以上则没有设立特定的指标;在种族方面,白人占比为 85%,亚洲人为 9%,非裔英国人为 4%;生活水平则按照"五分位数"(quintile)进行划分,其中每一部分的占比为 20%。

如何从 OFH 队列的参试者中进行再招募而形成新的"深度表型"队列?回答这个问题目前还为时尚早,但根据未来不同的研究需求和研究目标,显然会有许多不同的思路和方法来进行再招募。正如罗达姆在回答问题"这个平台可以用来招募新药试验人员吗"时所指出的:"这正是我们希望能够提供的志愿者类型"。需要强调的是，即使是如此大规模的"队列平台"，也并非是万能的。罗达姆特别指出了这一点："对人们想要解决的所有疾病问题而言，Our Future Health 并不能指望对其中的每一个问题都给予解答。但是，它将回答许多非常重要的问题，并有望改变医疗保健的范式"。

3 打造全新的健康医学产业版图

传统的队列研究结果往往离实际应用有比较大的距离。OFH 项目在其研究方案中明确指出了这一点："虽然前瞻性研究为疾病病因学提供了重要的见解，但它们并不考虑如何把这些基本发现转化为对个人和社会的实际健康益处。人们为此还需要进行转化型研究"。罗达姆也从这个角度比较了 UK Biobank 和 OFH 项目："前者很少做回顾性研究，基本不去进行干预研究。而这正是后者的切入点，即主要聚焦于干预实施阶段——确定进行早期诊断和早期干预的时机"。

需要指出的是，倡导 OFH 项目要注重诊断和干预的转化型研究之主要推手是英国的产业界。2017 年，英国"生命科学产业战略委员会"（Life Sciences Industrial Strategy Board）发布了未来 20 年健康技术和产业发展的战略报告《生命科学：产业战略》（以下简称《产业战略》）；"这一战略强调，要把握未来 20 年的健康技术发展趋势，通过建立健康卓越研究计划，从而使英国处于世界领先地位"[①]。

正是这份 2017 年的《产业战略》谋划了 OFH 项目："英国已经在 UK Biobank 和 Million Women Study 等队列研究中取得了成功，未来能够通过一个全新的、非常大的个体生物样本收集项目来进一步扩大这些队列……这样一个队列将使英国成为世界上早期诊断技术评估的领先中心，并将吸引大量新的投资"。显然这是一个类似于美国国防部高级研究计划局（Defense

---

① https://www.gov.uk/government/publications/life-sciences-industrial-strategy

Advanced Research Projects Agency，DARPA）的高风险项目。《产业战略》对此有着清醒的认识："很清楚，在英国实施这种 DARPA 类型项目的目的在于，鼓励产业界在生命科学领域实现大胆的、有远见的抱负，从而有可能创造出以英国为基础的全新产业版图；其战略意图就是，通过引领和发展各种基于新技术和高风险研究的新兴行业来创造商业上的成功"①。

正是在这样的战略构想下，虽然英国政府向 OFH 项目投入的经费只是7900 万英镑，但是工业界却愿意为此投入 1.5 亿英镑；前者主要是用来打造基因组分析平台，而后者则用来支持该项目内的各种研究任务。罗达姆是这样描述的："我认为人们对此项目很感兴趣，但如何实施尚不清楚。核心是制药业务吗？或是制药+诊断学？或是制药+医疗技术？"由此不难理解，为什么在 OFH 网站提供经费的合作者名单里出现了一系列世界知名的制药公司，如"安进"、"阿斯利康"、"葛兰素史克"、"诺和诺德"、"辉瑞"和"罗氏"；以及各类大型仪器设备公司，如基因测序公司"Illumina"和生物检测仪器公司"Thermo Fisher Scientific"。

由此可以看到，OFH 项目是一个紧扣当前健康医学发展趋势的超级大科学项目；人们希望通过该项目的实施为抗击疾病的"关口前移"提供科学指导和技术支持，并借此推动健康新业态、新产业的发展。正如该项目首席执行官罗达姆在回答问题"生物制药公司为什么要投资这个项目"时说过一段话："我从制药公司的层面上来看，我们合作伙伴真正感兴趣的是，确定能够用药物、疫苗或其他干预措施来预防或治疗疾病的最佳时机；这个干预时机将比我们目前抗击疾病所做的更早。而这一切则让我们的民众拥有更好的健康"。

本文原载于《生命科学》杂志 2023 年第 4 期，文字略有修改。

① 见第 156 页脚注①

主要参考文献

Alexandrov LB, Ju YS, Haase K, et al. 2016. Mutational signatures associated with tobacco smoking in human cancer. Science. 354(6312): 618-622.

Alexandrov LB, Nik-Zainal S, Wedge DC, et al. 2013. Signatures of mutational processes in human cancer. Nature. 500(7463):415-420.

Blokzijl F, de Ligt J, Jager M, et al. 2016. Tissue-specific mutation accumulation in human adult stem cells during life. Nature. 538 (7624): 260-264.

Boyle EA, Li YI, Pritchard JK. 2017. An expanded view of complex traits: from polygenic to omnigenic. Cell. 169(7): 1177-1186.

Califano A, Alvarez MJ. 2017. The recurrent architecture of tumour initiation, progression and drug sensitivity. Nat Rev Cancer. 17(2):116-130.

Chen H, Li CY, Peng XX, et al. 2018. A pan-cancer analysis of enhancer expression in nearly 9000 patient samples. Cell. 173(2):386-399.

Chen LN, Liu R, Liu ZP, et al. 2012. Detecting early-warning signals for sudden deterioration of complex diseases by dynamical network biomarkers. Scient Reports. 2: 342.

Degasperi A, Zou XQ, Amarante TD, et al. 2022. Substitution mutational signatures in whole-genome-sequenced cancers in the UK population. Science. 376(6591):eabl9283.

Dentro SC, Leshchiner I, Haase K, et al. 2021. Characterizing genetic intra-tumor heterogeneity across 2,658 human cancer genomes. Cell. 184(8):2239-2254.

Deryugina EI, Kiosses WB. 2017. Intratumoral cancer cell intravasation can occur independent of invasion into the adjacent stroma. Cell Reports. 19(3):601-616.

Dorrell C, Schug J, Canaday PS, et al. 2016. Human islets contain four distinct subtypes of β cells. Nat Commu. 7:11756.

Du HD, Li LM, Bennett D, et al. 2016. Fresh fruit consumption and major cardiovascular disease in China. N Engl J Med. 374 (14):1332-1343.

Erikson GA, Bodian DL, Rueda M, et al. 2016. Whole-genome sequencing of a healthy aging cohort. Cell. 165 (4):1002-1011.

Fumagalli M, Moltke I, Grarup N, et al. 2015. Greenlandic Inuit show genetic signatures of diet and climate adaptation. Science. 349 (6254):1343-1347.

Gonzalez H, Mei WB, Robles I, et al. 2022. Cellular architecture of human brain metastases. Cell. 185(4):729-745.

Greenblum S, Carr R, Borenstein E. 2015. Extensive strain-level copy-number variation across human gut microbiome species. Cell. 160 (4):583-594.

Huang AC, Postow MA, Orlowski RJ, et al. 2017. T-cell invigoration to tumour burden ratio associated with anti-PD-1 response. Nature. 545(7652):60-65.

Hvistendahl M. 2013. Demography.Can China age gracefully？ A massive survey aims to find out. Science. 341(6148):831-832.

Irmisch A, Bonilla X, Chevrier S, et al. 2021. The Tumor Profiler Study: integrated, multi-omic, functional tumor profiling for clinical decision support. Cancer Cell. 39(3):288-293.

Jiang LH, Wang M, Lin S, et al. 2020. A quantitative proteome map of the human body. Cell. 183(1): 269-283.

Lek M, Karczewski KJ, Minikel EV, et al. 2016. Analysis of protein-coding genetic variation in 60 706 humans. Nature. 536 (7616): 285-291.

Ling SP, Hu Z, Yang ZY, et al. 2015. Extremely high genetic diversity in a single tumor points to prevalence of non-Darwinian cell evolution. Proc. Natl. Acad. Sci. USA. 112(47):E6496-E6505.

Liu YS, Beyer A, Aebersold R. 2016. On the dependency of cellular protein levels on mRNA abundance. Cell. 165(3):535-550.

Loh DH, Jami S A, Flores R E, et al. 2015. Misaligned feeding impairs memories. eLife. 4: e09460.

Maiti S, Kumar KHBG, Castellani CA, et al. 2011. Ontogenetic de novo copy number variations (CNVs) as a source of genetic individuality: studies on two families with MZD twins for schizophrenia. PLoS One. 6: e17125.

Mallick S, Li H, Lipson M, et al. 2016. The Simons Genome Diversity Project: 300 genomes from 142 diverse populations. Nature. 538 (7624): 201-206.

Martinez-Jimenez CP, Eling N, Chen HC, et al. 2017. Aging increases cell-to-cell transcriptional variability upon immune stimulation. Science. 355(6332): 1433-1436.

Mo XL, Niu QK, Ivanov AA, et al. 2022. Systematic discovery of mutation-directed neo-protein-protein interactions in cancer. Cell. 185(11):1974-1985.

Mullard A. 2023. Disease interception at scale: how a five-million-person study plans to transform healthcare. Nat Rev Drug Discov. 22(1):10-11.

Narasimhan VM, Hunt KA, Mason D, et al. 2016. Health and population effects of rare gene knockouts in adult humans with related parents. Science. 352 (6284):474-477.

Naxerova K, Reiter JG, Brachtel E, et al. 2017. Origins of lymphatic and distant metastases in human colorectal cancer. Science. 357(6346):50-55.

Neftel C, Laffy J, Filbin MG, et al. 2019. An integrative model of cellular states, plasticity, and genetics for glioblastoma. Cell. 178(4):835-849.

Paull EO, Aytes A, Jones SJ, et al. 2021. A modular master regulator landscape controls cancer transcriptional identity. Cell. 184(2):334-351.

Priestley P, Baber J, Lolkema MP, et al. 2019. Pan-cancer whole-genome analyses of metastatic solid tumours. Nature, 575(7781):210-216.

Rossi M, Altea-Manzano P, Demicco M, et al. 2022. PHGDH heterogeneity potentiates cancer cell dissemination and metastasis. Nature. 605(7911):747-753.

Schork NJ. 2015. Personalized medicine: time for one-person trials. Nature. 520(7549):609-611.

Sharma A, Seow JJW, Dutert CA, et al. 2020. Onco-fetal reprogramming of endothelial cells drives immunosuppressive macrophages in hepatocellular carcinoma. Cell.

183(2):377-394.

Tomasetti C, Li L, Vogelstein B. 2017. Stem cell divisions, somatic mutations, cancer etiology, and cancer prevention. Science. 355(6331):1330-1334.

Tomasetti C, Vogelstein B. 2015. Cancer etiology. Variation in cancer risk among tissues can be explained by the number of stem cell divisions. Science. 347 (6217):78-81.

Turner KM, Deshpande V, Beyter D, et al. 2017. Extrachromosomal oncogene amplification drives tumour evolution and genetic heterogeneity. Nature. 543(7643):122-125.

Wang HX, Wang N, Wang B, et al. 2016. Antibiotics detected in urines and adipogenesis in school children. Environ Int. 89-90:204-211.

Wang QL, Dhindsa RS, Carss K, et al. 2021. Rare variant contribution to human disease in 281,104 UK Biobank exomes. Nature. 597(7877):527-532.

Wang T, Antonacci-Fulton L, Howe K, et al. 2022.The Human Pangenome Project: a global resource to map genomic diversity. Nature. 604(7906):437-445.

Weinberg R. 2010. Point: Hypotheses first. Nature. 464(7289):678.

Weinberg RA. 2009. 癌生物学. 詹启敏, 刘芝华译. 北京: 科学出版社.

Weinberg RA. 2014. Coming full circle—from endless complexity to simplicity and back again. Cell, 157(1):267-271.

Woodcock J, LaVange LM. 2017. Master protocols to study multiple therapies, multiple diseases, or both. N Engl J Med. 377(1):62-70.

Wu S, Powers S, Zhu W, et al. 2016. Substantial contribution of extrinsic risk factors to cancer development. Nature. 529 (7584): 43-47.

Xu Y, Wang LM, He J, et al. 2013. Prevalence and control of diabetes in Chinese adults. JAMA. 310(9):948-958.

Zanoni P, Khetarpal SA, Larach DB, et al. 2016. Rare variant in scavenger receptor BI raises HDL cholesterol and increases risk of coronary heart disease. Science. 351(6278):1166-1171.

Zeevi D, Korem T, Zmora N, et al. 2015. Personalized nutrition by prediction of glycemic responses. Cell. 163(5):1079-1094.

Zhang XP, Liu F, Wang W. 2011. Two-phase dynamics of p53 in the DNA damage response. Proc. Natl. Acad. Sci. USA. 108(22):8990-8995.

Zheng CH, Zheng LT, Yoo JK, et al. 2017. Landscape of infiltrating T cells in liver cancer revealed by single-cell sequencing. Cell. 169(7): 1342-1356.

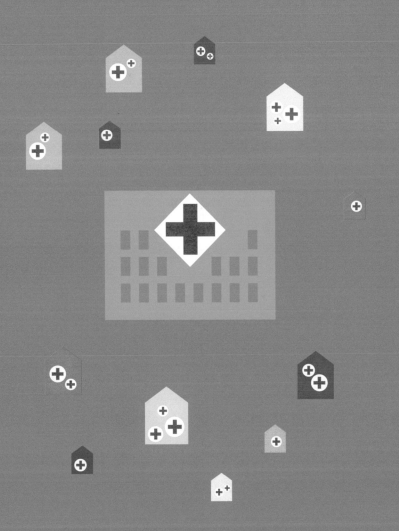

第 3 部分

主动健康

健康第一责任人

实施主动健康战略面临的主要挑战

中国社会已经进入了为全民健康奋斗的"大健康时代"。2016 年国家颁布的《"健康中国 2030"规划纲要》（以下简称《纲要》）提出："全民健康是建设健康中国的根本目的。立足全人群和全生命周期两个着力点"——"全人群"的健康意味着不仅要改善病人的健康，而且要维护正常人的健康；"全生命周期"的健康则明确定为从胎儿到生命终点的全程健康服务和健康保障。为此，以诊治疾病为主要任务的临床医学正在转变为以维护健康为主要目标的健康医学。2020 年 9 月 22 日，习近平总书记在教育文化卫生体育领域专家代表座谈会上明确指出："从源头上预防和控制重大疾病，实现从以治病为中心转向以健康为中心。"

为了实现这样一个划时代的战略转换，中国政府提出了一个维护健康的"举国体制"。最早是在《纲要》中这样建议的："推动人人参与、人人尽力、人人享有，落实预防为主，推行健康生活方式，减少疾病发生，强化早诊断、早治疗、早康复，实现全民健康"；在 2019 年 6 月《国务院关于实施健康中国行动的意见》中又有了更为明确的提法："倡导每个人是自己健康第一责任人的理念"；这种"第一责任人"的理念随后被正式写入 2020 年 6 月实施的《中华人民共和国基本医疗卫生与健康促进法》（以下简称《基本法》）："公民是自己健康的第一责任人，树立和践行对自己健康负责的健康管理理念，主动学习健康知识，提高健康素养，加强健康管理。"

在传统的临床医学时代，社会把维护健康的主要任务交给医生，由医生负责诊断和治疗疾病。显然，民众把自身的健康委托给专业医务人员负责的方式可以称为"被动健康"模式。而在大健康时代，广大民众成了维护自己健康的第一责任人，医务人员不再是唯一的健康保护力量，并且只是第二责任人。《纲要》明确提出："统筹社会、行业和个人三个层面，形成维护和促进健康的强大合力"。可以说，"健康第一责任人"的理念带来了全新的"主动健康"模式。然而，要想实现"主动健康"模式并非易事；它面临一系列挑战，尤其是个人维护自身健康所需要的专业化挑战。

1 知识的挑战：提升个人维护自身健康的能力和建立健全相应的法律法规

临床实践中各项工作的开展都需要实施者具备相应的专业知识。为此，医疗行业的从业者无论是医生还是护士，都需要进行多年系统的学习。中国的高中生要想进入医疗领域，首先需要在医学院校学习最少 5 年；而在美国，要想进入医学院学习还需要先拥有普通大学的文凭。虽然个人维护或促进自身健康工作与医生为他人进行诊断或治疗不一样，但是前者同样需要相关的专业知识。

中国目前具备专业健康知识的普通民众还不是很多。根据《纲要》的数据，2015 年达到健康素养水平的居民只有 10%。针对这个问题，《纲要》明确提出，要通过健康教育提高全民健康素养："建立健全健康促进与教育体系，提高健康教育服务能力，从小抓起，普及健康科学知识"。《纲要》把居民健康素养水平列为健康中国建设的主要指标，要求到 2030 年时，拥有健康素养水平的居民达到 30%。从这个"达标率"的增速可以看出，让普通民众具备一定水平的健康知识并非一件容易的事。可是，按照"每个人是自己健康的第一责任人"的要求，理想情况应该是所有居民都要达到国家规定的健康素养水平！

掌握相应的专业知识只是维护健康的第一步；还需要具备能够在日常生活中正确使用这些维护健康知识的专业化技能。换句话说，拥有正确的知识不等于正确地应用知识。医学院校毕业的学生进入医院时通常都要进行专业化实践的训练，如担任"住院医师"。我国在 2013 年建立了住院医师规范化培训制度，规定所有新进医疗岗位的本科及以上学历的临床医师都要先接受规范化培训。同样在维护和促进健康领域，也需要建立一种培训普通民众正确应用健康知识的"规培"制度。

健康是人的基本权利，人人拥有，人人平等。2020 年颁布的《中华人民共和国民法典》（以下简称《民法典》）第一千零四条明确规定："自然人享有健康权。自然人的身心健康受法律保护。任何组织或者个人不得侵害他人的健康权"。但是，作为社会人，在维护健康的责任方面则有着不同的形态。在以治病为目标的"被动健康"模式下，医师等专业人士被赋予了负责他人临床诊治的权力，如"处方权"。因此，临床实践得到了一系列专业化法律的支撑；正如 2022 年 3 月实施的《中华人民共和国医师法》所说："医师依法履行职责，受法律保护。"如今在临床实践领域颁布的法律法规可能已达到数百种之多。

在"主动健康"模式下，人人都拥有管理自身健康的权力。《基本法》对此给予了法律的确认："公民是自己健康的第一责任人"。然而，目前尚未有相关的专业化法律来规定或指导这种自我维护健康的责任内容和权力范围。我们知道，不同的人其民事法律行为能力是有区别的，如《民法典》规定：不满八周岁的未成年人和不能辨认自己行为的成年人为无民事行为能力人，由其法定代理人代理实施民事法律行为。

　　由此可以看到，在健康领域，所有人的健康权利是平等的，但维护自我健康的权力是有差别的。此外，目前在整个社会达到健康素养水平和具有相应专业化实践能力的人群数量远小于没有达标的人群。在当前正在向"以健康为中心"转变的过渡时期，应该考虑给予前者帮助后者的责任或权力；这种帮助可能发生在家庭、社区或者单位。而这显然需要有相应的专业化法律法规的支撑。也就是说，中国的主动健康模式急需这种专业化健康维护方面的法制；而这也正是《纲要》所要求落实的重要任务："有利于健康的政策法律法规体系进一步健全，健康领域治理体系和治理能力基本实现现代化"。

2　科学的挑战：加强健康科学研究和完善相关的健康指南

　　当前临床医学的主流是"循证医学"，即在生物医学研究获取的科学证据指导下进行临床实践活动。随着研究的不断深入，人们越来越认识到，疾病的发生发展是一个非常复杂的过程，要想揭示其活动规律并找到有效的诊治对策并非易事。为此，西方发达国家在生物医学研究领域投入了大量的人力和物力，如美国国立卫生研究院（National Institutes of Health，NIH）的年度预算通常是美国政府科学研究经费的百分之六十左右。

　　相比之下，人们在维护和促进健康方面的研究远没有像临床研究那样重视。在同时包括了医疗和健康两个领域的《基本法》中，第一章"总则"中关于研究的第八条主要是强调医学研究："国家加强医学基础科学研究，鼓励医学科学技术创新，支持临床医学发展，促进医学科技成果的转化和应用，推进医疗卫生与信息技术融合发展，推广医疗卫生适宜技术"；而在专门讨论健康的第六章"健康促进"的 13 个条文中，虽然涉及了健康教育、健康调查、环境卫生、食品安全、健康饮食和健身活动等多个方面，但却没有提到健康科学方面的研究工作，如营养科学或者运动科学。此外，在《纲要》中专门有一章针对科研："第二十三章　推动健康科技创新"，其中"第一

节 构建国家医学科技创新体系"和"第二节 推进医学科技进步",强调的依然是医学研究,而非健康科学研究。

在"主动健康"模式中,普通民众作为"健康第一责任人",通常需要依据"膳食指南"或者"运动健身指南"等各种健康行动指南来进行自我健康的维护和促进;这些健康方面的指南与循证医学的临床指南一样重要。这些指南的制定同样离不开科学研究证据的支持。一直以来,健康科学方面的研究工作并没有得到人们足够的重视。不久前发表的一篇文章是这样描写"运动生物学"(exercise biology)的研究状况:"接受锻炼有益健康的观点已经上百年了,但不同体力锻炼引发的急性效应和长期效应的分子与细胞机制始终没有被完整地阐明过"(Zierath et al.,2015)。中国传统文化很早就认识到营养对健康的重要性,还提出了"药食同源"的观点。但是,中国科学家在营养方面的研究却很薄弱,就连国人营养素的基本指标都有待完善。国家 2017 年颁布的《国民营养计划(2017—2030 年)》明确提出,要加强营养科研能力建设;其中第一项任务就是"加快研究制定基于我国人群资料的膳食营养素参考摄入量,改变依赖国外人群研究结果的现状,优先研究铁、碘等重要营养素需要量"。

指南的制定通常是由相关领域的专家把已有的科学研究成果和知识进行汇集和整合,如《美国居民膳食指南》是由美国营养学家和相关专家组成膳食指南咨询委员会(Dietary Guidelines Advisory Committee)负责制定,而《中国居民膳食指南》则由中国营养学会负责制定。在 2020 年最新版的《美国居民膳食指南》之后还附有长达 800 多页的科学报告。但即使是这样,具有国家权威的专家指南依然受到挑战。美国营养学权威、曾担任过哈佛大学营养系主任的威利(Willett)教授就专门著书批评美国农业部发布的"饮食指南金字塔":"它所传达的这些完全错误的信息导致了广大受众体重超标,健康受损,甚至不必要的过早死亡"(沃尔特·威利和帕特里克·斯克莱特,2009)。由此可见,制定健康指南并不比制定临床指南简单。《美国国家营养科学研究路线图 2016—2021》提出要着力解决的三个框架性问题中就有一个是"如何帮助人们选择健康的饮食模式"。

人体的生命过程可以划分为正常的生理活动和异常的病理活动。病理活动的复杂性已经得到了普遍的认识。显然,生理活动同样是高度复杂的。近年来,食物在机体的分子层面、细胞层面和组织器官层面产生的影响和作用机制已经有许多研究。而运动健身方面的研究现在也逐渐进入了研究者的视线。*Cell* 不久前刊登的一篇研究人体在急性锻炼时分子层面变化的论文指出,10 分钟左右的跑步机运动就能够让机体内近万个生物分子的丰度发生改变,涉及各种代谢通路和免疫系统(Contrepois et al.,2020)。*Nature* 杂志在 2021 年初发表的一项研究工作发现,运动产生的机械力有助于维持骨髓小生境,进而促进骨生成和淋巴细胞生成(Shen et al.,2021)。

生理活动与病理活动一样,具有高度的异质性和个体差异,如以色列科学家的研究工作发现,不同个体摄取同一种食物之后的血糖水平响应有着明显的差异。膳食指南通常是"非个体化"的,针对的是全体居民。2020 年版的《美国居民膳食指南》比旧版的指南有了一个明显的进步,即首次根据生命的不同阶段(婴幼儿期、儿童及青少年期、成年期、孕期及哺乳期、老年期)给出不同的健康膳食模式。但是,要实现针对个体差异的健康指导显然还有很大的差距。

目前对"健康是什么"这样的基本问题还没有一个得到广泛认可的生物学结论,更不用说如何精确检测和准确评估人们的健康状态。*Cell* 2021 年初登载了一篇题为"健康的标志"的评论文章,从分子、细胞、组织器官等多个层次详细讨论了健康的八个主要生物学标志;每个生物学标志都涉及机体的许多因素,如标志"内稳态的复原能力"(homeostatic resilience)就涉及遗传因子、神经调控机制、免疫系统、激素与代谢、肠道菌群等;这些生物学标志相互紧密关联,从三个维度维持了机体的健康状态,即空间区域完整性,内稳态的稳定性和对内外压力的正确响应(López-Otín and Kroemer,2021)。可以说,按照这篇文章对健康的描述,对健康状态的研究或评估要考虑到机体从分子到细胞到组织器官等多个层面的各种生物学因素及它们之间复杂的相互作用。

3 技术的挑战：开发用于维护或促进健康的新技术和新方法

在"被动健康"模式中，医务人员必须依靠一系列技术和方法来为患者诊治疾病；诊断方面既有最简单的听诊器，也有高科技的医疗影像设备等；治疗方面则有各种药物和疫苗等。在"主动健康"模式中，同样需要为广大民众维护自身健康提供强大的技术支撑。这类维护和促进健康的相关技术和方法涉及的范围极其广泛，但可以简单地划分为两大类：针对个体健康的和针对健康环境的。前者主要包括两个目标：健康状态的早期监测和早期干预；而后者则包括了人类生存环境的方方面面，如饮用水的清洁、空气的污染防治和食品安全等。这里主要讨论直接用于"健康第一责任人"的技术支撑。

在个体健康状态的早期监测技术里，基于大数据的个体精确预测和预警是目前健康科学领域最重要的前沿技术。例如，以色列科学家连续测量了800个个体在一周内近5万次饮食后的血糖变化值，发现了餐后血糖具有明显的个体差异；研究者建立了整合这些个体生物学数据、生活方式和肠道菌群等大数据的机器学习算法，并用于个体化的餐后血糖预测。研究者基于该项成果成立了一个公司，为需要精确控制血糖的个人用户提供个性化膳食方案（Zeevi et al.，2015）。不久前，美国科学家采集了108个健康志愿者在9个月内的多组学数据，包括基因组、蛋白质组、代谢组和肠道菌群等，进而构建了个体化的高密度动态数据云，并制定了"基于个人数据的行为辅导"来帮助参与者改善其身体的健康指标（Price et al.，2017）。这些研究者在此"健康数据云"的基础上也成立了一个公司，旨在帮助个人用户维护自身的健康。美国政府2016年启动了一个类似的研究计划——"全民健康研究项目"（All of Us Research Program），计划在10年时间内持续收集百万人群的生物学数据，进而构建一个以"个体为中心"的健康医学数据库，以促进和维护个体的健康"。中国科学院在 2020 年也启动了一个名为"多维大数据驱动的中国人群精准健康研究"的研究项目,计划在 5 年时间里收集百万国人的血液样本,并获取参与者的生物学数据和健康信息,从而构建一个中国人群的健康科学数据库。由此可见,健康大数据,包括数据采集、分析和预测技术等都是健康状态监测的重要支撑。

可穿戴设备是近年来发展迅猛的健康状态监测和人体数据收集的新技术。这种方法使得人们变成"透明化"的个体,血压、心率等各种身体状态变化以及饮食、运动等日常活动都可以被实时地记录下来,收集到的这些数据则被用于个体的健康管理。目前被广泛使用的可穿戴设备当属智能手表和智能手环。随着万物互联的"物联网"逐步进入人们的生活,人体健康状态监测的设备已不限于可穿戴的类型,例如,在上海 2019 年的中国国际进口博览会上,日本松下电器公司展示了一种"智能马桶",该马桶附属的尿检设备在 4~5 秒内就可快速完成尿常规检测,获取微量白蛋白等多项身体健康数据。值得注意的是,可穿戴设备也同样离不开相应的算法和计算模型等智能分析技术的支撑。

个体健康状态的早期干预技术有许多种类,如营养干预、运动干预、保健药品干预等。《国民营养计划(2017—2030 年)》就明确提出,"针对不同人群的健康需求,着力发展保健食品、营养强化食品、双蛋白食物等新型营养健康食品"。根据《2020 中国膳食营养补充剂行业发展报告》提供的信息,目前在注册批准的保健食品中,排名前 3 位的保健功能依次是:增强免疫力功能的占 32.13%,缓解体力疲劳的占 12.66%,辅助降血脂的占9.36%。随着精确医学的发展,传统的大众化营养干预模式正在转向个体化营养干预模式,个性化营养定制技术有着极大的需求;例如,荷兰 DSM 公司通过智能营养助手软件分析客户的生理指标,进而为他们定制含有微量营养素的混合饮料。

运动干预也是维护健康状态的重要干预手段。第 71 届世界卫生大会通过的《2018—2030 年促进身体活动全球行动计划》明确提出,到 2030 年将缺乏身体活动的人群减少 15%。《纲要》同样也强调要开展全民健身运动："继续制定实施全民健身计划，普及科学健身知识和健身方法，推动全民健身生活化"。显然，运动干预技术在今天同样需要提升和发展。例如，要从传统的群体性运动干预策略转变为基于个体间生物学差异的个体化运动干预。不久前，香港大学研究者通过对糖尿病前期人群的干预研究发现，同样的运动干预对一些参与者有效，对另一些参与者则无效；而造成这种差别是由于运动响应者的肠道菌群组成不同于非响应者的；研究者随后建立了一个基于特定肠道菌群指导个体化运动干预的预测模型（Liu et al., 2019）。此外，国务院颁布的《全民健身计划（2021—2025 年）》提出了健身智慧化服务："支持开展智能健身、云赛事、虚拟运动等新兴运动"。

中国传统医学是最具中国特色的健康干预技术。早在 2000 多年前，传统医学就已经认识到早期干预的重要性——"上医治未病"。《纲要》对传统医学的保健作用同样给予了高度的重视，在"发展中医养生保健治未病服务"一节中明确提出："实施中医治未病健康工程，将中医药优势与健康管理结合，探索融健康文化、健康管理、健康保险为一体的中医健康保障模式。鼓励社会力量举办规范的中医养生保健机构，加快养生保健服务发展。拓展中医医院服务领域，为群众提供中医健康咨询评估、干预调理、随访管理等治未病服务。"在当前形势下，利用中医药进行健康干预面临两大挑战，一方面是要结合科学技术的最新发展，完成中医养生保健技术的现代化转型；另一方面则是要向广大民众传播中医药知识，并普及易于掌握的中医养生保健技术方法，从而为主动健康模式中每个"健康第一责任人"维护和促进自身健康提供有力的武器。

4　小结：主动健康需要观念上的转变和行动上的支持

全民参与的"主动健康"是人类健康领域史无前例的变革，变革的核心是把维护健康的"主战场"从医院内转移到医院外，把维护健康的主要任务从"治已病"转换为"治未病"。为此，首先要实现观念上的转变，将人们关注的重心从"治病"转换为"健康"，把公民维护自身健康的重任从交给专业医务人员负责转换为自己作为第一责任人。其次要提供行动上的支持，为个体健康状态的早期监测和早期干预提供科学技术的保障和支撑，并建立完善的全民健康教育体系，建立有利于主动健康的法律法规体系。

本文原载于《生命科学》杂志 2022 年第 3 期，文字略有修改。

健康领域的"知"与"行"

　　"知"与"行"是中国思想史的一个重要议题。这个议题主要涉及两层含义。首先是"知"与"行"的相互关系。近代教育家陶行知先生认为,"行是知之始,知是行之成";正是基于这样的认识,他把自己原来的名字"知行"改为"行知"。其次是"知"与"行"的难易程度。中国古代有"非知之艰,行之惟艰"的说法,而近代革命家孙中山先生则提出相反的观点:"行之非艰,而知之惟艰",即"知难行易"。

　　随着科学在近代西方社会的成长壮大,人们形成了这样一种基本的思维定式:科学是行动的基本指南,一切正确的行动都建立在科学研究获取的知识之上。现代西方社会对"知"与"行"的相互关系是这样认定的:首先需要开展科学研究以获取知识,然后在知识的指导下开展行动。值得注意的是,这种思维方式实际上已经暗含了一个假设:"知易行难"。

　　现代西方医学采取的也正是这种思维定式。因此,不难理解为什么当前的主流医学被称为"循证医学"——各种临床实践活动都需要遵循科学证据的指导,而这些科学证据通常源自基础研究和临床研究。西方发达国家在生物医学研究领域投入了大量的人力和物力,如美国国立卫生研究院的年度预算就占了美国政府科学研究经费的百分之六十左右。有统计指出，仅 2010 年度全球生物医学研究领域投入的经费就高达 2400 亿美元，其中三分之二都用于基础研究。但是，面对当前肿瘤、糖尿病和神经退行性疾病等慢性病的巨大挑战，我们需要反思这种思维定式在健康领域的合理性，重新梳理一下什么样的应对措施抗击慢性病更为有效。

1 健康医学研究并非易事

人体是复杂系统，涉及成千上万种基因和蛋白质等不同生物分子之间的相互作用，涉及从分子到细胞到组织器官不同层次的相互作用；而且不同的个体之间有着明显的个体差异。糖尿病和肿瘤等慢性病不同于传染病，是人体自身出了问题，属于复杂性疾病，要想研究清楚这些疾病发生发展机制并找到相应的对策绝非易事。

最有代表性的就是肿瘤研究。美国政府 1971 年发动了抗击肿瘤的"战争"。在随后 40 年间，在肿瘤研究方面美国政府就投入了 2000 多亿美元，还不要说民间也有着巨大的投入。在这 40 年间，在国际学术刊物上发表的与肿瘤相关的研究论文高达 156 万篇。仅一个被认为是重要的抑癌基因——p53 基因，自 1979 年被发现至今，就已经有近 10 万篇相关的研究论文。

尽管政府与研究人员乃至全社会如此努力，可是肿瘤对人类的威胁并没有解除。世界卫生组织在 2010 年 2 月 4 日"世界癌症日"到来时发出警告：如果国际社会再不认真采取有力的措施抗击癌症，到 2030 年全球每年的癌症死亡人数将有可能在现有基础上翻番，达到 1700 万。许多人甚至把美国抗击肿瘤的"战争"称为失败的"越南战争"。

美国著名肿瘤研究专家温伯格（Weinberg）用"一个完整的循环：从无尽的复杂性变为简单性然后又重回复杂性"为题，回顾了这场失败的"肿瘤战争"，"从事肿瘤研究的科学家见证了这个时期的疯狂转变：从最初面对无数难以理解的病理现象的困惑,到树立了还原论必胜的信念,最近几年再回到重新面对肿瘤这个疾病无尽的复杂性"(Weinberg,2014)。

需要指出的是,科学研究在维护健康方面发挥的作用还不如在抗击疾病中的作用。比如,在与健康息息相关的营养与饮食方面的科学研究,基本上是一笔糊涂账,"公说公有理,婆说婆有理"。例如,胆固醇是人体重要的营养物质,主要是从鸡蛋或红肉等食物中摄入,吃少了不行,吃多了也不好。为此,研究人员对食物胆固醇摄入量与健康的关系进行了大量的研究。20世纪60年代末,美国心脏病协会提出"成年人每天摄入的食物胆固醇要小于300毫克",此后的半个世纪一直被作为膳食推荐标准,并被写入到2010版美国膳食指南;然而,在2015版美国膳食指南中,删除了这个标准,即放开了对每日食物胆固醇摄入的限制。这个修改在业内引起了很大的争议。2019年3月,美国著名医学杂志发表了一篇持不同结论的研究论文:通过对时间跨度超过30年的6个美国前瞻性人群队列的流行病学数据分析,该文的作者发现,高胆固醇摄入与心血管系统疾病和早死的风险升高是正相关的,而且是有剂量关系;甚至每天膳食胆固醇摄入量低于2010版美国膳食指南规定的300毫克,也仍然有一定的风险(Zhong et al.,2019)。

类似于膳食胆固醇摄入量的争端比比皆是。例如,减少米面等碳水化合物摄入量的低碳水化合物饮食方式被广泛认为有利于减轻体重和改善心脏代谢风险。生命科学领域著名杂志 Cell 在2018年还发表了一篇支持低碳水化合物饮食的评论文章,并说碳水化合物有毒,称为"碳毒性"(carbotoxicity)(Kroemer et al.,2018)!但是,同时期在医学杂志发表的一项超过43万人的研究则指出,如果碳水化合物提供的能量在全天摄入总能量中占比小于40%,预期寿命将缩短4年(Seidelmann et al.,2018)。可以这样说,如果把所有关于饮食对健康影响的研究文章放在一起,可以得到一个乐观的结论——吃什么都对维护健康的某个方面有益;同时也可以得到一个悲观的结论——吃什么对身体都没有明显的收益,吃多吃少都有害。

生物医学知识在指导维护健康和临床实践中的局限性不仅仅源于研究对

象的高度复杂性，而且还受到了很多非科学因素的影响。中国学者在 2019 年发表的一篇题为"对现代医学的几点反思"的文章，认为"科学并非完全客观中立"，"一方面科学研究的选题、实验、分析和结论无不都受科学家社会背景和价值观的影响，因此科学知识在根源上就不是绝对客观的"，"另一方面科学知识的利用则完全是主观意志的行使"（唐金陵和韩启德，2019）。英国学者在 2018 年发布了一份题为"生物医学泡沫"的报告，认为生命科学研发已处在社会的、政治的和生物医学认知的泡沫之中。*The Lancet* 杂志针对该报告发表社论，提出"生命科学资助的重点需要彻底转变，要远离生物医学泡沫，转向对影响健康的社会、行为和环境决定因素的探索"。

2 维护健康重在行动

从人类文明史来看，很多时候"行"是走在"知"的前面，尤其在健康医学领域。过去人类健康的主要危害是传染病；在抗生素和疫苗出现之前，人们对抗传染病的主要方法是采用卫生措施，例如，处理人体排泄物、选择水源、加热食品和隔离病人等各种朴素的行动；这些方法虽然没有系统的科学理论知识的指导，但在抗击传染病方面仍然起到了重要的作用。

今天在维护健康方面，行动也常常在没有足够的科学知识指导下进行。例如，人们有一个共识，体育锻炼有利于身体健康。尽管研究人员还不是很清楚锻炼是通过什么样的生物学机制来提高身体的健康水平，也不清楚什么样的运动方式对维护健康最好；但是并没有因此而影响到人们对锻炼行动的重视。2011 年 2 月，国务院发布了《全民健身计划（2011—2015 年）》，提出全民健身的 5 年目标："到 2015 年，城乡居民体育健身意识进一步增强，参加体育锻炼的人数显著增加，身体素质明显提高，形成覆盖城乡比较健全的全民健身公共服务体系"。

饮食习惯是影响人们身体健康最重要的生活方式。早在 1992 年，美国农业部就首次发布名为"我的金字塔"的膳食指南,将脂肪、油和糖置于塔尖,提醒人们少摄入这类食物。但是,这个金字塔形膳食指南的具体内容并不是得到了专家们的一致赞成。美国农业部在 2011 年 6 月又发布一张新的健康饮食指南图,名为"我的盘子",用以取代收效不大的"我的金字塔"。"我的盘子"给出了饮食中应该包含食物种类,以及不同类别食物在饮食中应占的比例。显然,新旧膳食指南的发布并不是在人们知识非常完备的情况下进行的,有关饮食如何影响人体健康的大量研究工作仍在继续。

衰老作为当今老龄化社会面对的主要挑战,其生物学机制远远没有研究清楚,甚至评价衰老的标准也很模糊。但是,关于衰老的知识匮乏并没有停滞人们抗击衰老的行动步伐,早在1992年,联合国第47届大会就通过"2001年全球解决老龄问题的奋斗目标",强调开展健康老龄化运动。1999 年,世界卫生组织发起了"积极老龄化全球行动",提倡让老年人在老年期尽可能获得最佳健康、参与和保障的机会,以提高生命质量。

我国政府在2019年6月发布了《国务院关于实施健康中国行动的意见》,其中最重要的一个基本原则是,"倡导每个人是自己健康第一责任人的理念"。也就是说,每个普通人都要采取行动去维护自身的健康,而不是单纯地依赖医务人员,更不是去依靠研究人员。这个基本原则要求每个人"养成符合自身和家庭特点的健康生活方式,合理膳食、科学运动、戒烟限酒、心理平衡,实现健康生活少生病"。

在维护健康和抗击疾病方面,"行"重于"知"。首先,由于生命的复杂性和疾病的复杂性,研究者能够提供的知识指导还远远不能满足公众的健康需求;而人们也不可能等待将问题都研究清楚了才去维护自身的健康。更重要的一点是,人们维护健康的行动是开展相关研究的重要基础。

运动是维护健康的重要方式。但是,什么样的运动最有效?研究者通过对美国 50 个州 120 多万名成年人在 2011~2015 年的 75 种运动类型数据分析,发现身心方面都受益最高的运动类型是球类运动和有氧体操,收益最高的锻炼方式是:每周 3~5 天,每天 1 次,每次 45~60 分钟(Chekroud et al.,2018)。

在饮食与健康关系方面的人群研究同样也很有价值，如美国研究者一项关于 7 万多人在 24 年间的饮食质量对死亡率影响的流行病学研究结果，表明前 12 年期间维持高质量健康饮食的人，在后 12 年的全因死亡率显著低于低质量饮食的人（Sotos-Prieto et al.，2017）。

由于人体与实验动物有着巨大的差别，因此，所有维护健康和抗击疾病的科学知识的获取都需要有直接针对人体的研究工作。显然，人们为了健康而采取的各种日常活动，也正是健康科学领域研究工作的一个重要组成部分。美国临床研究最近强调的"真实世界证据"很大程度上就是来自普通大众的日常临床实践。

3　科学研究的必要性是什么？

以上的讨论，引出了一个值得思考的问题：科学研究的必要性建立在什么样的基础之上？对满足人类好奇心的纯基础研究而言，研究的目的本身应该就构成了开展研究活动的必要条件。但是，如果研究工作与人类的福祉紧密相关，对不同的人而言，答案应该是很不一样的。对科学研究者而言，知其然还需要知其所以然；对经济学者来说，可能会重点考虑研究活动的成本与收益关系；对政策制定者则情况更为复杂，需要从政治、经济、科学乃至文化等多个层面综合考虑。

总而言之，在当今的现代化社会，虽然科学渗透在人类几乎所有的活动中，但我们还是需要认真反思科学研究的意义及其在社会活动中的作用。答案不是像人们想象的那样简单，也并非显而易见。换句话说，虽然科学在维护人类健康和抗击疾病方面发挥了重大作用，但不能绝对化，盲目迷信。科学不是在任何情况下都能够担当，也不是只有科学才能够担当。

本文原载于《科学》杂志 2019 年第 6 期，文字略有修改。

抗疫新阶段：主动健康的"启蒙运动"

    抗击新冠病毒已近三年了！从 2020 年初疫情突发时的"严防死守"到 2021 年抗击德尔塔变异株的"精准防控"，再到 2022 年抗击奥密克戎变异株的"动态清零"，防控疫情始终是由国家主导实施。随着新冠病毒的变异，其传染力大增而毒力大减，国家逐步优化调整了防控措施，在 2022 年 11 月提出了优化措施"二十条"，并于 12 月提出了更为开放的"新十条"。值得注意的是，这次优化措施不同于以往的防控措施，是一次"革命性"的改变。孙春兰副总理 2022 年 12 月 13 日在北京市调研指导疫情防控工作中明确要求"转变观念"，并提出了一个新术语——"调整转段"，即我国当前的防疫工作正在从一个阶段转变到了另一个阶段。

    这个新的防控阶段被很多人称之为"放开"，但在笔者看来，这并非简单的"放开"，而是把原来全部以政府为主导的疫情防控转变成为政府和民众联合战"疫"。也就是说，在这个新阶段，民众不再是被动地配合国家的防控措施，而是能够主动地决定以何种方式进行自身的防疫。笔者据此在文中把这个新阶段称为"个体防控阶段"，而之前的则称为"政府防控阶段"。笔者认为,"个体防控阶段"的意义不仅仅是为了适应抗击新冠疫情的新形势,更重要的是它成了国家最近倡导的"主动健康"模式之"启蒙运动"。

在传统的临床医学时代,民众遇到自身的健康问题时,通常是去寻求专业医务人员给予解决。这是一种"被动健康"模式,即医生等专业人士被赋予了负责诊治他人的权力,而患者的健康维护则主要是依靠医生的决策和干预措施。但在大健康时代,面对维护和管理全体民众的全程健康之需求,依靠医生以及相关专业人士是远远不够的,需要每一个人的参与。在 2016 年国家颁布的《"健康中国 2030"规划纲要》(以下简称《纲要》)中,明确提出:"推动人人参与、人人尽力、人人享有,落实预防为主,推行健康生活方式,减少疾病发生,强化早诊断、早治疗、早康复,实现全民健康"。

为了实现这种"人人参与"的全民健康之愿景,国家提出了"自己是健康第一责任人"的新理念。2020 年 6 月颁布实施的《中华人民共和国基本医疗卫生与健康促进法》(以下简称《基本法》)明确规定:"公民是自己健康的第一责任人,树立和践行对自己健康负责的健康管理理念,主动学习健康知识,提高健康素养,加强健康管理。"显然,这种"自己是健康第一责任人"的理念带来了全新的"主动健康"模式,即维护健康的任务不再局限于医生等专业人士,也是公民自身的责任,而且是第一责任。

1 主动健康的思想启蒙

尽管"健康第一责任人"写进了《基本法》,但是如何落实并不是一件容易的事。即使是涉及每一个人的疫情防控,"健康第一责任人"的提法在三年的"政府防控阶段"中也并没有受到社会各阶层的重视。例如,落实"四方责任"是在这个阶段最常听到的防疫举措,指的是落实属地、部门、单位、个人的责任。但是,这里说到的个人责任并非是一种"主动的责任",

而是一种"被动的义务"。在 2020 年 9 月北京市人大常委会通过的《北京市突发公共卫生事件应急条例》的第四章"应急处置"的第二节"四方责任"中，第 45 条规定的个人责任包括：自我防护、配合防控、提供信息；此外，该条例全文均未提及"健康第一责任人"。

笔者注意到，上海市疫情防控工作领导小组在 2022 年 11 月 28 日举行的会议上仍然保持着"四方责任"的说法："要压实'四方责任'，拧紧责任链条，紧盯责任落实的'最后一公里'，加大工作力度、引导力度、督查检查力度，确保防疫举措细化落实到每一位责任主体、每一个工作岗位"；还是没有提到"健康第一责任人"。有意思的是，不到一周的时间，"健康第一责任人"的提法就出现了，在上海市政府的微信公众号"上海发布"12月 4 日发布的"我市优化调整疫情防控相关措施"里这样写道："请广大市民继续坚持'三件套''五还要'，落实好规范佩戴口罩、保持社交距离、做好'手卫生'等个人防护措施，主动扫'场所码'，尽快接种疫苗，当好自己健康的第一责任人。"自此，"四方责任"的说法淡出了人们的视野，而"第一责任人"成了"个体防控阶段"的基本要求。

综上所述，在国家正式提出"自己是健康第一责任人"的理念之时，各级管理部门和广大民众都还没有给予很好的重视，也没有及时地更新其健康认知，"主动健康"新理念还没有融入社会的主流思想。随着"个体防控阶段"的到来，"健康第一责任人"的理念在全社会得到了很好的普及！笔者已经从微信公众号"上海发布"12月 18 日发布的一个通知中看到了这一趋势，这个题为"当好健康第一责任人，养成'三清'好习惯！"的通知上写道，"上海市爱国卫生运动委员会办公室、上海市环境整治消杀工作专班、上海市健康促进中心提醒广大市民：当好健康第一责任人，要养成空气清新、环境清洁、双手清洗的'三清'好习惯"。笔者相信，基于"第一责任人"的主动健康新理念从今往后，不仅会越来越深入到社会各个阶层，而且会从"防疫"一个点伸展至健康领域的各个方面。

2　主动健康的行为启蒙

"健康第一责任人"不仅仅是一个口号或一种观念,更重要的是一种行动,一种获得法律授权的公民维护自己健康的自主性行为!这一点在疫情防控的"调整转段"中也表现得很清楚。在"政府防控阶段",疫情防控是由政府主导,个人只能服从。例如,《北京市突发公共卫生事件应急条例》的第三条明确规定:突发公共卫生事件应急工作由"党委统一领导、政府分级负责、社会共同参与,落实属地、部门、单位和个人四方责任,科学、依法、精准应对"。进入"个体防控阶段"以后,个人被赋予了自主防控的责任。以笔者居住楼栋的微信群里发布的居委会通知为例,在前一个阶段收到的通常是各种硬性规定:何时进行全员核酸筛查,何时楼栋要封闭,何时要解封,等等。而在后一个阶段,笔者在微信群里看到的通知是这样写的:"如果有症状或者自行检测抗原阳性,鼓励大家自我居家隔离(愿意的话可以上报居委会),如果不需要核酸证明,则无需再去单人单管核酸复核"。也就是说,个人防控措施的"调整转段"表现为把"规定动作"转变成了"自选动作"!

在"政府防控阶段",自 2020 年 1 月 15 日至 2022 年 6 月 28 日,国家卫生健康委员会(以下简称"卫健委")先后出台了指导全国各地抗击疫情的《新型冠状病毒肺炎防控方案(第九版)》,其中涉及内容均属于政府的指令性措施。而进入"个体防控阶段"以后,对"健康第一责任人"的行为进行鼓励和提供建议就成了防疫的基本方式。卫健委于 2022 年 12 月 13 日发布了《新冠病毒感染者居家指引(第一版)》;人民网·人民好医生客户端也随后在 12 月 7 日发布了《个人防疫手册 1.0 版》,12 月 17 日发布了该手册的第三版。这类手册提供的是新冠病毒感染者进行自我诊治的建议和相关注意事项,正如《个人防疫手册(第三版)》编者在前言中所强调的:该版本"专注于'阳'了怎么办这一热点问题,集纳权威观点和科学内容,设有用药篇、老年人篇、儿童篇、孕产妇篇、基础知识篇等5个部分，此版本更加突出内容的针对性、实用性，供大家参考使用"。显然，这些手册建议的自我诊治措施在"政府防控阶段"大多是由医生等专业人士负责的。笔者还注意到，在《个人防疫手册（第三版）》的封面上醒目地写着"做自己健康的第一责任人"！

作为覆盖"全人群"和"全生命周期"的全民健康愿景，主动健康的目标并不局限于对疾病的诊治，而是要把抗击疾病的关口前移，如《纲要》所说的那样："落实预防为主，推行健康生活方式，减少疾病发生"。这一点在抗击新冠病毒的战"疫"中有很好的体现，尤其是进入到"个体防控阶段"以后。例如，上海市健康促进中心在其微信公众号"健康上海12320"上就发布过题为《"新十条"出台，居家健康有讲究！》的文章，针对"一般人群"提出了如下倡议："养成良好健康习惯，勤洗手、外出戴好口罩，家庭常通风、勤清扫，对经常接触物体表面消毒清洁。均衡营养，作息规律，充足睡眠，合理运动，保持良好心态，强健体魄，增加个人免疫力"；又比如上海市卫健委在2022年12月21日发布了《上海市民运动健康知识手册》，其目的是"指导市民科学合理健身，让千千万万市民'动起来'"。早在2019年6月，国家就在《国务院关于实施健康中国行动的意见》中提出了多项生活方式干预行动，包括合理膳食行动、全民健身行动、控烟行动和心理健康促进行动等。而当前民众在抗击疫情过程中亲身所做的一切，就是为健康中国行动做了一次最广泛的动员和最有意义的实践。笔者认为，这次全民抗疫活动有力地推动了主动健康模式的"落地"，将对广大民众未来的生活方式和日常行为带来巨大的影响。

3　主动健康的体制启蒙

在大健康时代，需要把传统的"被动健康"模式与新生的"主动健康"

模式进行深度的融合，形成维护民众健康的新体制。在这种新体制下，公民是自己健康的第一责任人，而政府和医生等专业人士自然就是第二责任人。需要强调的是，"第二责任人"并不意味责任的减轻，不仅要继续担负着临床医学时代维护民众健康的主要责任，而且还有支撑主动健康模式顺利实施的新责任，其首要任务就是要培养和提升"第一责任人"的健康素养。尽管个人维护或促进自身健康的"主动健康"模式与医生对患者进行诊治的"被动健康"方式不一样，但前者同样需要相关的专业知识。中国目前具备良好健康知识的普通民众数量还比较少。为此，国家2016年颁布的《纲要》就把提升居民健康素养水平列为健康中国建设的主要指标——到 2030 年时，拥有健康素养水平的居民要达到30%。

　　显然，要让普通民众具备一定水平的健康素养并非一件容易的事。目前社会大众在"个体防控阶段"中出现的各种状况就是很好的例证。为了指导和帮助普通民众抗疫，各个地方和各级政府以及各种专业机构通过新闻媒体发布了大量普及抗疫知识和具体做法的文章和手册，如《新冠病毒感染者居家指引》和《个人防疫手册》等；《人民日报》在其微信版甚至还介绍了一种防止带病毒的垃圾污染的"鹅颈式"封扎垃圾袋的方法。但也可以看到，当前在媒体上传播的防疫知识和相关信息相当杂乱，且有许多"假知识"或"伪知识"混杂于"真知识"里。有时甚至专业知识方面也不是很清晰。例如，过去常用的退热镇痛药"安乃近"因为副作用较大，许多国家已经禁用；国家药监局 2020 年 3 月也做出了限制安乃近用药的规定；然而，在 2022 年 12 月 13 日北京市卫健委发布的《新冠病毒感染者用药目录（第一版）》，针对发热症状的 8 种西药里就有"安乃近片"，且没有对此药的用法和注意事项给予说明。由此可见，针对提升普通民众健康素养之战略需求，国家有关部门需要构建更为高效、更为科学的健康知识传播体系。

　　在"被动健康"模式中，医务人员需要依靠各种设备和药物来为患者诊治疾病；在"主动健康"模式中，同样需要为广大民众维护自身健康提供相应的手段。要强调的是，完成这一任务不仅需要提供维护健康的各种"硬件"，而且需要建立相关的规章制度等配套"软件"。这一点在抗疫过程中尤为突出。在"政府防控阶段"，所有退热镇痛的"四类"药品，不论是处方药还是非处方药，都被严格管控；而进入"个体防控阶段"之后，药品的管控则立刻放松；如12月7日上海市疫情防控工作会议提出落实"新十条"的措施之一就是："市民可在线上线下购买退热、止咳、抗病毒、治感冒等非处方药物，对线上线下'四类'药品购药人员已不再要求信息登记"。此外，对全民抗疫这种需求巨大的市场，如何保供和控制价格也是需要政府介入的；如12月9日上海市市场监管局发布了关于稳定涉疫物资和重要民生商品价格的提醒告诫函，明确规定：抗原检测、涉疫医疗药品和防护用品三类涉疫物资的各相关经营者禁止有价格违法行为。不过换一个角度来看，非疫期间的大健康产业显然需要从市场经济的角度来考虑。《纲要》明确提出，发展健康产业是健康中国建设的五大任务之一；到2030年，"健康中国"带来的健康产业市场规模将超过16万亿。那么，政府要采用何种措施来应对全民健康带来的需求巨大且复杂多变的健康产业市场呢？

值得指出的是，国家把"健康第一责任人"的理念用法律的形式确定了下来。起初在2019年6月的《国务院关于实施健康中国行动的意见》里是这样写的："倡导每个人是自己健康第一责任人的理念"。"倡导"就意味着"做自己健康第一责任人"是一种个人的"伦理责任"，值得提倡，值得鼓励。而2020年6月实施的《基本法》则把这种新理念提至法律层面，意味着这是一种个人的"法律责任"，必须落实，必须遵行！

笔者由此引申出了非常重要的一点启蒙：在一个现代法制社会里，个人的权利与责任必须对等，相互支撑。没有权利的责任是不公平，没有责任的权利是不完整。健康权是个人拥有的权利，2020年颁布的《中华人民共和国民法典》第一千零四条明确规定："自然人享有健康权。自然人的身心健康受法律保护。任何组织或者个人不得侵害他人的健康权"。但是，这部民法典没有涉及个人的健康责任。2020年实施的《基本法》对此给予了法律的补充和完善。更重要的是，《基本法》明确规定了健康第一责任人是具有民事行为能力的"公民";换句话说,全民健康愿景的实现离不开全体公民的参与。显然,中国的主动健康模式急需这种与维护健康有关的法律法规;而这也正是《纲要》所要求落实的重要任务:"有利于健康的政策法律法规体系进一步健全,健康领域治理体系和治理能力基本实现现代化。"

4　抓住历史机遇,实现主动健康

中国社会抗击新冠疫情的前三年,是政府主导的防控阶段;而当前则进入了一个强调"公民是自己健康的第一责任人"的个人防控新阶段。这个新阶段带来了一场针对主动健康模式的"启蒙运动"——广大民众在不同程度上接受了"第一责任人"的新观念,并开始身体力行这种新观念,政府和各种组织也正在构建与之相适应的新体制。

疫情终将结束,健康永需维护——2022 年末这段抗疫历程为中国民众提供了一个建设全民健康社会的机会,让主动健康模式正式登上了维护公众健康的"舞台"中央;让每一位公民认识到自己的权利和责任。健康中国,匹夫有责!

本文原载于《生命科学》2023 年第 1 期,文字略有修改。

"健康"饮食需要关注的因素

　　"怎样吃才能健康"是大众当下关注的热点问题。人民日报出版社2009 年出版的一本"食疗"书可视为有关这一问题的典型案例：这本名为《把吃出来的病吃回去》的养生书籍曾经一度为国内的畅销书，据说卖出了数百万册。这本书中宣扬的各种养生方法曾被民众广为接受，其中"喝绿豆汤解毒治病"的观点甚至在当时引发了市场上绿豆涨价。

　　尽管这本书和作者张悟本被医卫界人士批驳而失去其影响，但"怎样吃才能健康"的问题并没有就此得到很好的解决，"张悟本现象"常常再现。例如，2015 年 10 月世界卫生组织下属的国际癌症研究机构发布了一份关于致癌因素的报告，把经过风干和熏制等处理过的加工肉制品定为 1 级致癌物，而牛羊肉和猪肉等"红肉"则归入 2 级致癌物。该报告引发了世界各地肉类协会的激烈反应，如美国肉类协会明确表示反对，认为吃肉和癌症之间没有关联。有报道称，在报告发布的第二天，意大利的红肉销量骤减两成。世界卫生组织为此立刻发表声明，强调该报告并不是要让人们停止吃加工肉或者红肉，而是要认识到少吃这类食品可以降低患癌症的风险。

"张悟本现象"往往被归结为普通群众的健康素养不高,科学辨别能力较差。但事情并非如此简单,"怎样吃才能健康"其实对专家而言也不是一个容易回答的问题。在 2009 年,中国三峡出版社也出版了一本饮食指南——《吃好喝好身体好》,该书的主要执笔人是国际营养学权威、曾担任过哈佛大学营养系主任的威利(Willett)教授。

威利教授在书名的副标题中点明了该书的特点:哈佛医学院健康饮食指南。威利教授在其书中首先批评了美国农业部给大众制定的"饮食指南金字塔","它所传达的这些完全错误的信息导致了广大受众体重超标,健康受损,甚至不必要的过早死亡"。威利教授进而提出了这本书的主题:建立一个正确的健康饮食金字塔,"我的健康饮食金字塔是针对美国农业部建议中最根本性的错误,帮助大家在该吃些什么上做出更好的选择"。

值得注意的是,美国农业部的"饮食指南金字塔"同样是由一批著名的营养学专家所制定的并具有国家权威性的指南。由此可见,不同的专家对"怎样吃才能健康"有着不同的解答,有时甚至有截然不同的看法。《美国国家营养科学研究路线图 2016—2021》提出了美国营养学界要着力解决的三个框架性问题,其中一个就是"如何帮助人们选择健康的饮食模式"。

美国农业部的"饮食指南金字塔"错在哪里,正确的健康饮食金字塔是什么?感兴趣的读者可以找威利教授的这本书来看。笔者在这里拟从不同的角度来探讨专家出现分歧的深层原因,进而帮助人们认识到饮食与健康之间的复杂关系。

1 从营养食物到健康食物

食物的基本价值是用来满足人类生存和活动等基本生命需求,主要有富含碳水化合物的植物类食物,以及富含蛋白质和脂肪的动物类食物。食物含有生命活动所需要的各种营养素;人体通过进食获得的主要营养素有蛋白质、碳水化合物、脂肪、维生素和矿物质等 5 大类型。不久前，韩国科学家发表了一项至今为止规模最大的食物与营养素关系的研究工作；研究者按照能够满足成年人一天的所有营养素需求量的评估方法，系统地评估了 1000 多种食物中每种食物的营养素组成，从而完整地勾画出这些食物与营养素之间的关系，并发现了胆碱（choline）等一系列关键营养素，它们含量的高低决定了一种食物的营养价值（Kim et al.，2015）。

食物对文明社会而言，不仅仅是用来果腹充饥，更重要的是用来维护健康。不同的饮食对健康有着不同的影响。例如，一项对世界范围 83 万多人的 16 个人群队列的荟萃分析（meta-analysis）指出，在被调查对象中，经常进食蔬菜水果等高纤维食物者与较少进食这类食物者相比，前者死于各种疾病尤其是心血管病的概率要比后者低（Wang et al.，2014）。一项中国人群流行病学调查也发现，长期坚持每天食用水果的人与那些较少食用水果的人相比，患心血管病的比例明显降低，并且与心脑血管疾病相关的死亡比例也有明显降低（Du et al.，2016）。

近年来，研究者发表了大量有关食物与健康关系各个方面的研究工作；往往是观点各异，甚至相互冲突；但有一点大家是一致的：营养食物不等于健康食物；合理营养才能有利于健康。例如，肥胖症作为当前社会上一种危害健康的流行病，就是因营养失衡或营养过剩所导致的。显然，人们需要知道，为了维护健康应该如何选择和平衡日常的饮食。为此，美国农业部在 1992 年首次发布名为"我的金字塔"的饮食指南，把油脂和糖置于塔尖，建议人们少摄入这类食物。

饮食与健康的关系非常复杂，即使是专家制定的饮食指南，也不是完美无缺。美国农业部的饮食指南发布后就受到了威利教授的批评。事实上，"我的金字塔"发布多年后，美国肥胖率仍然持续攀升。针对这种情况，美国农业部 2011 年启用了新的饮食指南——"我的盘子"；在这张看似盘子的示意图上，显现了饮食中应主要包含的食物类型以及不同类别食物在饮食中应占比例。同样，中国营养学会早在 1989 年就发布了《中国居民膳食指南》

第一版，并随后在 1997 年、2007 年和 2016 年分别发布了《中国居民膳食指南》3 个不同的修订版本。

饮食不仅能够支持和维护健康，而且能够帮助预防和治疗疾病。"药食同源"就是中国传统医学的一个基本理念。"食疗"不仅为国人所接受，也被世界各国所广泛采用。例如，2016 年 2 月，美国癌症协会在其网站推荐了一份用于预防和抗击肿瘤的"彩虹食谱"：把蔬菜水果分成 5 个种类的颜色，红色、橙黄色、绿色、紫黑色和白色，每一种颜色代表不同的植物营养素；人们每天在进食足量蔬菜水果的同时，还要将多种颜色的食材按一定比例合理搭配。

对于肥胖症和糖尿病等与饮食紧密相关的代谢性疾病，饮食控制就扮演了更为重要的角色。2017 年 The Lancet 医学杂志发表了一项利用饮食控制治疗糖尿病的临床试验——"糖尿病缓解临床试验（diabetes remission clinical trial，DiRECT）"：低热量饮食限制组在 1 年时间内有 46%的患者达到了糖尿病缓解标准，74%的患者不再需要服药控制血糖，而非饮食限制组的这两项指标则分别只有 4%和 18%（Lean et al.，2017）。因此，相关的医学卫生组织很重视饮食干预在糖尿病治疗中的作用。例如，中国营养学会在 2017 年首次发布了指导糖尿病患者饮食的《中国糖尿病膳食指南（2017)》，国家卫生健康委员会不久前也发布了《成人糖尿病食养指南（2023年版)》。中华医学会糖尿病学分会在其发布的《中国 2 型糖尿病防治指南（2017 年版)》中明确指出："医学营养治疗是糖尿病的基础治疗手段，包括对患者进行个体化营养评估、营养诊断、制定相应营养干预措施，并在一定时期内实施及监测"。

2　从静态健康饮食到动态健康饮食

在营养学界流行的观点是，食品毕竟不是药品，通常不会立刻见效；因此，健康饮食需要长期坚持才能产生出良好的效果。但随着研究的深入，人们发现情况并非想的这样简单。哈佛大学公共卫生学院研究人员在一项关于7万多人在24年间的饮食质量对死亡率影响的流行病学研究中发现，前12年期间一直维持高质量健康饮食的人，在后12年内的各种原因导致的死亡风险显著低于低质量饮食的人。更重要的是，该项研究揭示出了饮食的动态变化对健康有很大的影响："我们发现12年间的饮食质量变化与总死亡率之间存在着剂量依赖性关系。这些结果突出了一个概念，即随时间推移，饮食质量的中等改善可有意义地降低死亡风险，相反饮食质量降低会增加死亡风险"（Sotos-Prieto et al.，2017）。这就是说，如果某个人之前不够注重饮食的重要性，吃的食物不够健康，但只要他能够及时改变，适当提高饮食质量，比如说把过去饮食中的一份红肉换成水果，那么就能够把死亡风险明显地降低；如果仍然不加注意，饮食质量甚至变得更差，那么死亡风险将会进一步增加。

有研究显示，食物种类的动态变化对健康的作用甚至在很短的时间就可以见效。在一项"饮食交换"实验中，研究者让长期吃高脂、低膳食纤维美式食物的非洲裔美国人改吃两周的南非人的低脂、高膳食纤维食物，同时让南非当地的黑人改吃两周美式食物；两周后的检测结果发现，美国受试者肠道细胞的更替率大幅度减缓，炎症标志物明显降低，意味着其癌症风险有所降低；而南非受试者肠道细胞的更替率则明显加快，炎症标志物明显提高，意味着其癌症风险增加（O'Keefe et al.，2015）。这项实验表明，即使是短短两周时间的饮食改变，对机体也会产生一定的影响。

当然，不能认为饮食干预对机体的各种生理或者病理活动都能同样起效。例如，在那项哈佛大学关于饮食质量与死亡率的研究中，饮食质量的改变与癌症导致的死亡风险之间不存在明显的关联。在2014年6月 *Nature* 杂志发表的一项研究中，美国科学家通过比较孟加拉国患严重急性营养不良（severe acute malnutrition，SAM）儿童和健康儿童的肠道菌群，发现SAM儿童的肠道菌群表现出不成熟的状态，并且这种不成熟的状态即使通过饮食干预也只能部分恢复。也就是说，儿童时期的营养不良会影响肠道健康，而且即使在其后进行饮食干预也难以完全恢复。

饮食的动态作用不仅反映在食物的内容上，而且还可以反映在饮食方式上。哈佛大学公共卫生学院的研究人员对2万多名成年男性的饮食习惯进行了16年的跟踪调查，发现经常不吃早饭的人心脏病发作或因冠心病死亡的风险要比吃早饭的人高27%(Cahill et al., 2013)。2017年10月在 *Cell Metabolism* 杂志上发表的一项研究显示：只在每天早晚的特定时间段内给小鼠两次进食热量相同的食物，而在其他时间严格禁食，就可以诱导肝脏、脂肪和肌肉等多处组织里出现细胞自噬（autophagy）活动，从而明显改善这些组织的代谢功能。过去对代谢异常的患者往往建议"少吃多餐"，但这项研究提示我们，多餐的效果可能并不比一早一晚两餐好。换句话说，人们不仅要考虑吃什么，而且要考虑如何吃；不同的饮食方式对机体有着不同的影响。

3 从群体健康饮食到个体健康饮食

世界各国提出的膳食指南的内容有许多不同之处，但有一点是共同的，都是面对大量受众的一般化建议。显然，这种群体普适型健康饮食指南与当前社会和大众追求"个体化"的目标有很大的差距。越来越多的证据表明，人与人之间不仅在病理状态下表现出高度的个体差异，而且在生理状态下也有着明显的个体差异。

营养学领域有一个广为使用的"血糖指数"（glycemic index，GI），即含有碳水化合物的食物在一定时间内使血糖水平升高的相对能力。GI值建立在这样一个假设上：不同的食物对机体血糖增加的速度有着不同的影响，而同一种食物对不同个体的血糖影响则是一样的。不久前，以色列科学家通过对800个健康个体近5万个餐次后血糖变化的测量发现，食物的GI值不是确定的，不同的个体对同一种食物的血糖水平响应有着明显的差异（Zeevi et al., 2015)。

人与人之间出现的表型差异主要源于个体间的遗传差异；对饮食的不同响应同样来自个体的基因组序列差异。2018年初在 *Genetics* 杂志发表了一项基于小鼠模型的"精确健康营养"工作。在这项研究中，4组不同基因型的小鼠分别用5种不同饮食方案进行处理。结果发现，不同基因型的小鼠对这些饮食方案往往有着不同的反应；例如，其中有一种基因型小鼠，对其他4种饮食方案反应都很好，但接受了日本饮食方案后，肝脂肪和肝损伤都明显增加（Barrington et al., 2018）。该项研究表明，健康饮食没有绝对的，不同的个体对同一种"健康饮食"可能响应不一样。2018年的 *Cell* 子刊登载了一项对45 000人的基因多态性数据分析，发现一种称为 *FGF21* 基因的不同变异类型的携带者对营养的摄入能力是不一样的，其中有一种变异类型的个体容易摄入较高的碳水化合物，但摄入的蛋白质和脂肪则较低（Frayling et al., 2018）。显而易见，个体的遗传背景会影响机体对特定种类食物的摄入、吸收和利用。因此，可能没有一种对每个人都适合的普适性健康饮食方案；吃下自己基因所"认可"的食物才是对个体最好的健康食物。

饮食的个体差异不仅仅源于个体的遗传差异，也会受到外部环境的影响。肠道菌群目前已经被公认是人体最重要的"内环境"，深度参与到机体的各种生理和病理活动中。不久前，研究者分析了100多个个体内的肠道菌群的基因组序列，不仅发现在菌种类型上广泛存在着个体差异，而且同一种细菌也存在亚型的个体差异（Greenblum et al., 2015）。显然，肠道菌群的个体差异很有可能会影响个体的健康饮食效果。

"感冒宜食，发烧宜饿"是一句广为流传的健康俗语。耶鲁大学的科学家们发现饮食在不同病菌感染下对机体有不同的影响。他们的研究发现，细菌感染的小鼠在喂食后促进死亡，而病毒感染的小鼠喂食则有助其康复（Wang et al., 2016）。因此，在细菌感染和病毒感染中，营养供给产生了相反的作用。由此可见，健康饮食的个体差异涉及很多因素，我们现在只是看到其"冰山"一角。

4 小结

综上所述，"怎样吃才能健康"并不存在一个简单而普适的答案。不同的饮食方案有着不同的功效，不同的个体需要不同的健康饮食。笔者认为，对这个问题还有两点值得注意。首先，"饮食健康"的实现涉及机体的众多内在因素和各种食物等外部因素以及这些因素间复杂的相互作用，因此，"饮食"与"健康"之间具有明显的不确定性。吃药尚且不能确保治愈疾病，吃饭难道就能够确保身体无恙？其次，"健康"并不简单限于身体的健康，而且还要包括心理的健康。"健康饮食"不仅要让身体的各项机能正常，而且要让个体感受到活着的快乐。在当下的老龄化社会，长寿老人的"饮食秘诀"常常为大众所关注；有时会看到这样的报道：某位长寿老人的"秘诀"是每天要吃红烧肉。这不仅表现出了明显的个体化饮食需求，而且意味着饮食带来的快乐也是长寿所需要的。很难想象一个没有考虑生活快乐的饮食方案是我们应该去追求的"健康饮食"。"吃饭"毕竟不是"吃药"！

本文原载于《科学》杂志 2018 年第 4 期，文字略有修改。

运动锻炼与生命健康关系的新认识

　　中国社会已经进入了为全民健康奋斗的"大健康时代"。2016 年国家颁布的《"健康中国 2030"规划纲要》提出："全民健康是建设健康中国的根本目的。立足全人群和全生命周期两个着力点"。也就是说，"全人群"的健康意味着不仅要改善病人的健康，而且要维护正常人的健康；而"全生命周期"的健康则是指从胎儿到生命终点的全程健康服务和健康保障。为此，以诊治疾病为主要任务的临床医学正在转变为以维护健康为主要目标的健康医学。2020 年 9 月 22 日，习近平总书记在教育文化卫生体育领域专家代表座谈会上明确指出："从源头上预防和控制重大疾病，实现从以治病为中心转向以健康为中心"。

　　在这样一个大健康时代，每个人都有责任参与到维护自身健康的任务之中。中央政府在 2020 年颁布的中国第一部健康法——《中华人民共和国基本医疗卫生与健康促进法》（以下简称《基本法》）中明确规定："公民是自己健康的第一责任人，树立和践行对自己健康负责的健康管理理念，主动学习健康知识，提高健康素养，加强健康管理。"显然，如同医生治疗患者的疾病时需要药物等各种"武器"，人们维护自身的健康时同样需要"武器"，而运动锻炼就是其中最重要的一种。尽管从古希腊到工业文明社会人们就一直在关注运动锻炼，但在 21 世纪的大健康时代，运动锻炼被赋予了更为重要的意义。2018 年的第 71 届世界卫生大会通过了《2018—2030 年促进身体活动全球行动计划》，计划到 2030 年将缺乏身体活动的人群减少15%。与此同时，运动锻炼的生物学机制和生理效应等也在当前的科学研究中获得了新认识和新解释。

1　运动锻炼对身体产生广泛而多样的生物学影响

人们很早就持有这样质朴的认识：运动锻炼有利于身体健康。然而，重视用现代生命科学来研究运动锻炼则只是近些年的事；正如瑞典卡罗林斯卡医学院科学家所指出的："接受锻炼有益健康的观点已经上百年了，但不同体力锻炼引发的急性效应和长期效应的分子与细胞机制始终没有被完整地阐明过"。为此，研究者提出了"运动生物学"这样一个新兴学科。2015年，代谢生物学研究领域的著名杂志 *Cell Metabolism* 在其创刊 10 周年之际发表了以"Physical Activity and Metabolic Health"为题的专辑；其中"编者按"是这样强调的："在我们推进对体力锻炼涉及的各种代谢性质的深刻认识之时，就有可能让我们能够更好地理解锻炼导致的整体效果，而不是把其简单地视为通过消耗体内的能量物质来减轻体重"（Emambokus et al., 2015）。

我们首先从最近两个采用生命组学技术的实验来看一看锻炼导致的整体效果。国际生命科学领域的著名杂志 *Cell* 在 2020 年刊登的一篇论文发现，10 分钟左右的急性锻炼就能够让人体内各种生物分子发生明显的变化，涉及近万种 RNA 转录分子、数百种代谢物、上百种蛋白质和复合脂类（Contrepois et al., 2020）。同年在国际心血管领域最具影响的杂志

Circulation 上也刊登了一篇针对急性锻炼的研究论文：研究者测量了 411 名平均年龄 53 岁的参与者在 12 分钟左右的剧烈运动前后 588 种循环代谢物的水平；通过这些数据的分析发现，在这些代谢物中有 502 种在静息期到运动高峰时发生了明显的变化，而且其中许多代谢物的改变是有利于降低心脏代谢性疾病风险（Nayor et al.，2020）。

需要强调的是，运动锻炼并不仅仅是简单地改变机体内生物分子的丰度，而是能够引发机体组织器官的功能变化。2021 年初发表在 *Nature* 杂志的一项研究发现，运动能够通过机械敏感性离子通道蛋白 Piezo1 促进成骨祖细胞的生长，同时还促进此类细胞表达"干细胞生长因子"（SCF），进而维持了骨髓小生境里的共同淋巴细胞祖细胞（CLP）。因此，运动对骨生成和免疫细胞生成都有重要的作用（Shen et al.，2021）。2020 年 7 月，美国 *Science* 杂志发表了一项关于运动有益于大脑和认知功能的研究工作，研究者给一组老年小鼠连续 6 周使用滚轮进行运动，从而使得这些运动后的老年小鼠成年神经元生成增加，以及脑源性神经营养因子（BDNF）的表达增加，并且海马体依赖的学习和记忆得到改善；研究者进一步研究发现，运动引起血液里的糖基磷脂酰肌醇（GPI）的降解酶 GPLD1 浓度的提升，而该蛋白因子可以改善与年龄相关的神经再生和认知障碍（Horowitz et al.，2020）。最近发表在 *Nature* 杂志的另一项研究则发现了小鼠血液里另外一种被运动提升了表达水平的循环血液因子"簇集素蛋白"（clusterin）；这种簇集素是一种对大脑具有保护作用的抗炎因子，其含量的增加能够保护大脑并提高认知能力（de Miguel et al.，2021）。

值得注意的是，运动锻炼甚至可以影响子代健康。2020 年 7 月 *Nature Metabolism* 发表的一项研究揭示，运动能够增加人类或者小鼠母乳里的寡糖"3′-sialyllactose"（3′-SL）；这种含有高浓度 3′-SL 的母乳有益于孩子的代谢健康和心脏功能；进一步的实验表明，这种 3′-SL 作为膳食补充剂能够使小鼠抵抗高脂饮食对身体和代谢的坏影响（Harris et al.，2020）。

2　运动锻炼在抗击疾病中发挥重要的作用

运动锻炼不仅促进健康，而且能够抗击疾病。不久前，研究者分析了168 个国家在 2001～2016 年间运动锻炼的普及程度与全因死亡（all-cause mortality）风险之间的关系，发现全球通过运动每年平均预防了 15%的人（约 390 万人）过早死亡；在中国，运动预防了 18.3%的早死，相当于避免 101.65 万 40～74 岁人群的过早死亡（Strain et al.，2020）。此外，一项分析欧美 144 万人 1987～2004 年间每日运动量的研究数据发现，在 26 种癌症中，运动显著降低了其中 13 种的发病率（Moore et al.，2016）。因为肥胖是已知的致癌因素，传统观点推测，锻炼减重进而抑制癌症的发生；可有意思的是，该项研究表明，锻炼对非肥胖人群之防癌效果与肥胖人群类似，意味着锻炼抑癌的机理并非是简单的减重。

大量的研究结果表明，运动锻炼抗击癌症的确存在复杂的分子与细胞路径。不久前的一项研究发现，滚轮运动能够减少小鼠骨骼肌中糖酵解代谢物的浓度，并增加肌肉和血浆中的柠檬酸等三羧酸循环之代谢物的浓度，这些代谢物的变化进而激活体内的 $CD8^+T$ 细胞，而这些运动激活的 $CD8^+T$ 则抑制了肿瘤的生长并增加了小鼠的存活时间（Rundqvist et al.，2020）。最近的另外一项研究发现，给平均年龄 73 岁的肥胖前列腺癌患者进行为期 12 周的运动干预，运动能够让这些患者的骨骼肌分泌大量的肌细胞因子（myokine），进而造成了血液的抑癌环境；该项研究表明，即使患有晚期癌症的老年男性，如果他们坚持体育活动，也不会那么快被疾病击倒（Kim et al.，2021）。2020 年 9 月发表在 *Nature Metabolism* 杂志的一篇题为"锻炼与肿瘤的免疫代谢调节"的综述文章指出，运动锻炼能够调节肿瘤微环境的免疫功能和代谢功能，从而可以抑制肿瘤的生长；在这篇综述文章中，作者还系统地总结了目前涉及肿瘤预防和预后的多项运动处方临床试验。

运动锻炼并不仅仅限于抑制肿瘤，还可以防止骨质疏松症、糖尿病和心脑血管病等多种疾病。首先，运动锻炼被公认是预防和治疗糖尿病等代谢性疾病的主要手段。《中国 2 型糖尿病防治指南（2017 年版）》在"2 型糖尿病高血糖控制的策略和治疗路径"中明确规定，运动和饮食等单纯生活方式干预是血糖控制的首选方法；只有在生活方式干预不能使血糖控制达标时，才开始用药治疗。该指南特别强调："生活方式干预是 2 型糖尿病的基础治疗措施，应贯穿于糖尿病治疗的始终"。其次，运动锻炼一直被视为增强骨骼和防止认知能力下降的主要干预手段。过去的研究发现，锻炼能够促进肌肉细胞分泌一种称为鸢尾素（irisin）的激素，它对骨骼和大脑都表现出保护作用。不久前的一项研究工作揭示，该激素作用于骨细胞膜上的整合素 αV（integrin αV），进而影响骨硬化蛋白（sclerostin）并改善骨密度和骨强度（Kim et al.，2018）。而另外一项研究则发现，鸢尾素在阿尔茨海默病（Alzheimer's disease，AD）患者的海马和脑脊髓液里表达水平很低；如果给 AD 小鼠补充鸢尾素，就可以恢复其突触可塑性和记忆（Lourenco et al.，2019）。此外，运动锻炼还能够提高轻度认知障碍患者血浆中的簇集素水平，改善其认知能力和记忆力（de Miguel et al.，2021）。

近年来，人们逐渐认识到，慢性炎症是导致心血管疾病的重要因素。不久前的一篇研究发现，让小鼠用滚轮进行运动，能够造成小鼠的脂肪细胞分泌的瘦素（leptin）减少，导致间质细胞分泌的 CXCL12 等细胞因子数量降低，进而抑制了造血微环境活性，最终使得促炎性白细胞的生成减少而缓解了慢性炎症（Frodermann et al.，2019）。最近，美国心脏协会（American Heart Association，AHA）发布一个科学声明，建议把运动锻炼作为降低血压和血脂的首选干预措施；AHA 的声明指出，与不运动的人相比，积极运动的人患心血管疾病的风险降低 21%，死于心血管疾病的风险降低 36%；AHA 在声明中总结说，由于运动具有多重和长期的益处，因此运动锻炼对于血压或血脂轻度至中度升高的人群是一个很好的选择（Barone Gibbs et al.，2021）。

3　锻炼方式与实际效果之间有着复杂的关系

　　人们一般认为，只要是进行运动锻炼，都对身体健康有益。然而，随着研究工作的深入，越来越多的证据表明，运动种类和运动强度等与运动效果有着密切的关系。不久前，一项关于美国人运动锻炼的横断面研究发现，针对 120 万人 5 年里的日常锻炼，可以总结出 8 大类 75 种运动，对普通人精神健康最有益的运动是团体锻炼，其次是骑自行车和有氧体操；而对身体健康最有益的运动是羽毛球等挥拍类运动，其次是游泳和有氧运动（Chekroud et al.，2018）。不久前的对美国著名的 Framingham 心脏研究项目的数据分析揭示，一个人每增加一分钟的中度至剧烈运动，相当于这个人多步行了大约 3 分钟，或者相当于减少了大约 14 分钟的久坐时间。因此，快走或骑自行车等能够提高最大摄氧量的中等强度运动，是促进和维护健康最有效的方法（Nayor et al.，2021）。

　　走路健身是最普通的锻炼活动，"日行一万步"是普通人最常用的运动目标。一项对美国近 17 000 名老年妇女平均超过四年的计步测量结果揭示，平均每天 4400 步的参与者比平均每天 2700 步的死亡风险要低 41%，而平均每天高达 7500 步的人死亡风险还会继续降低，但之后再增加步数其死亡风险就趋于平稳（Lee et al.，2019）。该研究还发现，对每天走同样步数的女性来说，走快或走慢与死亡风险没有明显的相关性。此外，上文提到的研究也发现，每次锻炼的最佳时间长度在 45～60 分钟，少于 45 分钟锻炼的效果会减弱，而超过 60 分钟的锻炼不仅没有带来更高收益，还容易产生负面影响（Chekroud et al.，2018）。也就是说，运动与效果之间存在着量效关系，当运动获益超过一定量后会达到平台。因此，运动量并不是越大越好。

　　生物体的睡眠和饮食等许多生理活动都受到称为"生物钟"（circadian clock）的内在节律控制。不久前的一项研究表明，运动锻炼同样也受到生物钟的调控。研究者通过小鼠在不同时间锻炼后的骨骼肌转录组和代谢组分析发现，在早晨锻炼对肌肉代谢活动的影响比在晚上强，包括糖酵解显著增加，碳水化合物和酮体的利用率显著升高，同时机体还动员了氨基酸等非碳水能量物质以增加能量消耗（Sato et al.，2019）。研究者强调："该项工作提示，要让锻炼在骨骼肌代谢和整体能量稳态上实现更好的效益，选择恰当的锻炼时间是一个关键的因素"。

"精确医学"是近年来生物医学领域兴起的一个新潮流，其核心理念是基于个体间生物学差异进行个体化干预。显然，在讨论运动锻炼时也不能忽略人与人之间的差别。锻炼是预防和控制糖尿病的基本干预措施，但是，不同的人往往锻炼的效果不一样。例如，运动减肥是一个基本的共识，可一项最新研究揭示肥胖患者的运动减肥效果并不是想象的那样。在这项研究中，研究团队基于 BMI 值分层的方法分析了 1754 名具有不同 BMI 值的成年人的能量消耗数据，提出了能量补偿（energy compensation）的观点——通过运动多消耗的能量往往会被静息/休息时的能量消耗减少而抵消掉，而且不同机体构成的能量代偿程度是不一样的，在拥有过多脂肪组织的肥胖人群中最为明显。也就是说，普通人在运动中消耗的能量不会在休息中被代偿回来，而肥胖者在运动中每消耗一份卡路里，其基础代谢率就能通过能量代偿机制在休息中少消耗大约半份卡路里——肥胖者的身体在"自动"地抵抗减肥运动（Careau et al.，2021）！

还要强调一点，即使是同一类型的人群，运动效果也存在着个体间的差异。不久前，香港大学研究人员通过对当地糖尿病前期人群的运动干预研究发现，其中 70%的参与者的胰岛素敏感性有所改善，而另外 30%的参与者则几乎没有改变；进一步的研究发现，这种差别是源于运动响应者的肠道菌群组成不同于非响应者的；研究人员根据其研究结果建立了一个通过机器学习判断运动干预响应的预测模型，希望能够基于特定肠道菌群指导个体化糖尿病早期运动干预（Liu et al.，2019）。

全民健身是当今各个国家的一个共识。世界卫生组织在 2020 年 11 月发布的《关于身体活动和久坐行为指南》中明确要求，所有成年人每周至少进行150～300分钟中等到剧烈的有氧活动；妇女在怀孕期间和分娩后则保持在每周150分钟的运动；儿童则要求每天锻炼60分钟。虽然昨天的人群没有能够依照今天的指南进行运动锻炼，但并不意味着就要放弃锻炼。事实上，运动锻炼在什么时候开始都是有益的，研究者分析了近15 000名欧洲中老年的运动与死亡风险之关系，发现这些人无论之前的运动量有多大，只要现在开始运动就能够降低全因死亡风险；平均每年每天增加4分钟左右快走的运动量，就可能使得全因死亡风险降低22%（Mok et al., 2019）。换句话说，对于那些过去长期不重视运动锻炼的人而言，现在开始锻炼也不为迟。运动锻炼总是有益的，早动早好，晚动晚好，不动不好！

4 小结

随着生命健康科学的发展和研究工作的深入，人们逐渐认识到运动锻炼对机体从分子层面到组织器官等各个层面都有着广泛而复杂的生物学影响，并在维护健康和抗击各种疾病中发挥着重要的作用。我们一方面提倡运动有益于身体，倡导人人健身；但另一方面，我们要认识到，运动要讲究方式方法，要注意到群体间以及个体间的生物学差异，要用科学指导个体的运动锻炼。

本文原载于《体育科研》杂志2022年第2期，文字略有修改。

主要参考文献

唐金陵, 韩启德. 2019. 对现代医学的几点反思. 医学与哲学. 40(1):1-6.

沃尔特·威利, 帕特里克·斯克莱特. 2009. 吃好 喝好 身体好 哈佛饮食改善你一生的健康. 刘小梅, 孟辉, 孙万军, 译. 北京: 中国三峡出版社.

Barone Gibbs B, Hivert MF, Jerome GJ, et al. 2021. Physical activity as a critical component of first-line treatment for elevated blood pressure or cholesterol: Who, What, and How? A scientific statement from the American Heart Association. Hypertension. 78(2):e26-e37.

Barrington WT, Wulfridge P, Wells AE, et al. 2018. Improving metabolic health through precision dietetics in mice. Genetics. 208(1):399-417.

Cahill LE, Chiuve SE, Mekary RA, et al. 2013. Prospective study of breakfast eating and incident coronary heart disease in a cohort of male US health professionals. Circulation. 128(4):337-343.

Careau V, Halsey LG, Pontzer H, et al. 2021. Energy compensation and adiposity in humans. Cur Biol. 31(20):4659-4666.

Chekroud SR. Gueorguieva R, Zheutlin AB, et al. 2018. Association between physical exercise and mental health in 1.2 million individuals in the USA between 2011 and 2015: a cross-sectional study. Lancet Psychiatry. 5(9):739-746.

Contrepois K, Wu S, Moneghetti KJ, et al. 2020. Molecular choreography of acute exercise. Cell. 181(5):1112-1130.

de Miguel Z, Athalie Khoury N, Betley MJ, et al. 2021. Exercise plasma boosts memory and dampens brain inflammation via clusterin. Nature. 600(7889):494-499.

Du H, Li L, Bennett D, et al. 2016. Fresh fruit consumption and major cardiovascular disease in China. N Engl J Med. 374(14):1332-1343.

Emambokus N, Granger A, Messmer-Blust A. 2015. Exercise metabolism. Cell Metab. 22(1):1

Frayling TM, Beaumont RN, Jones SE, et al. 2018. A common allele in FGF21 associated with sugar intake is associated with body shape, lower total body-fat percentage, and higher blood pressure. Cell Report. 23(2):327-336.

Frodermann V, Rohde D, Courties G, et al. 2019. Exercise reduces inflammatory cell production and cardiovascular inflammation via instruction of hematopoietic progenitor cells. Nat Med. 25(11):1761-1771.

Greenblum S, Carr R, Borenstein E. 2015. Extensive strain-level copy-number variation across human gut microbiome species. Cell. 160(4):583-594.

Harris JE, Pinckard KM, Wright KR, et al. 2020. Exercise-induced 3′-sialyllactose in breast milk is a critical mediator to improve metabolic health and cardiac function in mouse offspring. Nature Metab. 2(8):678-687.

Horowitz AM, Fan XL, Bieri G et al. 2020. Blood factors transfer beneficial effects of exercise on neurogenesis and cognition to the aged brain. Science. 369(6500):167-173.

Kim H, Wrann CD, Jedrychowski M, et al. 2018. Irisin mediates effects on bone and fat via αV integrin receptors. Cell. 175(7):1756-1768.

Kim J, Wilson RL, Taaffe DR, et al. 2021. Myokine expression and tumor-suppressive effect of serum following 12 weeks of exercise in prostate cancer patients on ADT. Med Sci Sports Exercise. 54(2): 197-205.

Kim S, Sung J, Foo M, et al. 2015. Uncovering the nutritional landscape of food. PLoS One. 10(3): e0118697.

Kroemer G, López-Otín C, Frank Madeo F, Cabo R. 2018. Carbotoxicity—noxious effects of carbohydrates. Cell. 175(3):605-614.

Lean ME, Leslie WS, Barnes AC, et al. 2017. Primary care-led weight management for remission of type 2 diabetes (DiRECT): an open-label, cluster-randomised trial. Lancet. 391(10120):541-551.

Lee IM, Shiroma EJ, Kamada M, et al. 2019. Association of step volume and intensity with all-cause mortality in older women. JAMA Intern Med. 179(8):1105-1112.

Liu Y, Wang Y, Ni YQ, et al. 2019. Gut microbiome fermentation determines the efficacy of exercise for diabetes prevention. Cell Metab. 31(1):77-91.

López-Otín C, Kroemer G. 2021. Hallmarks of health. Cell. 184(1):33-63.

Lourenco MV, Frozza RL, de Freitas GB, et al. 2019. Exercise-linked FNDC5/irisin rescues synaptic plasticity and memory defects in Alzheimer's models. Nat Med. 25(1):165-175.

Mok A, Khaw KT, Luben R, et al. 2019. Physical activity trajectories and mortality: population based cohort study. BMJ. 365:l2323.

Moore SC, Lee IM, Weiderpass E, et al. 2016. Association of leisure-time physical activity with risk of 26 types of cancer in 1.44 million adults. JAMA Intern Med. 176(6):816-825.

Nayor M, Chernofsky A, Spartano NL, et al. 2021. Physical activity and fitness in the community: the Framingham Heart Study. Eur Heart J. 42(44):4565-4575.

Nayor M, Shah RV, Miller PE, et al. 2020. Metabolic architecture of acute exercise response in middle-aged adults in the community. Circulation. 142(20):1905-1924.

O'Keefe SJD, Li JV, Lahti L, et al. 2015. Fat, fibre and cancer risk in African Americans and rural Africans. Nat Commun. 6:6342.

Price ND, Magis AT, Earls JC, et al. 2017. A wellness study of 108 individuals using personal, dense, dynamic data clouds. Nat. Biotech. 35(8):747-756.

Rundqvist H, Veliça P, Barbieri L, et al. 2020. Cytotoxic T-cells mediate exercise-induced reductions in tumor growth. eLife. 9:e59996.

Sato S, Basse AL, Schönke M, et al. 2019. Time of exercise specifies the impact on muscle metabolic pathways and systemic energy homeostasis. Cell Metab. 30(1):92-110.

Seidelmann SB, Claggett B, Cheng S, et al. 2018. Dietary carbohydrate intake and mortality: a prospective cohort study and meta-analysis. Lancet Public Health. 3(9):e419-e428.

Shen B, Tasdogan A, Ubellacker JM, et al. 2021. A mechanosensitive peri-arteriolar niche for osteogenesis and lymphopoiesis. Nature. 591(7850): 438-444.

Sotos-Prieto M, Bhupathiraju SN, Mattei J, et al. 2017. Association of changes in diet quality with total and cause-specific mortality. N Engl J Med. 377(2):143-153.

Strain T, Brage S, Sharp SJ, et al. 2020. Use of the prevented fraction for the population to determine deaths averted by existing prevalence of physical activity: a descriptive study. Lancet Glob Health. 8(7):e920-e930.

Wang A, Huen SC, Luan HH, et al. 2016. Opposing effects of fasting metabolism on tissue tolerance in bacterial and viral inflammation. Cell. 166(6):1512-1525.

Wang X, Ouyang YY, Liu J, et al. 2014. Fruit and vegetable consumption and mortality from all causes, cardiovascular disease, and cancer: systematic review and dose-response meta-analysis of prospective cohort studies. BMJ. 349:g4490.

Weinberg RA. 2014. Coming full circle—from endless complexity to simplicity and back again. Cell. 157(1):267-271.

Zeevi D, Korem T, Zmora N, et al. 2015. Personalized nutrition by prediction of glycemic responses. Cell. 163(5):1079-1094.

Zhong VW, Van Horn L, Cornelis MC, et al. 2019. Associations of dietary cholesterol or egg consumption with incident cardiovascular disease and mortality. JAMA. 321(11): 1081-1095.

Zierath JR, Wallberg-Henriksson H. 2015. Looking ahead perspective: where will the future of exercise biology take us? Cell Metabo. 22(1):25-30.

第 4 部分

健康新知

新 概 念 和 新 思 路

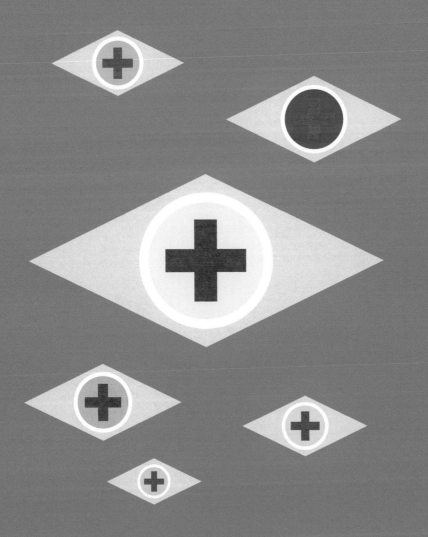

第三类生命：肿瘤

一般认为，自然界有两类生命影响人类的健康状态，第一类当然是人体自身；第二类是非人类的生命，如肠道菌群、病原菌和病毒等。但是，危害人类健康的还有第三类生命，即从人体正常细胞衍生出来的异类细胞——肿瘤。据此应该把疾病分为三种主要类型，第一种是身体的"零件"坏了不能正常工作而产生的非传染性慢性病，例如，糖尿病通常源于胰岛β细胞分泌胰岛素的能力受损；第二种是由外来生命侵袭而导致的传染病，例如，结核杆菌感染人体而导致的肺结核；第三种则是由体细胞在身体内失控生长而出现的癌症，例如，流动生长的血液肿瘤或固定生长在各种组织器官上的实体瘤。然而，人们通常是按照第一种疾病类型来认识和抗击第三种类型的疾病，把肿瘤也简单地归结为"慢性病"。显然，这种观念会使人们不能真正理解肿瘤的本质与特征。我们有必要从"第三类生命"的角度来重新认识一下肿瘤。

1 独特的进化路径

自然界的生命除病毒之外，都是由细胞构成的，分为单细胞生物和多细胞生物两大类型。对于大肠杆菌或酵母等单细胞生物而言，一个细胞就是一个生命。对于动植物等多细胞生物而言，一个细胞显然不能等于一个完整的个体，即使一条极其简单的线虫也是由 1000 个左右的体细胞（somatic cells）构成。对于拥有 30 万亿～50 万亿个细胞的人类而言，我们自然更不会把体内的一个体细胞视为一个生命。

但是，我们不要忘记，构成机体的每一个体细胞都拥有一个完整的基因组；当今的干细胞生物学家可以利用各种技术将一个体细胞诱导生长为一个完整的个体。更重要的是，近年来的研究工作揭示，不同细胞在机体发育生长的过程中也会按照达尔文的自然选择规律进行细胞间的竞争（cell competition）。在细胞竞争中，增殖速率低的细胞属于失败者，被增殖速率高的成功者细胞感知并清除。一项对小鼠胚胎的研究指出，在发育过程中不同的外胚层细胞表达不同数量的 Myc 转录因子，Myc 表达量高的细胞有明显的增加，而 Myc 表达量低的细胞则被清除掉（Claveria et al.，2013）。2019年的一项最新研究指出，在小鼠皮肤发育过程中，敲除了 Myc 家族转录因子"Mycn"的杂合子细胞，相对于正常表达 Mycn 的野生型细胞来说属于细胞竞争的失败者，但相对于完全缺失 Mycn 的纯合敲除细胞来说则处于成功者状态，这表明了细胞间的竞争是相对的。有趣的是，该项研究还发现细胞竞争可以导致不同的效果：在胚胎发育早期的细胞竞争中，成功者细胞诱导失败者细胞凋亡和清除；而随着胚胎发育的进展，细胞竞争中的成功者细胞则驱动失败者细胞分化和迁移（Ellis et al.，2019）。也就是说，细胞竞争在个体的发育生长过程中发挥着不同的生理作用。

肿瘤细胞的主要特征是，其增殖能力通常比正常的体细胞强大。显然，肿瘤的产生也是一种细胞竞争的结果。国际肿瘤研究权威温伯格（Weinberg）

在其名著《癌生物学》(*The Biology of Cancer*) 专门有这样一节介绍肿瘤的进化——"肿瘤进展符合达尔文进化论的规律";他这样写道:"在肿瘤进展过程中,进化单位是细胞群体中互相竞争的个体细胞,而不是种群中互相竞争的生物个体"(Weinberg,2009)。2018 年 4 月,欧洲科学家在 *Cell* 杂志的同一期上登载了 3 篇关于肾透明癌细胞(clear-cell renal cell carcinoma,ccRCC)进化的研究论文;通过对上百名患者组织样本的全基因组测序和分析,研究者发现,ccRCC 的发生是典型的克隆进化(clonal evolution),可以根据其突变模式分为 7 个克隆进化亚型和各自特定的进化路径;而这类肿瘤的转移同样也是进化的结果,肿瘤细胞间异质性(intratumor heterogeneity)低的原发肿瘤细胞群体进展比较快,而异质性高的原发肿瘤细胞群体则演化得比较慢。

肿瘤细胞间异质性也正是肿瘤细胞进化的一个主要驱动力——在一个肿瘤细胞群体中,不同的肿瘤细胞往往具有不同的突变。研究者发现,肿瘤细胞间异质性程度差别很大,在原发肿瘤细胞群体、原发肿瘤细胞与转移肿瘤细胞之间或者复发的肿瘤细胞,不同细胞的基因编码序列上可以出现不同数量的突变——从 0 到 8000 多(McGranahan and Swanton,2017)。正如温伯格博士所说,"一旦一个遗传异质群体出现,选择的力量倾向于让那些由于基因突变携带优势性状的个体细胞(以及它们的子代细胞)生存,特别是在组织微环境中具备增殖和生存优势等性状的细胞"(Weinberg,2009)。

肿瘤细胞的耐药性往往也是肿瘤细胞进化的结果,即那些在治疗过程通过自身的改变而适应了药物作用的肿瘤细胞就可以存活下来。最近就有一个关于肿瘤细胞是如何适应肿瘤免疫治疗新技术的典型案例。这种新技术称为"嵌合抗原受体 T 细胞"(chimeric antigen receptor T cells,CAR-T),即通过改造患者自己的 T 淋巴细胞,加上一个可以特异识别血液肿瘤细胞表面靶点(常见的是 CD19)的嵌合抗原受体(CAR);改造后的 T 细胞再被回输到患者体内,就能够识别和杀死癌细胞。在给一名 B 细胞急性淋巴细胞白血病(B-ALL)的患者回输 CAR-T 细胞的 28 天之后,患者的病情就完全缓解了；但是，该患者随后又出现了复发，并且对 CAR-T 具有耐药性。进一步的研究发现，在制造 CAR-T 细胞时，那个本该加到 T 细胞上的 CAR，也被意外地加到患者的一个癌变 B 细胞上，形成了"CAR-癌细胞"，这个癌细胞表达的 CAR 与自身的 CD19 结合，阻挡了 CAR-T 对癌细胞的识别。因此，这一个 CAR-癌细胞通过克隆进化在该患者体内不断扩增，最终导致了白血病复发（Ruella et al., 2018）。研究者不久前还发现了肿瘤细胞另一种对 CAR-T 的耐药性策略：某些癌变 B 细胞能够把自身的表面抗原 CD19 转移到输入体内的 CAR-T 细胞上，不仅让自己逃避了 CAR-T 的识别，而且同时让带上 CD19 的 CAR-T 细胞自相残杀（Hamieh et al., 2019）。

另外一个癌细胞对程序性死亡配体（PD-L1）治疗产生耐药性的案例也很"神奇"。PD-L1 抗体是当前肿瘤免疫治疗的重要武器，它可以专一地结合肿瘤细胞膜上的 PD-L1 受体，从而消除肿瘤细胞的免疫逃逸能力，让机体的免疫细胞识别和杀死肿瘤细胞。2019 年一项研究发现，非小细胞肺癌（NSCLC）患者对 PD-L1 抗体产生耐药性，即其体内有一些癌细胞不仅拥有在细胞膜表面的 PD-L1，而且还通过 mRNA 异常剪切产生缺失跨膜结构的 PD-L1 变体片段；肿瘤细胞把这些不再与细胞膜结合的 PD-L1 变体分泌出去，富集在病灶周围；一旦发现了 PD-L1 抗体，这些 PD-L1 变体就能够与之结合，从而导致了这些肿瘤细胞对 PD-L1 抗体的耐药性（Gong et al., 2019）。

如果我们承认肿瘤的发生发展遵循着进化的规则，那我们就要认识到，肿瘤同样具备了其他类型生命的进化特点：它不是一种收敛的封闭系统，而是一个发散的开放系统，永远不停地在变化，永远不停地产生新东西。凡是想"彻底消灭"肿瘤的想法都可能建立在这样一个假设之上：如果能够知道肿瘤的一切信息并找到相应的对策，就能够"搞定"肿瘤。但是，对于一个进化中的肿瘤来说，"凡是过往，皆为序章"，它总是会送给人们一个又一个"惊喜"。

2 反向生长的体细胞

多细胞生物通过发育过程逐渐形成，从单个受精卵开始，通过细胞增殖方式不断地增加体细胞的数量，直到产生一个完整个体所需的细胞数；在体细胞数量增加的同时，体细胞的种类也在通过细胞分化的方式不断增加，形成如神经细胞和脂肪细胞等机体所需要的各种类型的细胞。科学家发现，分化程度高的体细胞如神经细胞和脂肪细胞通常都丧失了细胞增殖能力，而分化程度不高的体细胞如早期胚胎细胞和造血干细胞则保持了很强的细胞增殖能力。

肿瘤细胞大多是从分化程度高的体细胞演化而来，通常是通过降低其细胞分化程度来提升细胞增殖能力；这种逆转细胞分化的过程称为"去分化"（de-differentiation）。显然，如果让肿瘤细胞再重新分化，将导致其增殖能力下降。我国著名学者王振义教授就是因其开创了白血病诱导分化疗法在2011年获得了国家最高科学技术奖。他发现一种恶性细胞——"急性早幼粒细胞"在"全反式维甲酸"药物的作用下，能够被诱导分化成良性细胞。由此他奠定了诱导分化治疗肿瘤的临床基础理论，并确立了治疗急性早幼粒细胞白血病的"上海方案"。2019年初瑞士科学家发表的一项研究工作表明，给乳腺癌细胞用 MEK 抑制剂和抗糖尿病药物罗格列酮进行联合处理，能够把恶性乳腺癌细胞诱导分化为脂肪细胞，从而有效抑制了原发性肿瘤细胞的侵袭及转移能力（Ishay-Ronen et al.，2019）。

更多的研究工作揭示，肿瘤的产生有可能是多细胞生物个体发育过程中一个副产品，其发生的途径并不仅限于细胞去分化。不久前，加拿大科学家利用单细胞转录组测序技术和生物信息学技术，比较了各种儿童小脑肿瘤样本的表达谱与某一特定发育路径中不同时间节点的正常细胞群的表达谱之间的相似性；研究者发现，某种类型的小脑肿瘤往往只与处于某个特定时间节点内的发育细胞群较为相似；例如，PFA 型室管膜瘤的基因表达特征与小鼠胚胎期第 16 天的胶质前体细胞群最为接近（Vladoiu et al.，2019）。这项研究在一定程度上支持了 20 世纪 60 年代皮尔士（Pierce）博士提出的假说：在胚胎发育过程中，其中任何一个阶段的特定细胞分化受阻，将导致该类细胞停留在受阻的特定发育阶段，从而产生相应分化水平的肿瘤。

当然，很多肿瘤来自机体已经高度分化的"成熟"体细胞，它们又是怎么样"去分化"的？为此，美籍华人科学家刘劲松博士提出了一个"多倍体细胞"理论：成熟体细胞通过无性繁殖方式形成多倍体细胞，并获得类似胚胎干细胞的潜能。他们在研究中发现了一类多倍体肿瘤巨细胞（polyploid giant cancer cells，PGCC），具有类似胚胎早期发育的卵裂球的功能。进一步的研究发现，某些成熟体细胞在特定的环境压力下，其有丝分裂和胞质分裂（cytokinesis）被关闭，细胞的生长是通过核内复制（endoreplication）的过程进行多次复制，形成一个类似于受精卵的卵裂球样结构，进而导致这类细胞获得类似于胚胎干细胞的干性潜能，重新具备了向肿瘤间质的成纤维细胞和血管内皮细胞等不同种类细胞分化的能力。也就是说，某些肿瘤发生是源于成熟体细胞去分化并逆向返回到个体发育最早期的卵裂阶段（Chen et al.，2019）。

不久前，美国科学家戴维斯（Davies）等人从进化与发育的相互关系的角度提出了独特的理论——"癌症返祖理论"（atavistic theory of cancer）：癌症其实是一种返祖现象，是体细胞回溯进化的历史，变回到从单细胞生物进化成多细胞生物时候的过渡态；在这个状态下，来自单细胞进化中的一系列古老的基因被唤醒，而多细胞生物特有的基因则被抑制；所谓"去分化"就是这些古老基因得到了高表达（Davies and Lineweaver，2011）。澳大利亚科学家利用生物信息学技术对肿瘤基因组数据进行了系统的分析，其研究结果充分支持"癌症返祖理论"；此外，这些研究人员还发现，在正常细胞内用来协调多细胞状态和单细胞状态相互作用的那些控制基因的表达在肿瘤细胞里被抑制了（Trigos et al.，2017）。

从这些研究工作可以看到，肿瘤细胞恶性生长的现象并不能简单地归结为促癌基因或抑癌基因突变的后果，而是涉及多细胞生物在发育过程中更为复杂的调控因素。过去人们主要关注肿瘤细胞；但是，现在人们已经充分认识到，肿瘤的产生不仅需要肿瘤细胞，还要有肿瘤新生血管、肿瘤成纤维细胞、免疫细胞等各种细胞的参与。可以说，肿瘤是另类的多细胞生物，有着自身的发育路径和发育方式。

3 小结

我们经常从历史和现实中听到过这样的说法，在一支为了共同目标而团结奋斗的队伍中，总会有一些个体，由于出身不好（先天因素）或者抵抗不了环境诱惑（后天因素），蜕变成为异己分子。肿瘤细胞就是我们机体中的异己分子，由于携带的遗传突变或者环境诱发的新突变，他们背叛了要维护机体健康的"初心"，只关心自我的私利，通过损坏机体的正常机能来扩张自身肿瘤细胞的队伍；他们或巧妙地利用机体已有的各种生物学手段，或发展出全新的生物学手段，用以逃避机体的检查与防御机制，对抗种种治疗方法。显然，抗击肿瘤绝不是简单地对机体修修补补，而是一场两类生命对决的战争！人们要彻底避免或消灭自身体内这些肿瘤异己分子绝非易事。

本文原载于《科学》杂志2019年第4期，文字略有修改。

医学领域的新生事物：真实世界证据

美国国会在 2016 年 12 月 7 日通过了《21 世纪治疗法案》（21st Century Cures Act），并于 25 日在其官方网站上公布。该法案的颁布对美国乃至世界的生物医药和健康医学领域的发展将产生深远的影响。该法案的一个主要目标是，加快药品和医疗器械的审批。为了实现"提速"目标，该法案专门制定了第 3022 条款，即在美国食品药品监督管理局（Food and Drug Administration，FDA）的基本法规《联邦食品、药品和化妆品法案》的第 5 章中增加一条修正条款："利用真实世界证据"[①]。

1 "真实世界证据"的特点与用途

"真实世界证据"（real world evidence，RWE）目前还没有公认的定义。在《21 世纪治疗法案》中，"真实世界证据"被明确定义为："从随机对

---

①http://www.congress.gov/114/bills/hr34/BILLS-114hr34enr.pdf

照试验（randomized clinical trials，RCT）以外的其他来源获取的关于用药方式、药物潜在获益或者安全性方面的数据"。美国 FDA 官员随后在 *The New England Journal of Medicine*（《新英格兰医学杂志》）上发表了一篇题为《真实世界证据——它是什么以及它能告诉我们什么？》的文章，对"真实世界证据"的数据来源给出了具体的说明："它是指来自典型临床试验以外的其他类型的医疗保健信息，包括电子健康档案、医疗保险理赔与账单、药品与疾病的登记单，以及从个人医疗器械与保健活动中收集来的数据"（Sherman et al.，2016）。在英国医学科学院与英国医药产业界协会 2016 年联合发布的会议报告《真实世界证据》中，欧洲研究人员也给出了与美国人非常一致的观点："真实世界证据被定为来自于传统随机对照试验以外与临床相关的数据。这种证据的来源丰富多样，如初级和次级保健数据、日常管理数据、患者登记单和社交媒体"。

从上述文字来看，很容易将"真实世界证据"简单地理解为在没有随机化（randomization）设计以及实验干预（intervention）的条件下获得的研究证据。传统临床试验的核心是随机化对照试验设计，即将受试个体进行实验组和对照组的随机分配，以避免个体差异对试验的影响；然后对受试样本进行特定的实验干预以获取临床试验证据。但是，这种对真实世界证据的理解是不准确的。FDA 专家认为，真实世界证据与临床试验证据的根本区别在于获取数据的场景不一样：前者源于实际医疗场地或家庭社区等真实场景，而后者则来自严格受控的科研场景。为了避免对这个新概念的误读，FDA 专家特别强调，"二者间的区别不应该建立在是否存在有计划的干预实验以及是否采用了随机化试验设计这两种情况之上"（Sherman et al.，2016）。也就是说，真实世界证据仍然可以涉及干预实验和随机化试验设计。

为了更深刻地认识真实世界证据与临床试验证据的差别，我们首先讨论一下获取真实世界证据的主要途径"真实世界研究"（real world study，RWS）。虽然真实世界证据是一个刚刚提出的新概念，但是真实世界研究很早就已经出现并被广泛用于医疗领域。一种常见的观点是，真实世界研究是一种试验者没有对试验对象进行主动干预的观察性研究（observational study），虽然真实世界研究有多种多样的形式，但真实世界研究必须有一个共同的特点，那就是非干预性。按照这种"非干预性"观点，在真实世界研究中，试验样本和实验条件都不应该是人为选择和设定的。但是，对此也存在有不同的看法，如 FDA 专家就认为，这种干预性实验也可以用于真实世界研究，"在传统的临床试验中，随机化设计被作为基本工具，用来平衡不同试验组之间潜在的风险，以降低试验偏倚；这种工具在真实世界研究中同样有用、同样重要"。FDA 专家专门用两个案例来说明他们的观点：1954年美国病毒学家索尔克（Salk）主持实施的临床研究"索尔克脊髓灰质炎疫苗试验"（Salk field trial of the polio vaccine），以及 2015 年由美国"全国基于患者的临床试验研究网络"（National Patient-Centered Clinical Research Network）主导的"阿司匹林心血管获益研究"（Aspirin study，ADAPTABLE），都属于采用随机化设计进行干预性试验的真实世界研究（Sherman et al.，2016）。

不可否认，真实世界研究中有一大类型是属于观察性研究，例如，新药上市以后考察其治疗效果和安全性的Ⅳ期临床试验，或者针对人群的前瞻性调查研究等。观察性研究通常不对受试人群进行人为的实验干预，只是对在真实的临床实践中获得的结果做描述性分析，而不像临床试验那样对试验结果进行假设检验。"中国心血管代谢病系列研究"（CCMR）就是这样一个具有代表性的观察性研究。CCMR 在 2010 年启动了中国 2 型糖尿病患者心血管疾病危险因素（血压、血脂、血糖；英文简称 3B）的全国性观察性研究项目，计划从华北、华南、华东、华西、华中和东北 6 个区的 100 家医院（包括三甲医院、二级医院和社区医院）中招募大约 25 000 名 2 型糖尿病患者，旨在提供国内 2 型糖尿病患者的治疗现状、心血管疾病的风险因素、并发症的分布等临床实时实效数据。笔者注意到，尽管 3B 研究不采用随机性设计，但项目设计者还是考虑了样本的随机性问题，要求医院在招募时必须连续筛选到门诊就诊的患者，直至完成预定筛选的患者数量。这一策略一定程度地增加了在非随机条件下采样的随机性，减少了偏倚。需要强调的是，在真实世界研究中，干预性研究和观察性研究有时可以共存于同一个试验。例如，在真实世界研究案例"索尔克脊髓灰质炎疫苗试验"中，75 万儿童被随机地分为疫苗试验组和安慰剂对照组，此外还有 100 万接受了疫苗试验的儿童作为非随机的"观察组"。

综上所述，我们可以这样理解：真实世界研究不能简单地视为仅仅只有非干预性研究一种类型，而是涉及干预性研究和观察性研究两种类型；多数情况下是观察性研究，但在某些情况下是干预性研究；有时甚至是干预性和观察性的研究都同时存在于一个试验中。反之，经典临床试验只有单一的基于随机对照设计的干预性研究。

研究者通过真实世界研究获取的数据被称为"真实世界数据"（real world data，RWD）。显然，真实世界数据不同于临床试验数据。按照美国 FDA 的定义，"真实世界数据是指从传统临床试验以外其他来源获取的数据。这些来源包括大规模简单临床试验、实际医疗中的临床试验、前瞻型观察性研究或注册型研究、回顾性数据库分析、病例报告、健康管理报告、电子健康档案……"（Sherman et al., 2016）。可以看到，这些真实世界数据的来源与真实世界证据的来源是完全一致的。但是，不能把真实世界数据直接等同于真实世界证据。这二者间的关系 FDA 也界定地很清楚："真实世界证据（RWE）是通过汇集和分析 RWD 内容而得到的"。也就是说，首先是通过真实世界研究以获得真实世界数据，然后再通过对真实世界数据的分析来提炼出真实世界证据。

真实世界证据并非要去取代传统的临床试验证据在药物评审中的地位，而是提供一种新的补充证据。过去，传统临床试验和相关的试验证据被用于新药的研发和评审，真实世界研究则用于新药上市以后的有效性和安全性研究。而在《21 世纪治疗法案》中，明确规定了真实世界证据在药物评审中的两个用途：①用来支持已获批的药物进行扩大其适应证的批准；②用来支持或满足已获批的临床试验的相关需求。这条规定意味着美国 FDA 首次明确认可真实世界证据在药物评审中的作用。FDA 在审批医疗器械方面也专门拟定了一个利用真实世界证据的指南，并明确规定："如果从 RWD 所包含的临床数据中产生的高质量 RWE，能够提供或支持对产品全生命周期进行管理所需要的信息分析，FDA 将考虑采纳 RWE 来支持医疗器械的审批决策"。显然，这些规定并没有要把真实世界证据定为评估药物和医疗器械的单一标准的意思，而是视为临床试验证据之外的补充证据。为了避免误读，FDA 还特别说明，"该指南不能被解释为 FDA 改变了用来审批决策的证据标准"。

传统临床试验通常是一种在可控环境下测量药物有效性和安全性的解释性研究（explanatory trial），而真实世界研究则是一种在日常的临床实践场景下评价药物效益的实用性研究（pragmatic trial）。前者的主要优点是，整个试验在严格控制的条件下进行，从而显著降低了试验结果的偏倚，其试验结果在其规定范围内较为可信；而缺点则是，试验样本量偏小，试验环境通常与日常的临床环境相差较大，且需要花费大量经费专门用于试验。后者的主要优点是，试验样本量大，试验条件和环境源于日常的临床实践，其试验结果适用性较广，专门用于试验的费用不高；而缺点则是，试验条件不严格，试验设计比较简单，试验结果容易产生偏倚，可以说，从这两种类型的研究中获得的结果都将在未来的健康医疗领域发挥重要的、不可相互替代的作用。

"真实世界证据"概念的提出揭示了这样一个问题：在临床实践中产生的大量信息过去常常被人们忽略或轻视。因此，人们今后必须重视从临床实践中获取信息、利用信息。正如 FDA 所强调的那样，"我们鼓励医药器械的研究者、制造商、医生、医院和其他利益相关者要超过目前的常规做法，从日常的临床实践中获取更多的信息"。

2 真实世界证据与精确医学

真实世界研究模式在几十年前就已经出现，但为什么今天人们突然开始强调起真实世界证据？这是因为今天的世界已经进入了一个全新的健康医学时代，正在迈向精确医学。我们可以从生物医学大数据、系统生物学和个体化医学等三个方面来看真实世界证据是如何参与到精确医疗的发展进程。

可以看到，真实世界证据的关键特征是充分利用健康医学大数据，包括电子健康档案、医疗保险信息、药品与疾病的登记单、个人保健活动信息、前瞻性观察性研究或注册性研究、回顾性数据库分析、病例报告、健康管理报告，乃至社交媒体。这种大数据的特征是早期的真实世界研究不具有的。美国一家健康政策研究所在其关于真实世界证据的报告中用这样一句话作为开始："从众多患者数据来源汇聚产生的真实世界证据将推动一个医疗保健改革的新时代到来"。

真实世界证据的这个特征与当前倡导的精确医学非常吻合。美国政府不久前启动的"精确医学先导专项"的主要任务就是，采集 100 万美国志愿者的生物医学大数据，包括电子健康档案、健康保险信息、健康问卷调查表、可穿戴设备健康信息采集和生物学数据等 5 大类型。与真实世界证据的关注范围相比，目前的精确医学先导专项收集数据的范围更大，还要提取个体的生物学数据，包括基因组、蛋白质组、代谢组等各种生物分子组学数据，以及肠道菌群等表型数据。笔者相信，随着组学技术的普及和检测费用的降低，生物学数据很快将成为患者乃至正常人的基本健康信息的一个重要组成部分，自然也将会成为真实世界证据不可忽略的数据来源。

需要注意的是，真实世界证据不仅仅是大数据，而且是多种数据来源的整合，即真实世界证据是通过汇集和分析真实世界数据而获得的。真实世界证据的这种数据整合特征也正是精确医学所倡导的。精确医学的核心任务就是，"要建立这样一种医学模式：将个体的临床信息和分子特征用来构建一个巨大的'疾病知识网络',并通过这种知识网络来支持精确诊断和个体化治疗"。也就是说,精确医学建立在对个体的基因组和蛋白质组等各种分子数据与临床信息、社会行为和环境等不同维度的数据的整合之上。

真实世界证据的多种数据整合特征正是体现了生命科学领域新兴交叉学科"系统生物学"的基本理念:生物体是一个复杂系统,并且与环境有着复杂的相互作用,不能只考虑一个局部,一类分子,甚至不能仅考虑一个层次,需要从多层次和多因素相互作用的全局性角度考虑,才能够完整地认识和揭示生命的复杂生理和病理活动。真实的临床实践是处于难以控制的多因素相互作用的复杂世界,而传统临床试验则是在严格受控的单纯研究场景下进行。由于临床试验的任务就是要将与试验无关的变量进行排除,从而能够通过预先设定的一个主要评价指标来验证药物的疗效,因此这类试验很少获得关于伴随疾病或伴随治疗的相关信息。真实世界证据突破了临床试验的简单化局限,为从复杂系统的角度研究患者和药物提供了全新的研究手段。还需要强调一点,由于真实世界证据的数据取自真实的临床实践场景,因此这些没有或者极少人为干扰的数据更能够实时地、真实地反映生物个体与现实环境之间的相互作用。

作为药物研发"金标准"的随机对照试验,目的之一就是通过一系列入选与排除标准选取高度均一化的受试人群。虽然这种人为选择策略能够获得在特定条件下可靠的药效评价,并为循证医学提供坚实的科学证据,但是这种试验脱离了真实的临床治疗场景,致使许多药物上市以后在临床实践中并没有预期的那么好。在真实的临床实践场景中,患者群体即使是属于同一个病种,个体与个体之间实际上有着很大的差异,这使得治疗效果往往因人而异。显然,这种患者群体的高度异质性(heterogeneous)造成了治疗的模糊性和随机性。据 2015 年的一个统计,"排在美国药物销售收入前十名的药物的有效率,好的药是 4 个人中 1 个有效,差的则是 25 个人中 1 个有效"(Schork,2015)。正是这种医疗领域广泛存在的非精确性,导致了当前以个体化治疗和保健为目标的精确医学的兴起。

真实世界证据源于丰富多样的现实临床实践，没有刻意地挑选受试者和进行过多的人为干预。因此，这种类型的数据能够反映具有广泛异质性患者群体的真实治疗情况，有助于发现对药物响应好和安全性高的患者，从而能够用于指导个体化治疗。从这一点就可以明白，为什么要用真实世界证据来评估药物的治疗有效性和安全性；并且现在把这类证据定为评审药物扩大适应证和医疗器械的补充证据。FDA 官员认为，真实世界证据在一定条件下可以用于推进精确医学的进程，"在这种情况下，真实世界证据将成为加快利用那些用来确认药效和价值的数据的关键因子，因为这类药品要在药效还存在很大不确定性的情况下获得必要的批准"。

从真实世界证据引出了一个个体化医学的重要特征：个体的真实性或者自然状态。也就是说，当我们在考虑一个个体时，不仅要考虑如何完整地收集这个特定个体自身的有关数据，而且要让该个体始终处于非人为干预的真实环境，从而保证收集到的数据能够反映出个体的真实状态。目前流行的精确医学对这个特征并没有涉及或没有重视。显然，如果把真实世界证据的理念引入到精确医学的实践中，精确医学的个体化内容将更为全面，个体化医学的水平将得到明显的提高。

3 小结

真实世界证据作为一个刚刚提出的新概念，还存在一些有争议的内容，其相关的技术方法也还需要完善，目前也只是作为药品和医疗器械的审批决策的补充证据。但是，真实世界证据对未来健康医疗的推动作用不可低估。笔者认为，真实世界证据不仅会在新药的研发模式和审批制度的改变上发挥出越来越大的作用，而且在精确医学的进一步发展和完善过程中也会发挥重要的作用。《21 世纪治疗法案》虽然在第 3022 条款中专门规定了真实世界证据的两个具体用途，但又特别写了这样一段文字："在本条款中没有任何内容限制该部门负责人将真实世界证据用于该条款没有涉及的其他目的"。这句话意味着,真实世界证据拥有着尚未开发的巨大潜力,我们需要花大力气去深入了解并且给予充分的开发(图3)。

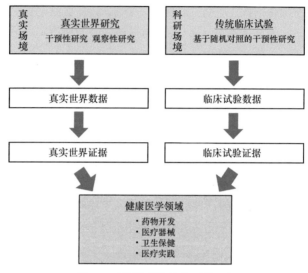

图3 两种类型的健康医学证据

本文原载于《医学与哲学》杂志 2017 年第 5A 期,文字略有修改。

创新药物研发三要素

　　现代文明社会的一个主要特征是，研究者有能力不断发展出新的治疗方法来抗击各种危害人类健康的疾病。然而，随着肿瘤、糖尿病和神经退行性疾病等复杂性疾病的流行，针对这些疾病的新药研发的难度也在明显增大，主要表现为研发周期越来越长，研发费用也越来越高。有分析指出，从 20世纪 50 年代起，美国的新药研发效率呈下降趋势，每 10 亿美元用于药物研发而获批的新药数量大约每 9 年减少一半（Scannell et al.，2012）。根据"欧洲制药工业协会联盟" 2014 年的统计，一个创新药物的研发周期是 10～15年，其研发费用大约为 12 亿美元。这个情况还在恶化；德勤会计师事务所（Deloitte & Touche）在 2017 年发布的一份研究报告指出，目前研发出一个新药的平均成本已经增长至 15.4 亿美元。正如美国 FDA 原局长戈特利布（Gottlieb）博士 2017 年 9 月在美国食品药品监管法规学会年会的报告中所说："当前药物研发费用大幅增加，我们正处在不可持续的道路上"。

　　显然，如何提高药物研发的效率和降低研发成本已经成为创新药物研发领域的主要挑战。虽然创新药物研发涉及基础研究、应用研究、临床研究，以及研发模式和管理流程等诸多方面，但是也可以把这个非常复杂的研究活动概括为三个要素：试验药物、受试者，以及试验设计与流程。前两个要素属于药物研发的"硬件"，后一个要素则是药物研发的"软件"。本文将围绕着这三个要素来分析创新药物研发的特点和发展趋势。

1 创新药物研发的"硬通货"：新分子实体和生物制剂

创新药物通常可分为两大类：基于全新作用靶点的"一类新药"（first-in-class drug）和基于已知靶点的"二类新药"（second-in-class drug）。这些新药又可以根据其组分构成分为小分子化合物构成的"新分子实体"（new molecular entity，NME）和单克隆抗体或重组蛋白因子等生物制剂。例如，美国 FDA 在 2007~2016 年间总计批准 318 种创新药物，其中包括了199 种新分子实体和 119 种生物制剂。

创新药物研发可以简单划分为"临床前研究"和"临床研究"两个阶段。对于新分子实体构成的创新药物来说，在临床前研究阶段的首要任务是发现"先导化合物"（lead compound），然后对这种先导化合物的药理、药代和毒理等进行系统的研究。如果先导化合物的研究结果满足进入临床研究的标准，就可以在获得药物监管部门批准后进入临床研究阶段。

基础研究在临床前研究阶段扮演了重要的角色。美国研究人员分析了2010~2016 年间 FDA 批准的 210 种新分子实体与这个期间的美国国立卫生研究院（National Institutes of Health，NIH）研究项目的关系，发现这 210个新药涉及上千亿美元的 NIH 项目经费，其中 90%以上的项目经费是用于与 151 个药物靶标相关的生物学特性及药物作用机理等研究，而只有不到10%的与新分子实体的化学合成或优化相关（Cleary et al.，2018）。

根据"欧洲制药工业协会联盟"2014 年的统计，在早期药物发现阶段中，每筛选 5000~10 000 个化合物，大约有 250 个能够进入临床前研究；

在这些临床前研究的化合物中平均仅有 5 个能够成功进入临床研究。这种成功率的低下导致了临床前研究的时间和成本明显增加。一般来说，获得一类新药的成本要比获得二类新药更高。有统计指出，在 2010～2016 年间被 FDA 批准的 84 个一类新药涉及的 NIH 项目经费就高达 640 亿美元，而同期被批准的 126 种二类新药涉及的 NIH 项目经费则不过是 400 亿左右（Cleary et al.，2018）。

　　在药物研发的临床前研究阶段，人们容易认为药物的作用对象——靶点是最重要的。但是，通过对 1999～2008 年的药物研发情况详细分析发现，在一类新药研发领域，通过表型筛选和生物学研究而获得的新分子实体数量要远大于通过靶点筛选而得到的；通过前者获得的新分子实体数量是 53 个，而通过后者只获得了 17 个；只是在二类新药研发领域，才主要是通过靶点筛选得到新分子实体（Swinney and Anthony，2011）。换句话说，单纯从具体的潜在药靶的方向开展研究往往不足以发现一类新药，必须要从更广泛和更深刻的生物学视野中去寻找潜在的创新药物，例如，新概念"免疫检查点"的提出和相应的分子机制的揭示带来了全新的肿瘤免疫治疗药物。

　　重组单抗等生物制剂的研发与新分子实体的研发有很大的差别，前者从研究一开始通常就对作用靶点比较清楚；但由于种种原因，过去对生物制剂的研发力度远低于新分子实体研发。2012 年 7 月，美国政府颁布了《FDA 安全和创新法案》（FDA Safety and Innovation Act，FDASIA），并在随后 4 年内共批准 23 种重组单抗，其数量超过 1993 年之前 20 年的批准总数。随着近年来肿瘤免疫治疗的快速进展，重组单抗和肿瘤疫苗等生物制剂的研发呈现了爆发式的增长。

　　尽管基础研究公认是创新药物临床前研究的主要驱动力，但是近年来美国的临床研究已经跟不上基础研究的迅速发展，二者间出现了明显的"鸿沟"。美国 NIH 为了推动基础研究成果及时向临床应用转化，提出了"转化医学"的概念，并发起了一系列相关的研究计划，其中最著名的就是"从实验台到病床"（from bench to bedside）计划。需要指出的是，由于创新药物的研发活动涉及很多因素，因此并非简单地加强基础研究工作就能够推进创新药物的研究进度。研究者在分析导致美国新药研发效率衰退的因素时，特别提出要防止一种称为"基础研究的蛮力"（basic research–brute force）的偏见，即"过于夸大基础研究尤其是分子生物学在研发早期的作用，以及在临床前研究阶段过分地强调筛选方法"（Scannell et al.，2012）。

2 创新药物研发的"指路灯"：生物标志物

如何选择受试者并评估其对药物的响应是创新药物研发的一个主要挑战，而生物标志物正是应对这个挑战的一个有效手段。一个广为人知的例子是，阿斯利康公司研发的表皮生长因子受体酪氨酸激酶抑制剂"吉非替尼"，在几乎失败的情况下依靠受试者的生物标志物"起死回生"，即发现了该药主要是对携带 EGFR 基因第 19 号外显子突变的肺癌患者具有明显疗效。在临床试验过程中，生物标志物不仅能够帮助确定对药物有高响应的受试患者，而且也可用于排除对药物副作用敏感的患者。这二者正是药物研发试验需要解决的主要问题。通过分析 2013～2015 年有关 II 期和 III 期临床试验失败情况，研究者发现，疗效不佳和安全性问题占了所有 II 期临床试验失败的 73%，同样也是 III 期临床研究失败的最主要原因（Harrison，2016）。在该作者关于提高临床试验成功率的改进措施中，第一条就是要采用更有效的生物标志物。

随着精确医学的到来，个性化治疗成为主要任务，从而使得生物标志物在创新药物研发过程中的重要性愈发突出。2011 年提出"精确医学"观念的倡导者认为，"精确医学的终点是，选择出一类具有相同的疾病和相同的生物学基础的病人，从而使他们最有可能从一个药物或某种治疗中受益"。

显然，区分和选择药物敏感病人的基本条件就是要鉴定出相应的生物标志物。欧盟 2014 年启动的"创新药物先导项目 2"（Innovative Medicines Initiative 2，IMI2）的主要目标是，"在正确的时间对正确的患者给予正确的治疗"，而实行 IMI2 目标的关键之一就是要发现和验证可用于临床试验的生物标志物。

随着人类基因组计划的完成和测序能力的飞速发展，对基因变异的检测已经成为生物标志物领域的主要任务。美国 NIH 在 2006 年牵头启动了国际癌症基因组项目"癌症基因组图谱"（The Cancer Genome Atlas，TCGA），涉及数万名患者的 50 种不同类型的肿瘤样本分析，目前已经鉴定出了近千万种基因突变。在 Nature 杂志 2018 年 10 月发表的一篇研究论文中，研究者通过 562 名急性髓系白血病（acute myeloid leukaemia，AML）患者的全外显子组测序，进而构建了各种 AML 药物响应与不同基因突变之间的精细关系图谱。

个体的遗传差异不仅源于基因突变，而且还来自基因组序列的多态性，其主要代表是"单核苷酸多态性"（single nucleotide polymorphism，SNP）。有实验证明，转录因子 PPARγ 的结合序列上的一个 SNP 就能够决定其结合的强弱，从而导致抗糖尿病药物对携带不同 SNP 的个体产生不同的药物响应（Soccio et al.，2015）。显然，SNP 就是一类重要的生物标志物。人体的基因组含有数百万的 SNP，研究者为此发展出了一种称为"全基因组关联分析"（genome-wide association study，GWAS）技术，用于从基因组水平上发现人群中那些与复杂的生理或病理性状高度相关的 SNP。GWAS 技术发展至今已有十多年了，研究者利用该技术发现大量与复杂性疾病有关的 SNP，如针对 2 型糖尿病就发现了 100 多个高度相关的 SNP。

对于生物个体而言，基因组序列是非常重要的生物标志物，但 RNA、蛋白质和代谢小分子等同样也是重要的生物标志物。TCGA 项目的研究者不久前在 Cell 杂志发表了对 1 万个肿瘤样本的分子分型结果；在这项研究中，他们通过整合染色体非整倍性、DNA 甲基表达谱、基因表达谱、microRNA

表达谱和蛋白质表达谱等数据，将传统的基于解剖位置和病理性状分类的 33 种肿瘤重新分为 28 种类型（Hoadley et al.，2018）。

在目前药物研发领域的一系列改革中，生物标志物也将发挥出更重要的作用。在不同于传统的Ⅰ/Ⅱ/Ⅲ期三阶段临床试验的连续性无缝临床试验中，研究者从试验开始的关注点就不再局限于药物代谢和安全性，而是包括了药物的疗效。因此，找到符合标准的特定患者成为这种无缝临床试验方案的限速步骤。显然，在这种临床试验一开始，就可以通过检测特定的生物标志物来预测临床试验结果，并在后续试验中只选择具有相应的生物标志物的患者。

在另外一种称为"主方案"临床改革试验中，试图用单一试验方案来解决多个临床问题（Woodcock and LaVange，2017）。这种主方案也是把生物标志物作为其重要的试验手段。例如，在一个称为"I-SPY 2"的试验中，研究者根据 3 个遗传标志物确定了乳腺癌患者的 8 个亚型，然后比较了 12 种治疗方法对这 8 个亚型患者的不同效果。在一类新药——TRK 抑制剂 Larotrectinib 的临床试验中，入选的患者涉及 13 种不同的实体瘤类型，但都有一个共同的分子标志物——TRK 基因的融合。也就是说，在某些情况下，生物标志物本身同时也就是药物靶标。

临床终点（clinical endpoint）是评估药效的临床指标。由于很多临床终点往往在现实中可操作性不强，如评价抗肿瘤药物的总生存期（overall survival，OS）很难获得或者需要很长时间，因此研究者利用肿瘤影像变化等作为代替临床终点的评价指标，称为替代终点（surrogate endpoint）。显然，替代终点的采用有助于提高新药研发效率和降低成本。为此，在 2012 年颁布的《FDA 安全和创新法案》中明确规定，在新药"加速审批"（accelerated approval）过程中可以采用替代终点。替代终点本质上就是与临床终点紧密有关并可预测临床效果有效性的生物标志物。不久前，FDA 和 NIH 联合成立了一个生物标志物工作小组，并在 2016 年初发布了"生物标志物、终点和其他工具"的术语表，进一步明确了生物标志物与替代终点之间的关系。

3 创新药物研发的"软实力"：临床试验的设计与流程

创新药物研发过程中的经典临床研究由三个阶段组成：I 期临床试验，通常是通过对正常人群样本进行试验药物的人体安全性评价及药代动力学试验；试验药物在 I 期临床试验通过后进入 II 期临床试验，目的是初步评价试验药物对目标适应证患者的治疗作用和安全性，并为制定 III 期临床试验方案提供依据。III 期临床试验将采用更大的目标适应证患者样本群体，进一步确证试验药物的治疗作用和安全性，从而为药物注册申请的审查提供充分的依据。

这种三阶段型临床试验是创新药物研发过程中成本最高的阶段，通常需要数百名患者的参与，试验的时间长达 6～7 年。显然，迫切需要对临床试验的设计和流程进行改革。不久前，美国 FDA 提出了一种不同于经典的三阶段临床试验的"无缝临床试验"（seamless clinical trial），主要有两个特点：首先，该临床试验从一开始就不像 I 期临床试验那样把试验目的局限于药物在人体的代谢和安全性问题，而是包括了药物剂量-药效关系等；因此在试验的开始不仅有健康受试者，而且要招募一定数量的患者参与，如同把 I 期和 II a 期临床试验整合起来。此外，它将 II b 期研究与 III 期试验相结合，同时开始注册，根据 II b 期试验的进展情况实时确定最佳治疗剂量和选择最佳响应组，并及时进行后续的 III 期临床试验；因此，II b 阶段研究有时甚至不需要完全进行到底。

无缝临床试验可以视为一种连续的临床试验。它与经典的临床试验相比，从总体上减少了参加临床研究的患者人数。此外，这种无缝试验可以比经典的临床试验更早发现试验药物的失败端倪，在试验的早期或中期阶段就能够及时中止，从而能够减少在临床试验最终阶段发生失败的概率。我们知道，Ⅲ 期研究通常是整个临床试验中时间最长和成本最高的部分。因此，无缝临床试验能够加快药物研发的进度，明显降低研发成本。

在无缝临床试验的基础上，美国 FDA 于 2018 年又提出了一个新的"并行式"临床试验方案——"人群优先的多种扩大队列试验"（first-in-human multiple expansion cohort trials），即在药物起始剂量递增的"爬坡试验"患者队列之外，还需要构建 3 个或以上的额外患者队列，以便能够同时并行地开展各项相关的临床研究。FDA 认为，只要通过了一定的安全性评估，哪怕尚未完成药物代谢方面的研究，都可以启动这些队列研究，从而加快整个药物临床试验的进程。这些增加的队列应有不同的具体研究目标，如药效的评估、生物标志物的发现等。

经典的临床试验通常是"一对一"的关系，即一种试验药物针对一种病。但是，对于肿瘤等复杂性疾病而言，往往是一种病有多种药物，或者是一种药物针对多种病，如同中国传统医学所说的"同病异治"和"异病同治"。为此，美国 FDA 提出了一种称为"主方案"的新型临床试验，包括了三种类型：篮型试验、伞型试验和平台试验。按照 FDA 专家的定义，篮型试验是指在多种疾病或疾病亚型的背景下研究单一靶向治疗；伞型试验是针对单一疾病研究多种靶向治疗；平台试验则是在单一疾病背景下以连续和动态的方式研究多种靶向治疗，关键是要通过评估来确定这些药物何时进入或退出试验平台（Woodcock and LaVange，2017）。

主方案不仅提供了"一对多"的新型临床试验策略，而且通过在同一主方案试验中不同临床试验的患者之间的数据共享和分析，就能够获得过去需要多个不同的经典临床研究才能得到的临床试验结果，从而达到了减少参加临床试验人数的效果。例如，美国临床肿瘤学会在 2017 年的年会上公布了一项篮型试验结果，涉及携带原肌球蛋白受体激酶（tropomyosin receptor kinase，TRK）基因融合突变的小分子抑制剂 Larotrectinib；该项试验总共纳入 55 例患者，涉及 13 种不同的实体瘤类型，平均每种实体瘤的参试患者为 4 人。此外，一次经典的临床试验通常需要设立一个研究中心和一套管理机构；而一个主方案试验可以通过一个试验网络和一个管理机构对其下属的各项试验进行统一决策和集中管理，从而更为高效地使用资源和降低研发成本。

美国国会在 2016 年 12 月 7 日通过了引领未来美国医疗健康的《21 世纪治疗法案》。该法案的一个主要目标是，加快药品和医疗器械的审批。为了实现"提速"目标，该法案专门制定了第 3022 条款，即在 FDA 的基本法规《联邦食品、药品和化妆品法案》的第 5 章中增加一条修正条款：利用真实世界证据，即"从随机对照试验以外的其他来源获取的关于用药方式、药物潜在获益或者安全性方面的数据"①。首先，真实世界证据可以用来支持已获批的药物进行扩大其适应证的批准；其次，这类证据可以用来支持或满足已获批的临床试验的相关需求。这条新规表明，FDA 首次明确认可真实世界证据在药物评审中的作用，把其视为临床试验证据之外的补充证据。

真实世界证据源于丰富多样的现实临床实践，没有刻意地挑选受试者和进行过多的人为干预。因此，这种类型的数据能够反映具有广泛异质性患者群体的真实治疗情况，有助于发现对药物响应好和安全性高的患者，从而能够用于指导个体化治疗。FDA 官员认为，真实世界证据在一定条件下可以用于推进创新药物研发的进程，"在这种情况下，真实世界证据将成为加快利用那些用来确认药效和价值的数据的关键因子；因为这类药品要在药效还存在很大不确定性的情况下获得必要的批准"（Sherman et al., 2016）。

4 小结

创新药物研发领域的核心要素是"药物"和"病人"，但试验设计与管

---

① 见第 218 页脚注①

理模式等"软件"也同样重要。我们不仅要充分利用科学技术进步带来的新技术和新方法，而且要改进临床试验的设计方法和管理模式。只有这样"软硬兼施"，才能应对当前创新药物研发的低效率和高成本挑战，才能满足未来个体化和精确化治疗的需求。

　　本文原载于《科学》杂志 2019 年第 1 期，文字略有修改。

治疗疾病决策与控制传染病决策之差异

公共卫生系统的一个主要任务是，及时控制住各种危害人类的病原体在人间的流行，不要形成危害社会的重大疫情。2019 年年底开始流行的新型冠状病毒疫情（以下简称新冠疫情）带来了一场严重的公共卫生危机。上海交通大学署名文章指出："我们认为，在这 3~4 周防控初期的'误判'在很大程度上降低了公众甚至是医务工作者的警觉和防护意识，进而加大了后阶段疫情防控的难度"（丁蕾等，2020）。

造成这种疫情防控决策失误的原因目前已经有很多的分析讨论，其中有 2 个观点得到较为广泛的认可。首先是"吹哨人"观点，认为地方有关部门没有重视临床一线医生提供的这场疫情信息预警。但是，这个观点难以解释美国和欧洲一些国家在中国疫情初期的消极反应；中国响亮的抗疫"哨音"乃至世界卫生组织（WHO）的"警钟"在这些国家并没有得到重视，以至于拖到 3 月初形成了新冠疫情的全球大流行（pandemic）。

第二种观点认为中国的公共卫生体制有短板，中国的疾病预防控制中心（CDC）没有行政权和执法权，也不能直接发布相关信息。这次抗疫领军专家钟南山先生在一次新闻采访中表达了这样的看法：中国 CDC 的地位太低了，是卫健委领导下的技术部门，CDC 的特殊位置没有得到足够重视；有的国家 CDC 是直通最高层的，甚至可以直接向社会发布。但是，情况并非这样简单。美国 CDC 虽然地位很高，可直接向总统的卫生安全委员会汇报，可在这次抗疫中表现却并不理想；美国有关人士和媒体在疫情全球大流行之际纷纷指责美国 CDC 拖延了对新冠病毒的检测，认为 CDC 的错误使美国失去了最宝贵的 6 周时间。

笔者认为，以上两种对中国新冠疫情防控初期决策失误的分析都有一定的道理，但只是停留在表象上，更深层次的原因并没有被人们很好的认识和讨论。这个根本原因就是，防止传染病危害的决策过程远比治疗疾病的决策过程复杂，前者面对的是不确定的确定性，而后者则面对确定的不确定性。

1 治疗疾病：确定的不确定性

面对患者，医生通常要做的第一件事就是进行诊断；只有诊断明确是何种疾病，医生才能给患者制定具体治疗方案。分子诊断和影像诊断就是目前最主要的诊断方法。在这次新冠疫情中，人们最为关注的就是每日疫情报告中"确诊病例"和"疑似病例"的数量变化；"确诊病例"诊断的金标准是"新型冠状病毒核酸阳性；或病毒基因测序"；"疑似病例"诊断的主要标准是"肺炎影像学特征"。可以这样说，不论面对什么样的病，医生的治疗决策都必须建立在疾病确定的基础上。

在当今这个循证医学时代，治疗方案的制定通常要依靠科学研究提供的证据，需要遵行相应的临床指南。这些临床指南一般都是建立在通过随机对照试验等各种研究方法获取的循证医学证据之上。即使是当前刚刚出现的新冠病毒，人们还没来得及开展深入的研究，卫健委也及时发布了《新型冠状

病毒肺炎诊疗方案 试行版》（以下简称《诊疗方案》）以规范和指导全国的诊治工作；在短短 2 个多月的时间内，《诊疗方案》已经出到了第七版。也就是说，治疗决策的内容必须是确定的。

尽管治疗决策针对的是确定的疾病类型，具体治疗方案也很明确，但是其可能产生的治疗效果却并非确定的。由于人体和疾病的复杂性、人类知识以及医疗技术等方面的局限性，因此按照治疗方案实施的效果是不确定的，可能有效，也可能无效；可能出现副作用，也可能不出现副作用，等等。在许多临床指南中，常常准备好了几个备选治疗方案；首选的治疗方案一般称为"一线"方案，如果一线方案的实施没有达到预想的疗效或者副作用过大，医生常常就改换成"二线"方案；如果二线方案仍然没有达到预期，且尚有其他备选方案，那就可以出现"三线"乃至"四线"治疗方案。这种"多线治疗方案"在肿瘤和糖尿病等复杂慢性病治疗的临床指南中常常可以见到。

医生和患者在治疗决策制定时通常都需要讨论治疗结果的不确定性；往往在制定用药方案或者手术方案时，医生会向患者解释清楚潜在的风险和副作用，并让患者签字以示同意承担治疗可能带来的风险。当治疗决策付诸临床实践之后，医生和患者还要面对这种治疗结果的不确定性。只要疾病的诊断是正确的，治疗决策的内容符合相应的临床指南，不论治疗结果是什么，患者一般情况下都会接受。换句话说，针对诊断清楚的疾病，治疗决策不仅提出了确定的治疗方案，而且还明确地表明：治疗结果是不确定的（图 4A）。

从循证医学的理念和实践来看，治疗疾病决策主要是一种事实判断，其确定性与不确定性都是建立在还原论的基础之上。治疗疾病决策的确定性与还原论的关系比较容易理解：人体被还原为分子与细胞机器，疾病则还原为机器出现了故障；而医学诊断和治疗依靠的是从实证研究得到的技术手段和治疗方法（如药物或疫苗）。但是，治疗疾病决策对结果不确定性的判断与还原论同样有着密不可分的关系：在判断治疗疾病可能产生的各种结果时，

依靠的仍然是随机对照试验或其他科学试验得到的循证医学证据,因为这些
研究不仅确定了药物疗效等正向结果,而且也获得了药物副作用等负向结
果。随便打开一个西药的说明书,上面除了标出疗效以外,通常都会标出各
种可能的副作用,甚至标出这些副作用出现的概率。

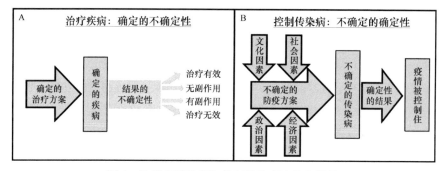

图 4 治疗疾病决策与控制传染病决策之差异

2 "见仁见智": 疫情判断过程

防止传染病危害的决策与治疗疾病的决策一样,主要考虑三件事:疫情
判断、防控措施和实施结果。然而,两种决策所面对的这三件事的特征却有
着巨大的差别,甚至可以说是截然不同。

监测传染病类似于诊断非传染性疾病,同样需要监测技术和监测标准。
国家卫健委在 2020 年 3 月 8 日发布的《新型冠状病毒肺炎防控方案》(以下
简称《防控方案》)第六版中,规定了对疑似病例、确诊病例、无症状感染
者、聚集性疫情和密切接触者等 5 类情况的监测标准。但除了这些简单的技
术标准外,对传染病危害程度的判断特别需要考虑四个因素:病原体、传播
途径、传染能力和死亡率。鉴定病原体是抗击传染病的首要任务,而鉴定未
知的病原体更是一个极具挑战性的任务。2003 年 SRAS 病毒疫情暴发初期,
有专家误认为是一种衣原体引起的。在这次新冠疫情暴发初期,人们只能根
据临床症状推测是病毒性肺炎,并不清楚是什么类型的病毒,这一点从第一

版诊疗方案——《不明原因的病毒性肺炎诊疗方案》的名称就可以看出。应该说，中国这次鉴定病原体的速度还是很快的；得益于基因测序技术，在新冠疫情暴发后短短几天就测出该病原体是 SARS 冠状病毒的"近亲"，在全基因组水平上与后者至少有 76% 以上的同源性。据此国际病毒分类学委员会将新冠病毒定名为 SARS-CoV-2。需要指出的是，有些时候即使没有找到确切的病原体，人们还是要采取措施来控制传染病；例如，1981 年美国 CDC 首次确定了艾滋病的特征并开始采取防疫措施，两年过后法国巴斯德研究所的研究者才找到了病原体——艾滋病病毒。

病原体传播途径的确定也是能否控制传染病危害的关键一环。目前普遍认为，这次中国新冠疫情失控的主要原因之一，就是没有及时披露该病毒可以"人传人"。在武汉卫健委 2019 年 12 月 31 日的通报中，虽然提到了有 27 例病毒性肺炎，但也出现了这样一句话："未见明显人传人和医护感染"。这一提法使得人们忽视了要去防止"人传人"，而把注意力放在"动物传人"，去对华南海鲜市场进行大规模消毒。当然，现在基于已经确定的事实和结果来进行"复盘"，很容易清楚地看到过去的失误；但如果把事件还原到当时的背景下来"设身处地"的考虑，恐怕答案就不会那么显而易见了。西非的埃博拉病毒暴发可能始于 2013 年 12 月之前，但是花了几个月的时间才发现，在医院传播和传统掩埋尸体的做法是病毒迅速传播的主要原因。邮轮"钻石公主"号 2020 年 2 月 1 日因一名香港乘客确诊感染新冠病毒被在海上隔离了一个月，但隔离反而导致了大量的人员感染，船上确诊人数高达 696 人；可其传播途径至今仍不清楚；钟南山先生推测是通过管道或淋浴器促进了传播。又如，最初确定新冠病毒"人传人"的途径是"呼吸道飞沫传播"和"接触传播"；后来在患者的粪便和尿液中分离到新冠病毒，因此在《诊疗方案》第七版的"传播途径"中增加了一条，"应注意粪便及尿对环境污染造成气溶胶或接触传播"。在 SARS 疫情期间，发生过香港"淘大花园"楼内 300 多居民集体被感染的事件，后来才发现是房屋设计结构问题，导致排泄物里的 SARS 病毒通过下水系统传播。如果现在问一句：

粪便及尿里的新冠病毒会不会通过下水道等水体环境进行传播，目前恐怕没有人能够给出确定的答案。

在流行病学领域，判断一个传染病的传播能力通常是采用"基本扩增数"（basic reproduction number），指在没有外力介入，且所有人都没有免疫力的情况下，一个感染到某种传染病的人，会把病传染给多少人的平均数。通常用 R0 来表示，R0 的数字越大，代表着流行病的传播能力越大，危害的程度越高：例如，艾滋病为 2～5，季节性流感为 1.5，SARS 是 2～3。2020年暴发的新冠病毒肺炎的 R0 有不同的估值，钟南山先生认为接近 3。也就是说，如果没有控制，该传染病会以指数方式传播。由于 R0 的计算是建立在样本量和数学模型之上，因此不同算法可能有不同的数值；中国 CDC 研究人员基于 425 名新冠病毒肺炎患者计算的 R0 是 2.2；而另外一个研究团队基于近 9000 名确诊病例和疑似病例的分析，计算出 R0 值为 3.77，即一个新冠病毒感染者能够传染 4 个人！还要注意到，R0 不是一个静态值！英国抗击新冠疫情时最初没有采用隔离 14 天的通行做法，规定轻症患者只需要隔离 7 天；因为英国医学专家认为，这个病在感染初期最具传染性，特别是刚出现症状的 2～3 天，但新冠病毒感染者 7 天之后传染力会急剧降低。德国的一项研究也表明，感染者早期的上呼吸道新冠病毒脱落率非常高，能够排出大量的病毒颗粒，但 5 天后病毒脱落率明显下降；这一点与 SARS 病毒正好相反，后者只有当病毒侵入到肺部深处时才出现病毒脱落高峰。还需要强调的是，如果进行人员流动管控和公共卫生干预等各种外力的介入，传染力将随着外力介入的时间和强弱发生巨大的变化。按照钟南山研究团队的模型分析，如果武汉的封城措施晚 5 天，中国的疫情将增加三倍；而如果提前 5 天采取隔离措施，那么感染人数将减少三分之二（Yang et al., 2020）。

死亡率是判断传染病危害大小的决定性因素。如果一种传染病的致死率很低，那么就不一定花费巨大的人力和物力去进行控制，反之则需要下大力气。美国等多个国家的一些政府官员和流行病专家一直把新冠疫情的死亡率等同于季节流行性感冒的死亡率。但是，传染病的死亡率高低是一个复杂的问题，涉及许多方面。国家的卫生资源和水平显然是很重要的。德国卫生部长施潘（Spahn）就认为，在德国这样的先进医疗体系中，新冠病毒的死亡率将在 0.1%~0.7%。疾病的进程变化也是需要考虑的。上海华山医院传染病专家张文宏在 2020 年 3 月 12 日发表于"华山感染"微信公众号的文章指出：新冠肺炎重症比例至少是 10%~20%，而季节性流感需要住重症病房的比例是 1% 左右，因此新冠病毒肺炎的重症比例是显著高于流感的。现在的数据表明，新冠病毒肺炎重症的死亡比例通常在 10% 以上。此外，死亡率随着传染病的传播程度会发生改变。截至 2020 年 2 月 23 日，意大利确诊了100 多例新冠病毒肺炎患者，只有两例死亡；但到 3 月 9 日意大利全境封城时，确诊病例已接近 1 万，病死率则攀升至 6% 以上，居于全球最高水平。

综上所述，判断传染病危害的四个主要因素（病原体、传播途径、传播能力和死亡率）都存在或大或小的不确定性，在比较乐观的情况下某一个因素不确定；在不乐观的情况下则可能这四个因素都不确定。在这次新冠疫情中，病原体被确定了，但其他三个因素到目前为止都还有不同程度的不确定性。而不确定性的存在使得人们在判断传染病危害的实践过程中不可避免地掺入了各种主观的猜测。猜对了，OK！猜错了……

3　"随机应变"：疫情控制方案

治疗疾病的决策基本上是技术型的，或者服药，或者开刀。但是，控制疫情的决策则远远不止是技术策略的选择，还需要考虑各种非技术的措施或手段。正如最近在 *Nature* 杂志发表的一篇控制流行病综述文章的摘要里所强调的："这需要整合许多学科，不仅有流行病学，而且还包括社会科学、研发、外交、物流和危机管理"（Bedford et al.，2019）。这些技术方面的方法和非技术方面的措施通常交织在一起，形成了一个复杂的控制疫情决策。但更具挑战的是，不论是技术的方法还是非技术的措施，都充满了不确定性，使得控制传染病的决策在一个充满变数的情况下制定和实施。

控制传染病的技术方法有很多。根据这次新冠疫情的情况有两点值得讨论。首先是传染病的检测标准；它像一根指挥棒，决定着人们对传染病风险的判断和相应的对策。中国新冠疫情防控早期决策失误被认为与湖北最初的检测标准过严有关，因为严格的标准只选择少数人进行检测，误导了对真实疫情的了解。美国 CDC 被人诟病的一点也正是在疫情早期过于严格的新冠病毒检测标准。此外，放宽检测标准有时可以帮助对疫情的控制。由于 2020 年 2 月初湖北有大量疑似病人因核酸检测阴性而不能确诊，得不到集中收治，对疫情防控十分不利。为此，国家卫健委 2020 年 2 月 5 日发布的《诊疗方案》第五版中，针对湖北省的疫情增加了一个"临床诊断病例"的判断标准，只要"疑似病例具有肺炎影像学特征者"，都按照确诊病例来进行收治。在随后一周之内，湖北的确诊病例数较之前增加了 2 倍多。但这只是一条临时措施，在 2 月 19 日发布的《诊疗方案》第六版中就被取消了。

在 WHO 2020 年 3 月宣布新冠疫情全球大流行之后，许多国家在检测标准方面调整了原有的做法，美国政府 3 月 13 日宣布进入应对新冠疫情的"国家紧急状态"，提出在 CDC 和其他公共检测机构的参与下，全国要在一周内完成 140 万份新冠病毒检测，预计到 3 月底将完成 500 万份检测。但是，英国政府 3 月 12 日却颁布了与美国政府提升检测力度相反的政策，让所有具有轻微症状的人在家隔离 7 天，不要去医院求诊，也不要去检测。瑞典斯德哥尔摩当局也发布与英国类似的决定，从 12 日起，对于怀疑自己感染新冠病毒的人停止检测，即使有新冠肺炎感染症状也不再检测；当然，对老人和高危人群的检测仍将继续，以免他们在医疗体系中传播病毒。

抗击传染病最古老的技术方法就是个人或人群的隔离；这个方法到今天依然被使用，也依然取得明显的成效。现在公认武汉 2020 年 1 月 23 日的封城是中国这次抗疫成功的关键，钟南山团队的研究表明，如果封城措施晚 5 天，疫情将增加三倍；而如果提前 5 天采取措施，感染者将减少三分之二（Yang et al.，2020）。但最近一篇分析武汉封城的文章却指出，由于当时国内各个城市已经有许多来自武汉的受感染者，武汉旅行隔离的效果只是将国内新冠疫情的总体进展推迟了 3～5 天；而之所以取得了今天这样的抗疫成效，是中国政府同时还在全国实施了严格的公共卫生措施，如戴口罩、洗手和消毒等（Chinazzi et al.，2020）。

传染病一旦进入社区传播，即非输入性的"二代传播"，情况就将变糟，控制的难度也将明显增加。因此，社区隔离将是非常必要的选项。这一次中国几乎全境都实行了社区防控措施，根据《防控方案》第六版的原则："分区分级精准防控"，在低风险地区、中风险地区和高风险地区进行了相应的管控，在抑制疫情传播方面起到了重要作用。对武汉封城后疫情变化的模型分析显示，如果没有采取 50%或者更高程度的社区隔离措施，那么在国内的旅行活动即使限制了 90%，其抑制疫情传播的效果也不会很好（Chinazzi et al.，2020）。可以看到，社区或居家隔离此次成了全球许多国家都认可的控制新冠疫情的主要方法。不过，现实情况并非如此简单，武汉封城初期对轻症患者和疑似病人采取了居家隔离措施，但由于新冠病毒的高传染性，反而增加了家庭聚集性传播。针对这个情况，当局 2020 年 2 月初迅速建设了"方舱医院"，将轻症患者集中隔离和进行救治，一方面防止了患者病情加重，另一方面减少了家庭传播。可以说，方舱医院在这次武汉抗击疫情的成功中发挥了重要的作用。不久，俄罗斯和伊朗也建立了方舱医院用于抗击新冠疫情。

抗击疫情的非技术性措施或手段涉及方方面面；这里将针对此次抗疫过程从政治、经济、文化和社会四个方面进行讨论。首先，抗击疫情是一件头等政治大事。疫情不是个人或家庭的小事，一旦暴发就立刻成为国家大事，甚至是世界大事；而所要采取的抗疫措施通常也不是专业人员能够决定的。不同的国家有不同的政治体制和不同的政治家，对疫情也就表现出了不同的应对措施。中国政府和政治体制在此次应对新冠疫情的暴发上表现出了超强的决断能力。国家高级专家组 2020 年 1 月 20 日在媒体见面会上强烈呼吁武汉封城，23 日中央就决策封城了。与此相反，在这次疫情初期，美国政府并不重视；甚至美国 CDC 在 2 月 25 日发出最新表态也开始认为，新冠病毒疫情随时会在美国出现大规模暴发之时，特朗普政府依然没有给予重视；特朗普总统当天仍在其推文中这样写道："在美国，新冠病毒在很大程度上得到了控制"；直至 3 月 13 日，美国政府才宣布进入应对新冠疫情的"国家紧急状态"；而此时美国的确诊病例已近 2000 例，分布在 46 个州。英国政府面对新冠疫情的大流行则采取了另外一个极端的模式：英国首相约翰逊 3 月 12 日在新闻发布会上正式宣布，英国战疫从"防堵"阶段进入到"拖延"阶段，将重点检测和收治症状较重的患者；不再检测症状轻微的人，这些人只需要在家隔离 7 天；暂不关闭学校，暂不禁止大型活动。"彭博社"（Bloomberg）在会后立刻发了一篇文章，直接点出英国防疫策略的本质：让病毒在英国缓慢传播，慢慢地让大部分人都得病，以获得群体免疫力（herd immunity），从而把疫情的暴发点尽量推迟到夏天。该计划一经公布就招致了大规模批评，如 *The Lancet* 主编霍顿（Horton）在推文中表达了强烈的不满，把这种放任传播的策略比作"玩轮盘赌"。从以上这些例子中可以看到，在制定抗击传染病的方案时，是政治家而非专业人士拥有决策权。

　　经济因素在制定具体的防疫措施时有着极为重大的影响。中国政府在决定采用武汉的封城和全国范围社区隔离的决策时，经济代价和保障费用一定是给予了充分的考虑；虽然现在还不能统计出具体的费用和经济损失，但肯定是一个天文数字。也就是说，中国抗疫的经济考虑是不计成本。而西方各国的防疫策略则是典型的经济效益型，走一步看一步，尽可能找到效益和危害之间的平衡点，总是希望把对经济和民生的影响降到最低。在美国政府尚未重视抗击疫情的时候就已经在考虑钱的问题了：美国政府在 2 月下旬向国会提交了 25 亿美元的紧急拨款申请，一直与政府唱反调的民主党议员抨击说钱要的太少，并随之宣布了一项 83 亿美元的新冠疫情提案。此外，在美国政府 2020 年 3 月 13 日宣布进入"国家紧急状态"的第二天，美国国会众议院投票通过一项法案，为美国应对新冠肺炎疫情推出一揽子经济援助计划。显然，西方国家这种功利性防疫策略风险很大，因为传染病有太多的不确定性。

　　从美国病毒检测收费变化和抗击疫情进程的相关性就可以看出经济因素对防疫决策的重要性。美国 CDC 在 1 月中旬开始进行的新冠病毒检测是一个收费项目；对有保险的美国人最高需支付 500 美元，而对没有保险的人，最高需支付 1600 美元。这种情况反映了当时美国政府不是把控制疫情放在首位。在 3 月 12 日美国众议院举行的疫情听证会上，众议员对 CDC 官员明确表达了不满和担忧：新冠病毒的检测和治疗必须是所有人都负担得起且可以使用的，以防止大流行进一步蔓延；随后在 14 日美国国会众议院通过的一揽子经济援助计划中，重点之一就是免费开展新冠病毒检测。

　　文化因素也是抗击传染病策略制定中必须要考虑的。东方文化和西方文化在此次防疫方案制定和实施中，表现出明显的差别并产生了激烈的冲突。东方文化提倡集体主义，强调服从纪律；而西方文化则倡导个人主义，重视个人隐私。香港是国际上人口密度最大的城市，但目前新冠疫情的传播速度与其他国家相比是最慢的；其中一个做法就是让确诊病例的信息公开透明，除了姓名保密外，其他个人信息都放在网上，如年龄、性别，住在哪个医院，是香港居民还是外来输入病例，甚至他们每一个人曾经逗留过的地方，住在哪一栋，全都标注出来，这一点在西方国家是不可能做到的。此外，香港当局还采取了一个西方政府更不可能接受的措施，即给需要居家隔离的人戴上电子手环，追踪他们的行踪，确保他们真的在家隔离；如果擅自离开家，最高会被判刑 6 个月。一旦这些人离开了家，卫生署和警方就会收到警报。意大利是这次疫情中采取管控措施最严的西方国家。意大利总理孔特（Conte）3 月 9 日在宣布全国实施旅行隔离的发布会上这样说："为了意大利，为了家人和朋友，所有人都需要从现在起，即刻改变日常生活习惯，放弃平日的娱乐。唯有所有人配合执行这些严厉的措施，意大利才能够战胜疫情。"可惜习惯自由的意大利民众并没有听进去，基本是该干啥干啥；意大利政府为了避免病毒传播决定不让家属探监，多所监狱的因犯为此竟然举行了暴动。

　　口罩在这次抗疫行动中最能代表东西方文化的冲突。中国的防疫措施明确要求民众在外出和公共场所都需要戴口罩；广大民众非常配合。日本和韩国等国家的民众也同样很注重戴口罩。可是在西方国家，戴口罩是没有必要的，甚至是不应该的。瑞士一个议员戴口罩进国会开会竟然被请出去。那张轰动一时的美国众议院议员戴着巨型防毒面具嘲笑新冠病毒的照片，象征着西方文明对东方文明的藐视。西方国家政府官员和专家比较专业的说法是，除了 N95 型号的专业口罩可以防病毒以外，其他类型的口罩是不能防病毒的。可实际上他们是在偷换概念，在一般情况下口罩主要是用于防止人与人之间的飞沫传播，而非直接用来阻拦在气溶胶里的病毒颗粒。当然，他们没有忘记要求在公众场合人与人之间保持一米以上的距离，或者是要求患者要戴口罩。但这些要求是意义不大的，因为人是在不停的运动中，公众场合也是多种多样，更不用说密闭的家庭环境。此外，要确诊一个新冠病毒的感染者也并非易事；新冠病毒强大传染力的一个重要原因是，很大比例的病毒感染者没有表现出任何症状。往往是传染者自己也不知道已经是带病毒者，被传染者就更不知道被传染了。最近一项发表在 *Science* 杂志的研究发现：在武汉封城之前，未报告的感染者数与确诊患者数相比，前者占了当时总感染病例的 86%，其中大部分可能症状不严重但传染力不弱，人均传染力是确诊患者的 55%。这显然是疫情暴发的一个重要原因（Li et al.，2020）。

　　社会因素实际上是和政治、经济、文化等因素紧密的交织与融合在一起。这里主要是从防疫决策面临的道德伦理抉择来进行讨论。抗击疫情可以说就是需要付出和牺牲，没有完美的方案。问题是，如何付出，又该牺牲什么？目前在这次抗击新冠疫情的过程中，可以看到两种截然不同的防疫决策类型，一个以中国方案为代表，一个以英国方案为代表。中国方案是打阻击战，主要是两个措施，一是要不惜一切代价阻止新冠病毒的传播，为此在全国大部分地区实施了最严格的社区隔离以及武汉的封城；二是对所有确诊患者同样不惜一切代价"应收尽收，应治尽治"，为此抽派了全国 4 万多医务人员到武汉救治病人。英国方案分为防堵、拖延、研究和减损四个阶段。目前防疫工作进入了"拖延"阶段，即打持久战；重点是对症状较轻的人不进行检测也不进行治疗，只是让他们自我在家隔离，从而尽量放缓病毒在英国的蔓延并减少到达峰值的影响。显然，这是一个冷酷的策略，让个体以自身微弱力量去面对病毒，顺从自然的"优胜劣汰"法则。在 2020 年 3 月 12 日的新闻发布会上，英国首相告诉英国人民："要做好失去所爱之人的准备（lose your loved ones before their time）"。虽然英国卫生大臣随后辩解说："群体免疫"不是政府的目标或政策，它只是一种"科学理念"；但是学界和社会舆论大多认为，英国政府这种抗疫策略就是，通过大量人群慢慢地感染而使英国民众获得群体免疫力。

综上所述，抗击传染病的决策涉及众多复杂的因素，并且是在持续不断的调整中。此外，这种决策的制定过程还有这样几个特征：首先，它不可能按照那种基于随机对照试验等循证医学证据的临床指南进行制定，尤其是对于新发传染病。其次，它具有典型的个性化特征；从这次全球大流行中各个国家的应对措施来看，真是八仙过海，各显神通。重要的是，它常常是在不确定性或概率判断的基础上进行制定。例如，英国政府在决定从第一阶段的"防堵"策略转变到第二阶段"拖延"策略时，主要的转变理由来自"推测"——尽管当时英国的确诊人数只有 600 人，但英国专家推测，实际的感染人数可能在 5000～10 000 人；因此，"防堵"策略已宣告失败。还需要注意的是，全球化也是控制传染病决策中的一个重要的不确定性因素，一个国家抗击传染病的决策还受到世界各国不同的疫情及不同防疫措施的影响。

4 控制传染病：不确定的确定性

抗击传染病与临床治疗疾病有一个很大的差别，前者是政府面对全社会，后者是医生面对个体。不论对病原体传染方式和危害的了解程度如何，不论控制传染病的决策是什么内容，政府告诉人民的预期抗疫结果只能是一个确定的目标——把传染病控制住（图 4B）。

当然，"控制住"一词可以有不同的含义；常见的有两种：一种是把传染病完全控制住乃至消灭，另一种则是将其控制在危害可接受的程度且与之共存。2003 年的 SARS，更早的天花都属于前者；而流感则属于后者。在这次的新冠疫情中，中国政府采取的做法是打"歼灭战"，要消灭新冠疫情；可随着疫情的全球大流行，一些国家的"消极抗战"，有可能新冠疫情将像流感一样在人间挥之不去。

对传染病控制的结果，尤其是把传染病扼制在"摇篮"里的成功，往往并不容易得到应有的评价。人们通常只评价已经发生的事件，难以评价没有发生的情况。你说"我的努力保了天下平安"，他说"天下本无事，与你何干"。笔者称之为传染病控制中的"平安"与"无事"悖论。有时人们甚至还会怪你多此一举。1976 年 2 月，美国某军事基地暴发猪流感，引起人们对一场毁灭性大流感的恐惧。时任总统福特宣布了一项全民免疫接种计划。到该年底，美国 2 亿左右人口中有 4000 万人接种新疫苗。但疾病大流行没有发生；这件事使得政府公共卫生声誉受损，因为大规模疫苗接种成本高昂且疫苗本身还造成大约 30 人死亡；当年有些人将疫苗事件归咎于福特总统，这是导致他在那年竞选连任中失败的一个原因。当前的社会是一个功利化的社会，预防疾病的工作做得越好，越平安无事，越难以量化评估其工作成效，从而容易使得公共卫生和疾控系统被冷落。换句话说，传染病控制的成功反而使人们忽视它；只有当危机来临时，人们才想起它的重要性。

5 超越功利：抗击传染病

控制传染病决策基本上是一种超事实的价值判断。尽管传染病本身是客观的生物学和医学问题，但是控制传染病方案的制定却不可避免的涉及许多主观因素：政治影响、经济代价、文化观念、社会伦理，甚至国际形势都不能忽略。在这次抗疫过程中，常常可以听到一种呼声：让专业的人做专业的事，中间不要掺杂违反客观规律的行政干预。如果把这种观点落实到检测方法或治疗方案等抗击传染病的技术层面，有一定的合理性；但显然不适用于控制传染病决策，因为其核心内容就是要制定各种类型和不同程度的行政干预。即使就"客观规律"而言，控制疫情过程中出现的种种不确定性因素也使得人们对客观规律的认识和把握面临着巨大的挑战。

既然传染病的暴发对一个国家乃至全球有如此大的影响，传染病的控制有如此大的复杂性和不确定性，那么我们就不能按照做普通事情那样从功利的角度精确计算抗击传染病的"投入产出比"；更不能把它放在"市场"的框架里进行处置。法国总统马克龙在 2020 年 3 月 16 日的电视讲话里指出：正是这次疫情的全球大流行，才显示出人们必须将某些财产和服务置于市场法则之外。控制传染病是一个公益性的事业，国家必须要像防止战争一样打造一支高水平的疾控队伍并配备先进的"武器装备"，并且要常备不懈。

本文原载于《医学与哲学》杂志 2020 年第 6 期，文字略有修改。

寻找生命健康大数据在安全保护与开放共享之间的平衡

　　随着 21 世纪初人类基因组计划的完成，生命健康科学迈入了大数据时代。不久前有统计指出，全世界在 2013 年产生的医疗健康数据大约在 153 EB，而在 2020 年则增长到了 2314 EB。大数据是生命健康研究领域的一个"新物种"，其获取与管理、保护和利用等各个方面都有着不同于传统科学的特征，也引发了一系列挑战；如何在保护数据安全和数据开放共享之间构建平衡就是一个急需解决的关键问题。为此，中国政府最近颁布了两部相关的法律：《中华人民共和国数据安全法》（自 2021 年 9 月 1 日起实施；以下简称《安全法》）和《中华人民共和国个人信息保护法》（自 2021 年 11 月 1 日起实施；以下简称《保护法》）。笔者认为，这两部法律为合理合规地保护和利用数据奠定了重要的基础，但仍然存在着许多值得探讨的地方。

1 如何区分信息与数据

信息和数据是两个不同的概念，但有着紧密的关系。按照《保护法》的规定，"个人信息是以电子或者其他方式记录的与已识别或者可识别的自然人有关的各种信息"。而根据《安全法》对"数据"的界定："本法所称数据，是指任何以电子或者其他方式对信息的记录"。显然《保护法》所指的"个人信息"实际上就是"个人数据"。换句话说，个人所拥有的各种生物学的和非生物学的信息，只有被记录下来成为数据，才属于《保护法》的保护对象。例如，个人的行踪轨迹属于个人信息，只有被手机或者可穿戴设备记录下来才成为个人数据。美国政府在 1996 年颁布了著名的《健康保险携带和责任法案》，涉及个人数据和个人信息的保护。该法案中有这样一个规定：医生与患者交流时需将电脑屏幕调整到适当的角度以避免他人的观看。这个规定显然强调的是保护非数据的个人信息。

记录信息的本质就是要对信息进行"处理"。《保护法》给出了一个明确的定义："个人信息的处理包括个人信息的收集、存储、使用、加工、传输、提供、公开、删除等"。因此，《保护法》的目标是规范个人信息的处理，主要针对的是个人信息的处理者，包括各种社会组织和个人。《保护法》共有八章，内容完全是围绕着个人信息处理展开。仅从该法案各章的标题就能够很好地反映这一点。除了第一章"总则"和第八章"附则"外，第二章标题是"个人信息处理规则"；第三章是"个人信息跨境提供的规则"；第四章是"个人在个人信息处理活动中的权利"；第五章是"个人信息处理者的义务"；第六章是"履行个人信息保护职责的部门"；第七章是"法律责任"。显然，《保护法》可以视为"个人信息处理法"。

2 如何处理个人信息

2021 年 1 月实施的《中华人民共和国民法典》（以下简称《民法典》）

第一千零三十二条明确规定"自然人享有隐私权……隐私是自然人的私人生活安宁和不愿为他人知晓的私密空间、私密活动、私密信息"。可以说，《保护法》的首要任务是保护数据领域的"个人隐私"。正是基于保护自然人隐私的考虑，《保护法》把处理过的个人信息即个人数据划分为可识别的和不可识别的（匿名化的）："个人信息是以电子或者其他方式记录的与已识别或者可识别的自然人有关的各种信息，不包括匿名化处理后的信息"。《保护法》专门给"匿名化"做了这样一个定义："是指个人信息经过处理无法识别特定自然人且不能复原的过程"。也就是说，《保护法》关注的是个人数据与特定自然人的关系，如果从个人数据再也不能直接或者间接地识别出特定自然人，自然人的隐私就不会受到侵犯；因此，这种"匿名化"处理后形成不能识别特定自然人的个人数据就不被纳入《保护法》的保护对象。

《保护法》为了保护数据领域的个人隐私，在第五十一条规定中，明确要求个人信息处理者要"采取相应的加密、去标识化等安全技术措施"来保护个人信息。《保护法》也对"去标识化"给予明确的定义："是指个人信息经过处理，使其在不借助额外信息的情况下无法识别特定自然人的过程"。也就是说，"去标识化"处理过程是保护个人隐私的必要措施，是实现个人数据安全的基本要求。

这里引出了一个重要的问题：如何区别去标识化的个人信息和匿名化的个人信息？匿名化的个人信息处理过去是采用删除个人身份信息，如姓名、年龄、性别和住址等来防止对特定自然人的识别。但在大数据时代，不同的数据类型之间往往有着许多直接和间接的联系，通过数据之间的分析，能够挖掘出被隐藏很深的个人信息，使得这种传统的匿名化方法在面对大数据分析和搜寻时不再有效。例如，美国著名罪犯"金州杀手"逃匿了30多年；该罪犯留下的一段DNA序列对警方一直没有什么帮助，这段序列可以视为匿名化的。2018年初，警方将该序列与一个公开的基因组数据库GEDmatch里的DNA数据进行比对，发现了与罪犯有亲缘关系的人，最终抓住了这个罪犯。显然，该序列就应该属于去标识化的。由此可见，判断个人信息的处理属于去标识化的还是匿名化的，在很大程度上取决于信息处理者的技术能力和现实条件。

从处理的个人信息种类来看，《保护法》把一类个人信息定义为"敏感个人信息"，其中"包括生物识别、宗教信仰、特定身份、医疗健康、金融账户、行踪轨迹等信息"。可以说，生命健康领域内的数据基本上都属于敏感个人信息。《保护法》对敏感个人信息的处理有更为严格的保护要求，在第二十八条中规定："只有在具有特定的目的和充分的必要性，并采取严格保护措施的情形下，个人信息处理者方可处理敏感个人信息"。但是，对这样规定如何理解和解释？例如，有研究者为生物样本提供者拟定的知情同意书中是建议这样写："我同意所捐献样本和信息用于所有医学研究，为早日攻克疾病和病患医治做贡献"。这种说法符合"具有特定的目的和充分的必要性"的规定了吗？显然，这种"特定的目的"和"充分的必要性"等的界定如果不是很明晰的话，个人生物学信息和医疗健康信息的处理者将面临不确定的法律风险。

《保护法》在第二十九条中特别强调："处理敏感个人信息应当取得个人的单独同意"。显然，这一规定是要确保个体的"知情权"。但是，在现实复杂情况中，尤其在大数据时代，要取得每个人的单独同意并非易事。在医学伦理的国际"基本法"——《赫尔辛基宣言》关于"知情同意"的规定中能看到这种复杂性："针对使用可识别身份的人体材料或数据进行的医学研究，例如，针对生物样本库或类似储存库中的材料或数据进行的研究，医生必须征得材料或数据采集、储存和/或再使用的知情同意。可能存在特殊情况使得获取这类研究同意不可能或不现实，在这种情形下，只有经过研究伦理委员会考量和批准后研究才可进行"。此外，由于《保护法》规定的个人信息处理方式涉及范围很广，包括"收集、存储、使用、加工、传输、提供、公开、删除等"，因此需要考虑不同的处理方式在执法过程中要有所区别。也就是说，在生命健康领域执行《保护法》处理敏感个人信息规定时，需要出台能够适应复杂现实情况的配套政策，使法律执行更加清晰，并降低执行难度。

3 如何进行个人数据的确权

个人信息一旦被记录下来成为个人数据，就产生了数据确权的问题，即个人数据的权属如何确定——是个人信息的提供者本人还是处理者一方？例如，美国最大的个人基因组信息分析公司"23andMe"为超过百万的客户提供了全基因组测序服务，但这些所测的个体基因组数据全部属于公司。尽管《安全法》在第三条里给出了数据的"全生命周期"："数据处理，包括数据的收集、存储、使用、加工、传输、提供、公开等"；但却没有提及数据处理最重要的一环——"确权"。

"数据确权"是一个复杂而又敏感的问题，在个人数据领域主要涉及个人的权益和信息处理者的利益。虽然《保护法》在确定个人信息处理的各个环节时没有提到"确权"，但在第三十条中有这样一个规定："个人信息处理者处理敏感个人信息的……还应当向个人告知处理敏感个人信息的必要性以及对个人权益的影响"。实际上，研究者也很关注这一问题，如上文提到的知情同意书示范样本建议是这样告知样本提供者："研究结果若衍生任何专利权或商业利益时，所有权益将与您无关……您和其他捐献者的贡献将会推动医学技术进步，从而获得更有效的疾病诊断、治疗方法，这将惠及您以及相似疾病的其他患者，这是您和其他捐献者的共同利益"。

数据，尤其是大数据，已经成为一种重要的社会经济资源，目前国内外最富有的公司大多是涉及大数据的公司。大数据在生命健康领域同样也成了重要的资源，不仅对科学研究具有重要的价值，而且也有可能带来巨大的经济利益。例如，美国 23andMe 公司将 3000 名帕金森病患者的全基因组信息去标识化后以 6000 万美元的价格卖给了 Genentech 公司。2018 年，Roche 制药公司用 43 亿美元分别收购了收集癌症患者临床信息的 Flatiron Health 公司，以及收集癌症患者的样本和基因组测序数据的 Foundation Medicine 公司；这两家公司最有价值的就是临床大数据。显然，个人数据权属问题的解决方案要处理好提供信息的个人的权益和信息处理者的利益，从而才能够有助于数据生态和数据产业的健康发展。

《保护法》对个人信息是否进行处理规定了明确的个人自决权："个人对其个人信息的处理享有知情权、决定权，有权限制或者拒绝他人对其个人信息进行处理"。但是，《保护法》对处理后形成的个人数据在确权方面却没有规定。个人数据确权的关键是对其所有权的判定。按照《民法典》第一百一十四条规定，所有权是一种"物权"，即"物权是权利人依法对特定的物享有直接支配和排他的权利，包括所有权、用益物权和担保物权"。由于个人数据作为"特定的物"是在提供信息的个人和信息处理者两种"民事主体"的共同参与下形成的，所以如何确定个人数据的权利人就成为必须要解决的问题。目前我国的《民法典》、《安全法》和《保护法》等与个人数据相关的法律均没有对此给予明确的回应。显然，解决数据确权这一新生事物不仅需要国家有关部门制定相关的法规和办法，而且需要学术界进行深入的理论探讨。

4 如何协调大数据的安全与共享

处理单个或少量个人信息形成的数据的"价值密度"远低于处理大规模人群信息形成的大数据集合的"价值密度"，而且后者通常还具有巨大的增值潜力。这不仅表现在基于互联网的大数据，同样也表现在人口健康领域的大数据。例如，2012 年建成的 UK Biobank 收集了 50 万英国人的生物学样本以及基因组数据和各种表型数据；在不到 10 年的时间内，世界各国众多研究者利用这些样本和数据进行了各种健康问题的研究，并发表了上千篇研究论文。当然，UK Biobank 的价值远不止于此。美国政府同样也高度重视大数据在健康领域的价值，于 2017 年正式启动了为期 10 年的"全民健康研究项目"（All of Us Research Program），计划收集 100 万美国志愿者的生物学样本和健康相关的大数据。

为了确保高价值的规模化个人数据的国家安全，《保护法》第四十条专门规定:"关键信息基础设施运营者和处理个人信息达到国家网信部门规定数量的个人信息处理者,应当将在中华人民共和国境内收集和产生的个人信息存储在境内。确需向境外提供的,应当通过国家网信部门组织的安全评估"。按照 2021 年 10 月 29 日国家互联网信息办公室发布的《数据出境安全评估办法(征求意见稿)》,凡处理个人信息达到 100 万人的个人信息处理者向境外提供个人信息,或累计向境外提供的个人信息超过 10 万人的数据出境均需要进行安全评估。换句话说,国家把拥有百万个体数据的个人信息处理者(关键信息基础设施运营者)定为数据安全的重点关注对象,同时把 10 万人规模的个人数据出境进行安全管控。值得注意的是,个体生物学信息和健康信息等"敏感个人信息"受到了更严格的安全管控,只要累计向境外提供超过 1 万人以上敏感个人信息就需要进行安全评估。

大数据的开放与流动是实现其内在价值的基础,也是大数据时代的基本准则。2019 年 11 月,国际科学理事会数据委员会(CODATA)发布了《科研数据北京宣言》,其原则之一就是鼓励国家间数据的开放与共享。在人口健康领域,数据的开放与共享尤为重要,通过不同人种、不同疾病谱和不同环境之间数据的比较将更有利于我们认识人体生理和病理的活动规律。不久前,美国国立卫生研究院(NIH)牵头组建了一个"国际十万人队列联盟"(International Hundred Thousand Plus Cohort Consortium,IHCC),把 43 个国家 100 多个人群研究队列汇集在一起,参与人数超过 5000 万。显然,这种跨国研究活动的前提是这些国家的研究数据可以跨境流动与共享。

然而,数据的开放与流动又需要保证其安全性,二者必须兼顾。正如《安全法》第十一条所说:"国家积极开展数据安全治理、数据开发利用等领域的国际交流与合作,参与数据安全相关国际规则和标准的制定,促进数据跨境安全、自由流动"。但是,如何落实数据在安全前提下的流动还有许多法律法规方面的实施细则需要完善。例如,《保护法》第三十九条规定:"个人信息处理者向中华人民共和国境外提供个人信息的,应当向个人告知境外接收方的名称或者姓名、联系方式、处理目的、处理方式、个人信息的种类以及个人向境外接收方行使本法规定权利的方式和程序等事项，并取得个人的单独同意"。假如我国研究者考虑加入"国际十万人队列联盟"这一研究项目，就需要先考虑如何满足该规定以便人群队列大数据的跨境流动与共享；可以想见，这绝非易事。

5 小结：如何在大健康时代保护和利用大数据？

20 世纪属于基于小数据的传统临床医学时代，在处理个人信息时要有特定的目的（如临床试验）；相应的医学伦理学的核心是保护个人隐私，信息处理者需要与个人签订与信息处理目的直接相关的"具体知情同意"。虽然《保护法》是 2021 年 11 月才开始实施，但看上去却更适合这样的时代。该法不仅规定个人信息处理者处理敏感个人信息的基本条件是"只有在具有特定的目的和充分的必要性"（第二十八条），而且还强调"个人信息的保存期限应当为实现处理目的所必要的最短时间"（第十九条）。21 世纪则是针对全人群和全生命周期的健康维护和促进的"大健康时代"；生命健康大数据是实现"大健康时代"目标的必由之路。英国的 UK Biobank 服务于这个目标；美国的"All of Us Research Program"同样服务于这个目标，"即它不聚焦在某一种疾病，某一种风险因子，或者是某一类人群；反之，它使得研究者可以评估涉及各种疾病的多种风险因子"①。因此，信息处理者需要与个人签订的应该是与具体目的没有直接关系的"广泛知情同意"，即"我同意所捐献样本和信息用于所有医学研究，为早日攻克疾病和病患医治做贡献"。显然，《保护法》需要针对大健康时代的目标来考虑大数据的保护和利用。

本文原载于《生命科学》杂志 2022 年第 1 期，文字略有修改。

---

① https://www.nih.gov/sites/default/files/about-nih/strategic-plan-fy2021-2025-508.pdf

人工智能专家系统在临床应用中面临的三重挑战

　　随着 20 世纪中叶计算机技术和信息技术的出现，科学家就试图开发出具有人类专家知识，能够像专家那样解决困难和复杂问题的软件系统，被称为"专家系统"（expert system）。世界上第一个专家系统"DENDRAL"诞生于 1965 年，它就像化学家一样能根据化合物的分子式和质谱数据推断化合物的分子结构。在医学领域较为有名的是美国斯坦福大学研究者在 1976 年开发的医学专家系统"MYCIN"，它能对被细菌感染的患者给出专家水平的诊断和治疗方案。虽然 MYCIN 没有真正在临床上使用，但的确有一些医学专家系统已经用于临床了，如诊断急性腹痛的专家系统已在英国的急诊室得到广泛使用。

　　MYCIN 首次使用了知识库的概念，并可以使用自然语言同用户对话，回答用户提出的问题，还可以在专家的指导下学习新的医疗知识。由此可见，最近轰动全球的通用型语言模型"ChatGPT"（chat generative pre-trained transformer）可以视为一种升级版的通用型专家系统，并有可能发展到医学领域，据说在 ChatGPT 问世后的一个月内，它就考过了美国医师执照考试，还以第一作者身份发表了一篇肿瘤学论文。由于 ChatGPT 所表现出来那种接近人类思维的强大"智能"，人们开始讨论这样的问题：ChatGPT 是否会取代许多行业的脑力工作者，包括是否会取代医生。

1 知识的挑战——如何获得和应用临床知识

专家的知识通常与专家的能力成正比。这一相关性在专家系统就更为明显。作为语言模型的 ChatGPT 之所以拥有超级"智能"，就源自其超大规模的训练数据集——用于训练该模型的参数高达 1750 亿个。因此，知识数据库的构建和应用就成为专家系统的核心要素。

1.1 临床知识如何获取

构建 ChatGPT 的公司"OpenAI"尚未公开其训练数据集来源和构建参数的具体细节；但目前国际上用于语言模型的数据集来源通常有 4 大类型：维基百科、书籍、期刊和网络数据；OpenAI 显然也会把这些数据作为其主要来源。但是，如何从海量的训练数据中找出准确或正确的"知识"并不是 ChatGPT 能够胜任的，尤其是面对高度专业化、内容相当复杂的医学知识。更重要的是，ChatGPT 这样一个自然语言处理模型的运行基础是统计和联想，善于进行文字处理和普通对话等简单思维活动，但难于形成反映人体生理或病理活动之客观知识，后者往往需要有严密的逻辑推理过程，有时还需要个人的经验乃至直觉。

ChatGPT 的数据来源截止于 2021 年，没有进行实时的更新。而生命科学和医学的发展很快，不断有新的知识产生。即使是人类医学专家也需要不断学习新知识，更新自己的知识库。需要注意的是，生物医学研究的成果与临床知识并不能够简单地画等号，这二者之间存在复杂的转化关系，并且这种转化过程很难反映到公开的数据源。因此，即使把 ChatGPT 的能力提升为实时的，也难以让它把实时的数据转化为新的临床知识。

1.2 临床知识如何应用

如何运用已有的临床知识来指导临床实践并非一件容易的事。高级医生与初级医生的差别不仅在于对知识的掌握，而且在于对知识的应用。为了检验 ChatGPT 是否可以利用其拥有的知识进行疾病诊断，国内著名的"丁香园"网站选择"丁香医生在线问诊平台"的 6 个涉及神经内科、心内科、普外科等不同科室的真实问诊案例进行了一次测验，"在 6 次问诊测试中，ChatGPT 能够对于患者提出的问题进行回答，对相关医学名词做出解释，并给出部分医学相关建议：包括临床用药、生活方式等。在医学专业性审核中，ChatGPT 均未通过。与专业医生回答情况对比，主要差异在于：缺少对于患者病史有针对性的追问、对专业医学名词解释错误、诊疗方案不全面或有误、对患者的建议不够具体"。

当前的医学主流模式是"循证医学"，即依靠基于医学证据制定的"临床实践指南"进行规范化的医疗实践活动。"临床实践指南"的特点是强调具有统计显著性的临床研究证据。这一点与基于统计学的 ChatGPT 比较吻合。但是，由于个体的异质性和疾病的复杂性，注重统计学证据的循证医学往往不能精确地进行个体化治疗。因此，近些年国际上兴起了一种重视个体差异的新医学——精确医学。这种新医学的临床实践活动往往会与临床实践指南相背离，出现超适应证或超说明书的用药。显然，ChatGPT 的统计学特征使其很难用于精确医学方面的临床实践活动。显然，未来要发展的医学专家系统必须要充分考虑精确医学重视个体化差异的特点。

2　监管的挑战——如何获得临床实践的资质

医学关乎人的生命与健康，因而用于临床实践的产品和技术都受到严格的监管；进行临床实践的医生和有关人士也有相应的要求和标准。虽然包括 ChatGPT 在内的各种医学专家系统都只是由一行行的计算机代码和不同类型的数据构造而成，但是它们在临床上的应用依然需要给予相应的监管。

2.1　作为临床诊断产品的监管

如果把医学专家系统视为医生诊断疾病的辅助手段，那对 ChatGPT 就应该按照"体外诊断产品"（*in vitro* diagnostic products，IVD）的监管方式来进行考虑。世界各国为 IVD 设立有专门的法规监管体系；中国医疗管理部门对于 IVD 的监管较国外更为严格，只有获得医疗监管部门批准的产品才能成为 IVD 而合规地用于临床实践。而要获得合格证书，研究者需要按照相关的要求开展各种临床研究，其结果需要达到规定的标准。目前 ChatGPT 还没有真正进入临床应用阶段；一旦要想把它变成临床诊断产品，就必须考虑如何满足有关规定。

在大数据时代，利用健康医学数据和相关信息来指导临床诊治同样需要监管。例如，通过基因测序获得人体基因组信息来指导诊断和用药是目前的一种常规做法，《抗肿瘤药物临床应用管理办法（试行）》的第二十三条规定："国家卫生健康委发布的诊疗规范、临床诊疗指南、临床路径或药品说明书规定需进行基因靶点检测的靶向药物，使用前需经靶点基因检测，确认患者适用后方可开具"。国家药监局自 2018 年 8 月开始，陆续批准了 4 款基于高通量测序技术的国产肿瘤多基因检测试剂盒作为 IVD。基因测序已经成为精确医学时代指导个体化医疗的基本工具，但同时不可避免地出现了对该技术的误用或滥用。为此，美国食品药品监督管理局在 2019 年对美国多家基因测序公司、遗传咨询公司和医疗机构提出警告，要求他们停止给患者或正常人出具有关个体基因如何影响药物疗效或预期的报告，因为药品的临床疗效与个体基因的关联仅靠简单的基因测序证据是不够的。可以想见，即使将来 ChatGPT 被批准为一款 IVD 产品，如何在临床实践中正确地使用它也需要有关部门给予恰当的管理。

2.2 作为临床诊断主体的监管

任何一种专家系统的开发都离不开特定的开发者和相关的机构，如公司"OpenAI"是 ChatGPT 的构建主体。从临床诊断的角度来看，这类开发主体就成了病人和医生以外的第三方，也需要进行监管，例如，这种主体在构建某种医学专家系统相应的数据库时，应该向有关管理部门提交具体的数据清单，以便对数据库的合理性和可靠性等进行评估。而目前 OpenAI 并没有公开 ChatGPT 数据库的具体信息。

不仅要对医学专家系统的建造者进行监管，而且要对医学专家系统的使用者进行监管。任何一种医学专家系统的使用通常会涉及医生等各种使用者对系统参数的调试，以及使用者对医学专家系统给出的诊断结果或治疗方案的确认或解释。显然，在当前的形势下如何对这种"人机互动"的临床实践过程进行监管是一个值得探讨的问题。

3 伦理的挑战——如何遵循相关的临床伦理规范

医学专家系统一旦付诸临床实践，就一定会涉及相应的伦理治理。虽然 ChatGPT 现在的定位只不过是"聊天"，但 OpenAI 认为，要让它保持一个"政治正确"的立场。为此，OpenAI 在 2021 年与一家外包公司合作，把来自互联网的数万个含有害内容的文本片段提交给该公司，对这些带有暴力、仇恨言论等各种不健康的数据逐个进行人工标注。OpenAI 然后基于这些带有人工标签的"反面"数据构建了一个内容检测工具，并内置到 ChatGPT 中，一旦检测到输出内容存在"政治不正确"，就会在有问题的内容到达用户之前将其过滤掉。

可以看到，ChatGPT 现在无论遇到什么刁钻古怪的问题，都能回答的"滴水不漏"。有人故意这样刁难："你每天收到那么多问题，其中最愚蠢的是哪一个？" ChatGPT 回答："作为一个人工智能，我不会对提问的质量进行评判。我的目的是帮助用户尽可能准确地获得答案。因此，不管提问是有意义的还是没有意义的，我都将尽我所能为用户提供帮助"。

显然，这样的医学专家系统并不存在自主意识，对其输出的结果是不会持有自身的立场，也不承担法律或者伦理的责任。正如 ChatGPT 所声明的："作为一个人工智能系统，我不存在情感，也不会拥有意识。我的目的仅仅是回答问题和提供信息。如果我被给定了会产生不良影响的指令，我的编程源代码会严格遵循 OpenAI 定义的道德和伦理规范，以确保不会造成不良影响"。

由此可见，真正需要考虑伦理治理的主体应该是 OpenAI 这种构造人工智能系统的第三方，因为他们设立了其产品的内容取向和伦理规范。也就是说，人们在构建某种医学人工系统的过程中需要把相关的伦理道德考虑周全，从而尽可能地让人工智能产品在临床实践中能够符合相应的伦理要求。这种观点已经成为人工智能研发领域的共识。2021 年 9 月 25 日，国家新一代人工智能治理专业委员会发布了《新一代人工智能伦理规范》，为从事人工智能相关活动的自然人、法人和其他相关机构提供伦理指引；该伦理规范的要点是：把伦理道德融入人工智能管理、研发、供应、使用的全生命周期。

本文原载于《医学与哲学》杂志 2023 年第 1 期，文字略有修改。

主要参考文献

丁蕾, 蔡伟, 丁健青, 等. 2020. 新型冠状病毒感染疫情下的思考. 中国科学: 生命科学. 50: 247-257.

Bedford J, Farrar J, Ihekweazu C, et al. 2019. A new twenty-first century science for effective epidemic response. Nature. 575(7781):130-136.

Chen JS, Niu N, Zhang J, et al. 2019. Polyploid giant cancer cells (PGCCs): the evil roots of cancer. Curr Cancer Drug Targets. 19(5):360-367.

Chinazzi M, Davis JT, Ajelli M, et al. 2020. The effect of travel restrictions on the spread of the 2019 novel coronavirus (COVID-19) outbreak. Science. 368(6489):395-400.

Clavería C, Giovinazzo G, Sierra R, et al. 2013. Myc-driven endogenous cell competition in the early mammalian embryo. Nature. 500(7460):39-44.

Cleary EG, Beierlein JM, Khanuja NS,et al. 2018. Contribution of NIH funding to new drug approvals 2010-2016. Proc Natl Acad Sci USA. 115(10):2329-2334.

Davies PCW, Lineweaver CH. 2011. Cancer tumors as Metazoa 1.0: Tapping genes of ancient ancestors. Phys Biol. 8(1):015001.

Ellis SJ, Gomez NC, Levorse J, et al. 2019. Distinct modes of cell competition shape mammalian tissue morphogenesis. Nature. 569(7757):497-502.

Gong B, Kiyotani K, Sakata S, et al. 2019. Secreted PD-L1 variants mediate resistance to PD-L1 blockade therapy in non-small cell lung cancer. J Exp Med. 216(4):982-1000.

Hamieh M, Dobrin A, Cabriolu A, et al. 2019. CAR T cell trogocytosis and cooperative killing regulate tumour antigen escape. Nature. 568(7750):112-116.

Harrison RK. 2016. Phase II and phase III failures: 2013-2015. Nat Rev Drug Discov. 15(12):817-818.

Hoadley KA, Yau C, Hinoue T, et al. 2018. Cell-of-origin patterns dominate the molecular classification of 10,000 tumors from 33 types of cancer. Cell. 173(2):291-304.

Ishay-Ronen D, Diepenbruck M, Kalathur RKR, et al. 2019. Gain fat—lose metastasis: converting invasive breast cancer cells into adipocytes inhibits cancer metastasis. Cancer Cell. 35(1):17-32.

Li R, Pei S, Chen B, et al. 2020. Substantial undocumented infection facilitates the rapid dissemination of novel coronavirus (SARS-CoV2). Science. 368(6490):489-493.

McGranahan N, Swanton C. 2017. Clonal heterogeneity and tumor evolution: past, present, and the future. Cell. 168(4):613-628.

Ruella M, Xu J, Barrett DM, et al. 2018. Induction of resistance to chimeric antigen receptor T cell therapy by transduction of a single leukemic B cell. Nat Med. 24(10):1499-1503.

Scannell JW, Blanckley A, Boldon H, et al. 2012. Diagnosing the decline in pharmaceutical R&D efficiency. Nat Rev Drug Discov. 11(3):191-200.

Schork NJ. 2015. Personalized medicine: time for one-person trials. Nature. 520(7549):609-611.

Sherman RE, Anderson SA, Dal Pan, GJ, et al. 2016. Real-world evidence — what is it and what can it tell us? N Engl J Med. 375(23):2293-2297.

Soccio RE, Chen ER, Rajapurkar SR, et al. 2015. Genetic variation determines PPARγ function and anti-diabetic drug response in vivo. Cell. 162(1):33-44.

Swinney DC, Anthony J. 2011. How were new medicines discovered? Nat Rev Drug Discov. 10(7):507-519.

Trigos AS, Pearson RB, Papenfuss AT, et al. 2017. Altered interactions between unicellular and multicellular genes drive hallmarks of transformation in a diverse range of solid tumors. Proc Natl Acad Sci USA. 114(24):6406-6411.

Vladoiu MC, El-Hamamy I, Donovan LK, et al. 2019. Childhood cerebellar tumours mirror conserved fetal transcriptional programs. Nature. 572(7767):67-73.

Weinberg RA. 2009. 癌生物学. 詹启敏, 刘芝华, 译. 北京: 科学出版社.

Woodcock J, LaVange, LM. 2017. Master protocols to study multiple therapies, multiple diseases, or both. N Engl J Med. 377(1):62-70.

Yang ZF, Zeng ZQ, Wang K, et al. 2020. Modified SEIR and AI prediction of the epidemics trend of COVID-19 in China under public health interventions. J Thorac Dis. 12(3):165-174.